Hefte zur Unfallheilkunde
Beihefte zur Zeitschrift „Unfallheilkunde/
Traumatology“
Herausgegeben von J. Rehn und L. Schweiberer

140

Frakturen und Luxationen im Beckenbereich

12. Reisensburger Workshop zu Ehren von A. N. Witt
15.–17. Februar 1979

Herausgegeben von
Caius Burri und Axel Rüter

unter Mitarbeit von

J. Ahlers (Mainz), E. Beck (Feldkirch), R. Blatter (Bellinzona), C. Burri (Ulm), H. Cotta (Heidelberg), H. Ecke (Giessen), G. Erbs (Bochum), G. Friedebold (Berlin), D. Hohmann (Erlangen), M. Jäger (München), K. H. Jungbluth (Hamburg), B.-D. Katthagen (Bochum), L. Kinzl (Ulm), H. Krahl (Heidelberg), H. Kuderna (Wien), E. H. Kuner (Freiburg), J. Müller-Färber (Bochum), G. Muhr (Hannover), W. Mutschler (Ulm), Chr. Neubert (Giessen), A. Pannike (Frankfurt), J. Poigenfürst (Wien), J. Rehn (Bochum), H. Rettig (Giessen), A. Rüter (Ulm), H.-D. Sauer (Hamburg), W. Schlickewei (Freiburg), H. Schmelzeisen (Tübingen), E. Schmiedt (München), H. Schöttle (Hamburg), J. Schulte (Ulm), W. Schwarzkopf (Mainz), C.-H. Schweikert (Mainz), O. Trentz (Hannover), E. Trojan (Wien), H. Tscherne (Hannover), H. Vasey (Genève), V. Vécsei (Wien), H. Weigand (Mainz), S. Weller (Tübingen), P. Wilke (Berlin), C. J. Wirth (München), A. N. Witt (München), U. Witt (München), H. Zilch (Berlin)

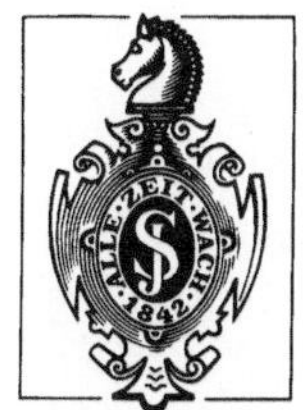

Springer-Verlag
Berlin Heidelberg New York 1979

Reihenherausgeber:

Prof. Dr. Jörg Rehn, Chirurgische Universitätsklinik und Poliklinik der Berufsgenossenschaftlichen Krankenanstalten „Bergmannsheil", Hunscheidtstraße 1, 4630 Bochum

Prof. Dr. Leonhard Schweiberer, Direktor der Abteilung für Unfallchirurgie der Chirurgischen Universitätsklinik, 6650 Homburg

Mit 136 Abbildungen

ISBN-13:978-3-540-09647-4 e-ISBN-13:978-3-642-81386-3
DOI: 10.1007/978-3-642-81386-3

CIP-Kurztitelaufnahme der Deutschen Bibliothek
Frakturen und Luxationen im Beckenbereich / 12. Reisensburger Workshop zu Ehren von A. N. Witt, 15.–17. Februar 1979. Hrsg. von Caius Burri u. Axel Rüter. Unter Mitarb. von J. Ahlers ... – Berlin, Heidelberg, New York: Springer 1979.
(Hefte zur Unfallheilkunde; 140)
ISBN-13:978-3-540-09647-4

NE: Burri, Caius [Hrsg.]; Ahlers, Jürgen [Mitarb.] Workshop zu Ehren von A. N. Witt (1979, Reisensburg)

2124/3140-543210

Vorwort

Vom 15. – 17. Februar 1979 fand auf Schloß Reisensburg der 12. Unfallchirurgische Workshop statt. Er stand als Ehrung im Zeichen des 65. Geburtstages von **A.N. Witt**, der hervorragende Verdienste auf den Gebieten der Unfallchirurgie und der Wiederherstellungschirurgie hat. Ihm soll der vorliegende Band gewidmet werden.

Entsprechend dem Sinne der Arbeitstagungen auf der Reisensburg haben sich 45 Spezialisten aus den Gebieten Chirurgie, Orthopädie und Unfallchirurgie mit den Problemen der Pathophysiologie, der Diagnostik, Therapie, Nachbehandlung und Prognose von Frakturen und Luxationen im Beckenbereich befaßt. Die Zunahme von schweren Verkehrsunfällen haben einen entsprechenden Anstieg von therapeutisch problematischen Verletzungen im Beckenbereich gebracht, die Fortschritte in der operativen Behandlung von Frakturen und Gelenksprengungen haben bei Chirurgen, Unfallchirurgen und Orthopäden großes Interesse geweckt. Die konservative Therapie von Acetabulumfrakturen, instabilen Beckenringbrüchen sowie Sprengungen der Symphyse und der Ileosacralgelenke tritt mehr und mehr in den Hintergrund. Die offene Reposition und Stabilisation von Acetabulumfrakturen mit Dislokation und Stufen vor allem im tragenden Anteil des Gelenkes verlangen vom Operateur eine genaue Kenntnis der Anatomie mit der entsprechenden Zugangsproblematik sowie der Osteosynthesetechnik. Hier handelt es sich um Eingriffe, die für ein gutes Ergebnis entsprechend hochqualifizierte Voraussetzungen verlangen. Die technisch relativ einfache Versorgung von Sprengungen erlauben eine frühfunktionelle Nachbehandlung und lassen ein oft mehrere Monate dauerndes Krankenlager vermeiden.

Der vorliegende Band der Hefte zur Unfallheilkunde, vom Springer-Verlag in kürzester Zeit nach dem Workshop herausgebracht, enthält die Referate von sorgfältig ausgewählten Kennern der entsprechenden Teilgebiete sowie die in ausgiebig und offen geführten Diskussionen gemeinsam erarbeiteten Schlußfolgerungen und Empfehlungen, die dem praktisch tätigen Unfallchirurgen eine wertvolle Hilfe bei seiner täglichen Arbeit sein möchten.

Die Ulmer Unfallchirurgen als Organisatoren des Workshops danken allen Teilnehmern für ihre wertvollen Beiträge und Diskussionsvoten sowie dem Verlag für seine speditive und saubere Arbeit.

Ulm, den 5. April 1979

C. Burri A. Rüter

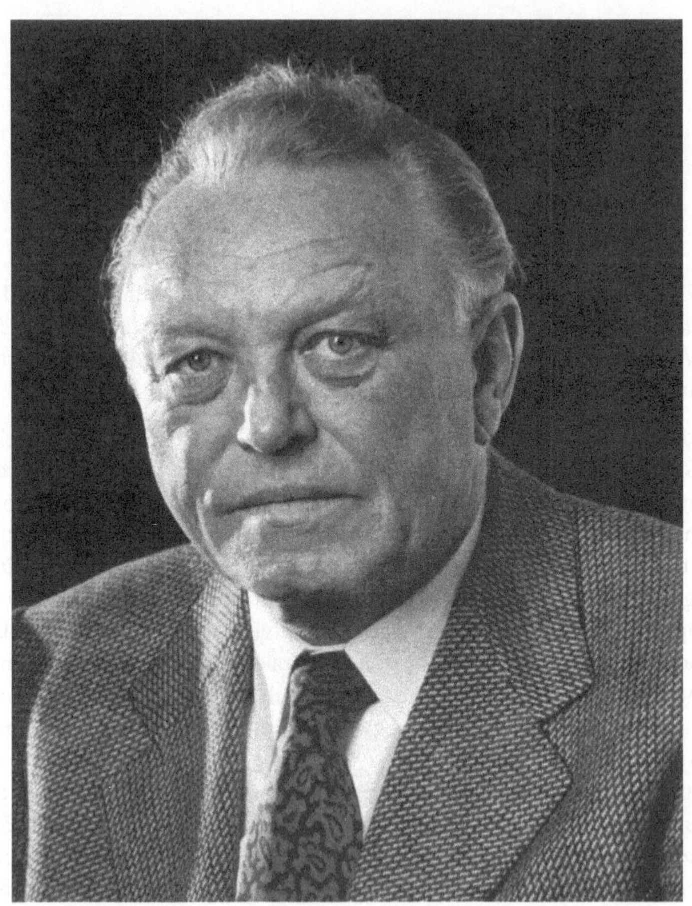

Prof. Dr. med. A.N. Witt

Professor Dr. med. A.N. Witt

Geboren am 9.2.1914 in Strößendorf/Ofr. Seine Jugend verbrachte er in Nürnberg, Rosenheim und München.

Abitur 1933 an der Rupprecht-Oberrealschule, München. 1933–1938 Studium an der Medizinischen Fakultät der Universität München. 1938 Staatsexamen mit der Gesamtnote "sehr gut". 1938 Promotion unter Geheimrat Professor Dr. Lexer. Titel der Arbeit: *Ein Fall von Hirschsprungscher Krankheit*. Im Anschluß allgemein-medizinische Ausbildung am Krankenhaus Lindau. Ab 1.1.1940 im Sanitätswesen der Wehrmacht in einer Chirurgenstaffel der 2. Armee tätig. Ab November 1940 weitere Ausbildung unter Professor Singer am Pathologischen Institut, München. Ab 10.2.1941 Assistent bei Professor Dr. Max Lange im orthopädischen Spezial-Lazarett in München, Hohenzollernschule. 1943 Versetzung nach Bad Tölz mit dem Auftrag der Einrichtung eines großen orthopädischen Lazaretts, das nach 1945 als Versorgungskrankenhaus weitergeführt wurde. Insgesamt von 1941–1954 als Assistent und später Oberarzt unter Professor Dr. Max Lange tätig. Maßgeblich beteiligt am Aufbau des Versorgungskrankenhauses in Bad Tölz. Habilitiert am 1.5.1950 an der Universität München mit der Arbeit: *Die Behandlung der Pseudarthrosen*. Erschienen in gekürzter Form als Monographie im De Gruyter Verlag, Berlin. 1953 Ruf auf den Lehrstuhl für Orthopädie der Universität Leipzig.

15.9.1954: Berufung auf den Lehrstuhl für Orthopädie der Freien Universität Berlin. Als erster Lehrstuhlinhaber Einrichtung der Orthopädischen Klinik und Poliklinik der Freien Universität Berlin im Oskar-Helene-Heim. Dort verantwortlich für ausgedehnte Bautätigkeit und Modernisierung der gesamten Klinik.

1.5.1968: Berufung auf den Lehrstuhl für Orthopädie der Medizinischen Fakultät München als Nachfolger seines Lehrers Professor Dr. Max Lange.

Seit dieser Zeit Direktor der Orthopädische Klinik und Orthopädischen Poliklinik der Universität München.

Ständiges Beiratsmitglied der *Deutschen Gesellschaft für Orthopädie und Traumatologie* – Präsident der Gesellschaft 1960

Ständiges Beiratsmitglied der *Deutschen Gesellschaft für Unfallheilkunde, Versicherungs-, Versorgungs- und Verkehrsmedizin e.V.* Präsident der Gesellschaft 1963

Mitglied der *Société Internationale de Chirurgie Orthopedique et de Traumatologie* (Internationales Komitee)

Korrespondierendes Mitglied der *Société Francaise de Chirurgie Orthopedique et Traumatologique*

Mitglied des *International College of Surgeon*

Korrespondierendes Mitglied der *Schweizer Gesellschaft für Orthopädie*

Ehrenmitglied der *Österreichischen Gesellschaft für Orthopädie*

Ehrenmitglied der *Orthopädischen Gesellschaft Ecuador*

Ehrenmitglied der *Türkischen Gesellschaft für Orthopädie und Traumatologie*

Ehrenmitglied der *American Fracture Association*

Korrespondierendes Mitglied der *American Orthopaedic Association*

Ehrenmitglied der *Deutschen Gesellschaft für Unfallheilkunde, Versicherungs-, Versorgungs- und Verkehrsmedizin e.V.*

Obmann für Orthopädie der *Deutschen Akademie der Naturforscher Leopoldina*

Mitglied des wissenschaftlichen Beirats für Sanitäts- und Gesundheitswesen beim Bundesminister der Verteidigung (wehrmedizin. Beirat), Bonn

Schriftführer des *Archivs für Orthopädische und Unfallchirurgie*

Mitherausgeber der *Monatsschrift für Unfallheilkunde*, Versicherungs-, und Versorgungs- und Verkehrsmedizin

Mitglied in wissenschaftlichen Beiräten zahlreicher Fachzeitschriften

Ehrenmitglied der *Deutschen Gesellschaft für Plastische- und Wiederherstellungschirurgie* (Ernennung anläßlich der 16. Tagung der Gesellschaft im November 1978)

Erich-Lexer-Preisträger 1976

Inhaltsverzeichnis

Bandherausgeber

Prof. Dr. C. Burri, Abteilung für Unfallchirurgie, Plastische und Wiederherstellungschirurgie der Universität, D - 7900 Ulm

Prof. Dr. A. Rüter, Abteilung für Unfallchirurgie, Plastische und Wiederherstellungchirurgie der Universität, D - 7900 Ulm

Mitarbeiter

Dr. J. Ahlers, Unfallchirurgische Klinik, Universitätklinikum, D - 6500 Mainz

Prim. Dr. E. Beck, Landes-Unfallkrankenhaus, Abteilung Unfallchirurgie, A - 6807 Feldkirch

Dr. R. Blatter, Ospedale San Giovanni, CH - 6500 Bellinzona

Prof. Dr. C. Burri, Abteilung für Unfallchirurgie, Plastische und Wiederherstellungschirurgie der Universität, D - 7900 Ulm

Prof. Dr. H. Cotta, Orthopädische Klinik der Universität, D - 6900 Heidelberg

Prof. Dr. H. Ecke, Unfallchirurgische Klinik der Julius-Liebig-Universität, D - 6300 Giessen

Dr. G. Erbs, Berufsgenossenschaftliche Krankenanstalten "Bergmannsheil", Chirurgische Universitätsklinik, D - 4630 Bochum

Prof. Dr. G. Friedebold, Orthopädische Klinik der Freien Universität Berlin, im Oskar-Helene-Heim, D - 1000 Berlin

Prof. Dr. D. Hohmann, Orthopädische Klinik, Waldkrankenhaus, D - 8520 Erlangen

Prof. Dr. M. Jäger, Staatl. Orthopädische Klinik, D - 8000 München

Prof. Dr. K.H. Jungbluth, Abteilung für Unfallchirurgie, Universitätskrankenhaus Eppendorf, D - 2000 Hamburg

Dr. B.-D. Katthagen, Berufsgenossenschaftliche Krankenanstalten "Bergmannsheil" Chirurgische Universitätsklinik, D - 4630 Bochum

Priv. Doz. Dr. L. Kinzl, Abteilung für Unfallchirurgie, Plastische und Wiederherstellungschirurgie der Universität, D - 7900 Ulm

Prof. Dr. H. Krahl, Orthopädische Klinik der Universität, D - 6900 Heidelberg

Dr. H. Kuderna, Lorenz-Böhler-Krankenhaus, A - 1200 Wien

Prof. Dr. E.H. Kuhner, Chirurgische Universitätsklinik, Abteilung Unfallchirurgie, D - 7800 Freiburg

Dr. J. Müller-Färber, Berufsgenossenschaftliche Krankenanstalten "Bergmannsheil", Chirurgische Universitätsklinik, D - 4630 Bochum

Prof. Dr. G. Muhr, Unfallchirurgische Klinik, Medizinische Hochschule, D - 3000 Hannover

Dr. W. Mutschler, Abteilung für Unfallchirurgie, Plastische und Wiederherstellungschirurgie der Universität, D - 7900 Ulm

Dr. Chr. Neubert, Unfallchirurgische Klinik der Julius-Liebig-Universität, D - 6300 Giessen

Prof. Dr. A. Pannike, Klinik für Unfallchirurgie, Klinikum der Johann-Wolfgang-Goethe-Universität, D - 6000 Frankfurt

Doz. Dr. J. Poigenfürst, 1. Universitätsklinik für Unfallchirurgie, Allgemeines Krankenhaus der Stadt A - 1097 Wien

Prof. Dr. J. Rehn, Berufsgenossenschaftliche Krankenanstalten "Bergmannsheil", Chirurgische Universitätsklinik, D - 4630 Bochum

Prof. Dr. H. Rettig, Orthopädische Klinik, Klinikum der Justus-Liebig-Universität, D - 6300 Lahn-Giessen

Prof. Dr. A. Rüter, Abteilung für Unfallchirurgie, Plastische und Wiederherstellungschirurgie der Universität, D - 7900 Ulm

Dr. H.-D. Sauer, Abteilung für Unfallchirurgie, Universitätskrankenhaus Eppendorf, D - 2000 Hamburg

Dr. W. Schlickewei, Chirurgische Universitätsklinik, Abteilung Unfallchirurgie, D - 7800 Freiburg

Dr. H. Schmelzeisen, Berufsgenossenschaftliche Unfallklinik, D - 7400 Tübingen

Prof. Dr. E. Schmiedt, Urologische Klinik der Ludwig-Maximilians-Universität, Klinikum Großhadern, D - 8000 München

Dr. H. Schöttle, Abteilung für Unfallchirurgie, Universitätskrankenhaus Eppendorf, D - 2000 Hamburg

Dr. J. Schulte, Abteilung für Unfallchirurgie, Plastische und Wiederherstellungschirurgie der Universität, D - 7900 Ulm

Prof. Dr. C.-H. Schweikert, Unfallchirurgische Klinik, Universitätsklinikum, D - 6500 Mainz

Dr. W. Schwarzkopf, Unfallchirurgische Klinik, Universitätsklinikum, D - 6500 Mainz

Dr. O. Trentz, Unfallchirurgische Klinik, Medizinische Hochschule, D - 3000 Hannover

Prof. Dr. E. Trojan, 1. Universitätsklinik für Unfallchirurgie, Allgemeines Krankenhaus der Stadt A - 1097 Wien

Prof. Dr. H. Tscherne, Unfallchirurgische Klinik, Medizinische Hochschule, D - 3000 Hannover

Prof. Dr. H. Vasey, Départment de chirurgie, Clinique d'orthopédie et de chirurgie de l'appareil moteur, Hôpital cantonal, CH - 1211 Geneve

Dr. V. Vécsei, 1. Universitätsklinik für Unfallchirurgie, Allgemeines Krankenhaus der Stadt A - 1097 Wien

Dr. H. Weigand, Unfallchirurgische Klinik, Universitätsklinikum, D - 6500 Mainz

Prof. Dr. S. Weller, Berufsgenossenschaftliche Unfallklinik, D - 7400 Tübingen

Dr. P. Wilke, Orthopädische Klinik der Freien Universität Berlin, im Oskar-Helene-Heim, D - 1000 Berlin

Priv. Doz. Dr. C.J. Wirth, Staatl. Orthopädische Klinik, D - 8000 München

Prof. Dr. A.N. Witt, Staatl. Orthopädische Klinik, D - 8000 München

Dr. U. Witt, Chirurgische Klinik der Ludwig-Maximilians-Universität, Klinikum Großhadern, D - 8000 München

Dr. H. Zilch, Orthopädische Klinik der Freien Universität Berlin, im Oskar-Helene-Heim, D - 1000 Berlin

I. Pathophysiologie, Frakturformen und Begleitverletzungen

1. Pathophysiologie und Frakturtypen

Unfallmechanismen und Entstehungsarten von Beckenbrüchen

J. Poigenfürst

Einleitung

Die Nomenklatur der Beckenbrüche hat sich in den letzten 100 Jahren kaum geändert. Wir treffen die von Rose [5] im Jahre 1965 vorgeschlagene Einteilung in *Beckenrand*brüche und *Beckenring*brüche und teilen diese wieder in die bekannten, von Malgaigne [3] schon 1847 beschriebenen Typen, ein. Als Sonderformen kommen dazu die Fugenzerreißungen, für die Heinemann und Siedamgratzky [2] 1914 die Bezeichnung Beckenluxationen empfohlen haben. Die Hartnäckigkeit, mit der sich dieser Sprachgebrauch hält, zeigt eigentlich, daß er sich klinisch bewährt hat. Diese nur beschreibende Nomenklatur reicht aber nicht aus, wenn aus den Bruchformen weitgehendere Schlüsse gezogen werden sollen. Der Versuch scheitert an der zu beobachtenden Vielfalt und führt letzten Endes zur Konfusion.

Experimentelle Untersuchungen

Schon im vergangenen Jahrhundert wurden Versuche unternommen, die Kraft zu bestimmen, die zur Entstehung eines Beckenbruches notwendig ist. Verwertbare Ergebnisse hat jedoch erst Westerborn [7] 1928 erbracht. Er hat auch auf die Abhängigkeit des Symphysenklaffens vom Ausmaß der Verletzung im dorsalen Beckenabschnitt hingewiesen. Wesentliche neue Erkenntnisse hat Voigt [6] durch die Auswertung eines großen Obduktionsmaterials gebracht. Aber auch seine Untersuchungen beweisen, daß die Variablen zu groß sind, um auf deskriptivem Wege weiterzukommen. Der Grad einer Beckenverletzung hängt von drei Unbekannten ab, nämlich von *Impuls*, von der *Verzögerung* und von der *Elastizität* des Beckenringes. Da aber andererseits jede Gewalt, die das Becken trifft, auf sein tragendes Gerüst abgeleitet wird, ist zu erwarten, daß typische Verformungen auftreten, die von der Richtung der Gewalt abhängig sind. Wenn diese Hypothese stimmt, sollte es auch möglich sein, aus der Verletzungsform auf den Verletzungmechanismus zu schließen.

Unsere Untersuchungen wurden zunächst an macerierten Becken vorgenommen. Durch einen Reißlacküberzug wurden die Stellen der stärksten Verformung festgestellt. Dann wurden frische Becken an diesen Stellen mit Dehnungsmeßstreifen versehen und statischen und dynamischen Belastungen ausgesetzt. Es konnten typische Verletzungsformen erzeugt werden, die von fünf Faktoren abhängig waren, nämlich:

1. Richtung der Belastung;
2. Art der Belastung (statisch-dynamisch);
3. Lokalisation und Ausdehnung der Krafteinleitungsfläche;

3. Lokalisation und Ausdehnung der Krafteinleitungsfläche;
4. Wirksamkeit einer Gegenkraft;
5. Weiterbewegungen des Körpers (Rotation).

Wenigsten 4 dieser Faktoren waren bekannt oder reproduzierbar. Die gewonnenen Befunde haben gut mit der klinischen Erfahrung und auch mit den Obduktionsergebnissen von Voigt korreliert.

Ergebnisse

Es zeigte sich, daß der Beckenbruch in Stadien abläuft. Zuerst erfolgt meist ein Beckenrandbruch. Bei Unterbrechung des Beckenringes tritt die erste Fraktur immer im ventralen Abschnitt, also im Schambeinbereich auf. Dadurch verliert der Beckenring seine Spannung und ein weiteres Einwirken der Gewalt führt zu Verletzungen in den dorsalen Beckenabschnitten. Zum Beispiel ergibt langsame seitliche Kompression zuerst Stauchungs- und Abscherungsbrüche nahe der Symphyse. Dann bricht die untere Umrahmung des Foramen ovale. Bei weiterer Kompression schieben sich die Fragmente übereinander und es kommt zu Stauchungsbrüchen des Kreuzbeines.

Während der geschilderte statische Test zur Verformung des ganzen Beckenringes führt (Abb. 1), zeigen dynamische Versuche einen anderen Ablauf. Die Verformung findet lediglich im unmittelbaren Bereich der Krafteinleitungsfläche statt. Das tragende Gerüst hingegen verhält sich wie ein starrer Balken und wird abgeschert (Abb. 2).

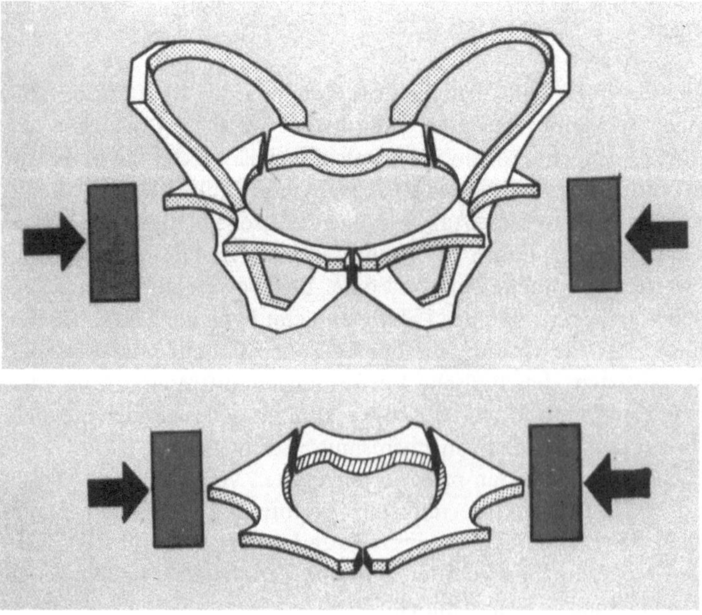

Abb. 1. Verformung des Beckenringes durch statische Krafteinwirkung

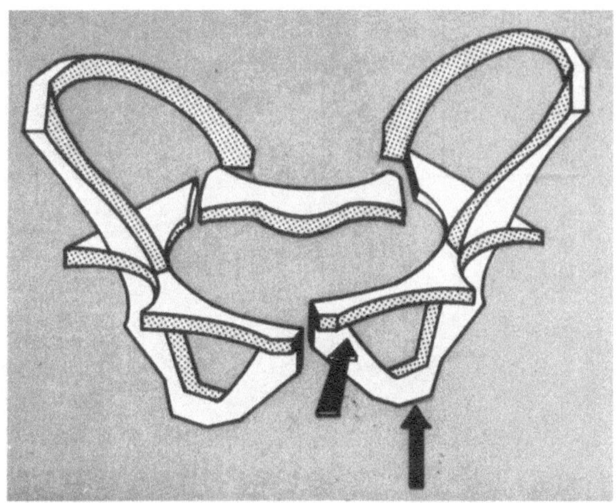

Abb. 2. Verformung im unmittelbaren Bereich der Angriffsfläche bei dynamischer Krafteinleitung

Verletzungstypen

Man kann folgende Verletzungsmuster erwarten:

a) Nach seitlicher Kompression: Als 1. Stadium symphysennahe Stauchungs- oder Abscherungsbrüche, die von außen – lateral nach innen – medial ziehen (Abb. 3). Als 2. Stadium folgen Stauchungsbrüche des Kreuzbeines.
b) Nach Kompression von hinten: Als 1. Stadium brechen die Schambeine infolge des Gegendruckes der Oberschenkelköpfe. Als 2. Stadium folgen parasacrale Brüche der Darmbeine (Abb. 4).
c) Nach Kompression von vorne: Als 1. Stadium annähernd symmetrische Biegungsbrüche der Schambeine. Als 2. Stadium Rißbrüche an der Dorsalseite des Darmbeines mit Beteiligung der Sacroilialcalfugen (Abb. 5).

Eine Sonderform stellt die von Voigt beschriebene Dashbord-Verletzung II dar. Sie zeigt die Bedeutung der Beckenneigung im Augenblick der Gewalteinwirkung und die Folgen sekundärer Rotationen des Körpers.

Beim Aufrechtstehenden erfolgt nach dem Schambeinbruch eine Rotationsverletzung im Bereich der Sacroilialfugen. Im Gegensatz dazu findet man Abscherungsverletzungen einer oder beider Beckenhälften, wenn das Becken annähernd horizontal steht, wie etwa bei einem Motorradfahrer (Abb. 6, 7).

Die Fugenlösungen können bei entsprechender Wucht stellvertretend für jede Fraktur auftreten, ähnlich wie die "ligamentären Frakturen" des oberen Sprunggelenkes. Häufig findet man sie nach Stürzen aus größerer Höhe.

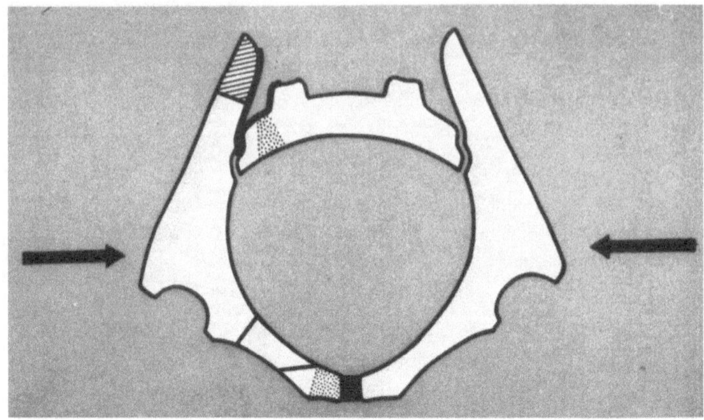

Abb. 3. Verletzungsmuster nach seitlicher Kompression

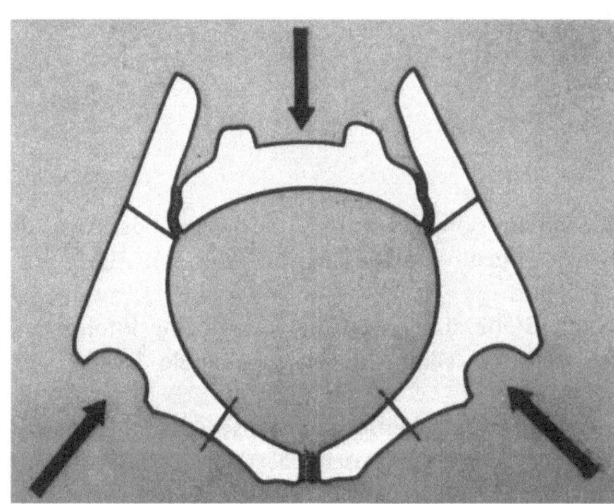

Abb. 4. Verletzungsmuster nach Kompression von hinten

Klinische Anwendung

Die Kenntnis dieser Zusammenhänge scheint in 3 Punkten auch von praktischem Wert zu sein und zwar für:

1. Wahrscheinlichkeit von Mitverletzungen innerer Organe;
2. Rest-Stabilität des Beckenringes;
3. Prinzip der Reposition und Retention.

Aus der Richtung der Gewalteinwirkung und den daraus folgenden Verformungen des Beckenringes bzw. den Verschiebungen der Fragmente gegeneinander kann auf jene Gebilde geschlossen werden, die bei der vorliegenden Bruchform am ehesten gefährdet sind. Die Er-

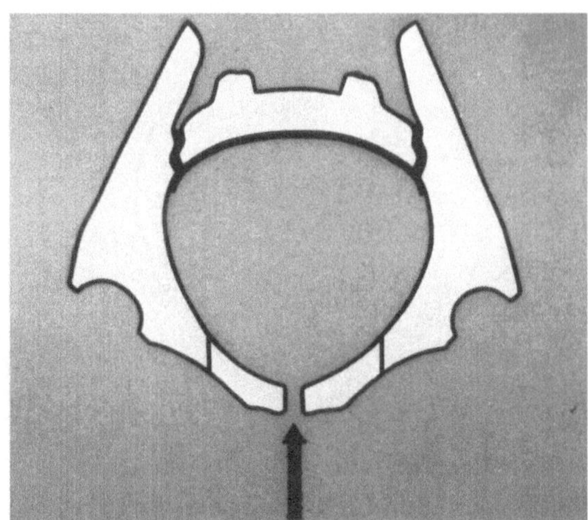

Abb. 5. Verletzungsmuster nach Kompression von vorn

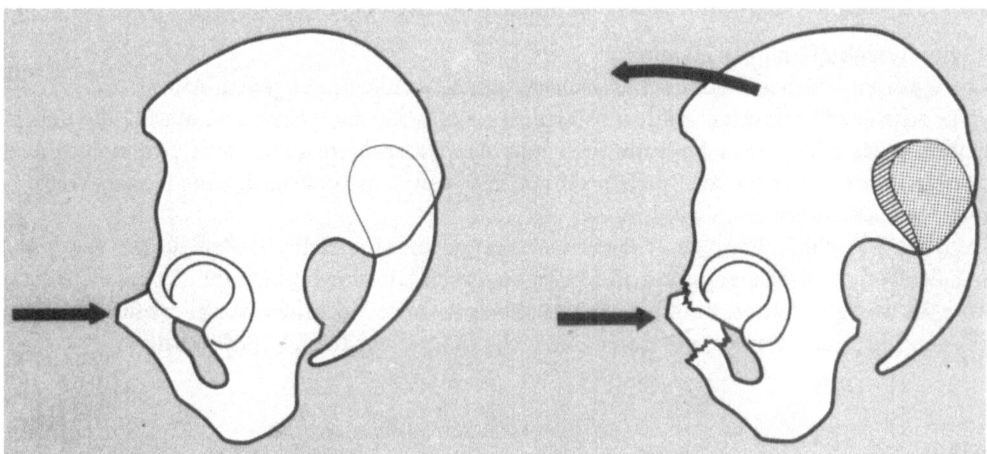

Abb. 6. Rotationsverletzung der Iliosacralfugen bei aufrechtem Stand

kennung der restlichen Stabilität des Beckenringes ist auf Grund des ersten Röntgenbildes nicht immer möglich. Es stellt schließlich nur eine Momentaufnahme dar, die von der Elastizität des Knochens, dem Gewicht und der Lage der Beine und der Muskelspannung abhängt.

Bei folgenden Röntgenbefunden ist mit einer Verletzung der dorsalen Beckenabschnitte zu rechnen:

1. Symphysenklaffen über 14 mm;
2. Symphysenklaffen unter 14 mm mit einseitigem Bruch beider Schambeinäste;
3. Symphysenruptur mit Verkürzung;
4. Einseitiger Bruch beider Schambeinäste bei jungem Skelet.

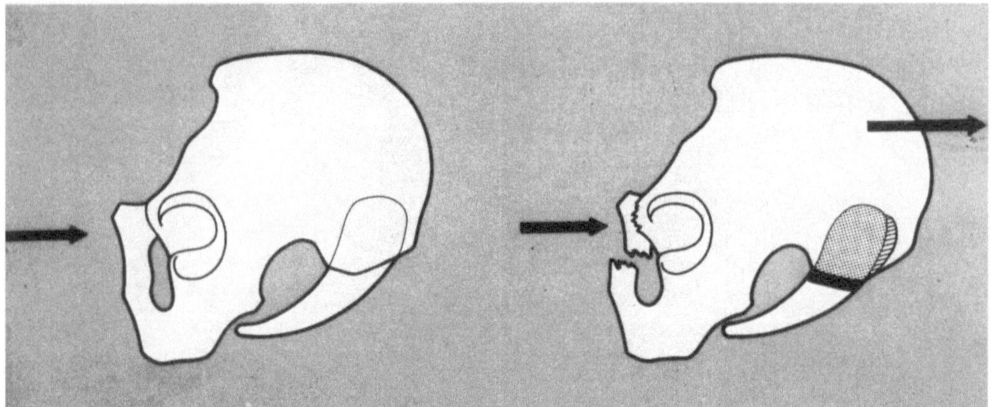

Abb. 7. Scherverletzung der Iliosacralfugen bei annähernd horizontal liegendem Becken

Eine Verletzung der dorsalen Beckenabschnitte ist sicher bei:

1. Symphysenklaffen über 20 mm;
2. beidseitigen Brüchen beider Schambeinäste mit Verschiebung in jedem Alter.

Das Alter der Verletzten spielt insofern eine Rolle, als nach Eger und Ma [1] die Bälkchenbreite der Beckenspongiosa mit Zunahme der Lebensjahre abnimmt. Es können daher schon geringere Gewalten zu Brüchen führen, die man sonst erst nach einer Gesamtverformung des Beckens erwarten würde.

Massive Verschiebungen der Fragmente gegeneinander stellen ein Maß für die Ausdehnung der Weichteilverletzung dar. Sie wird in der Beurteilung der Stabilität des Beckens häufig zu wenig beachtet, hat aber für das therapeutische Vorgehen, vor allem für die Auswahl der günstigsten Osteosyntheseart eine nicht zu unterschätzende Bedeutung.

Literatur

1. Eger, W., Gerner, H.J., Kämmerer, H.: Archiv. orthop. und Unfall.-Chir. *62*, 97 (1967)
2. Heinemann, Siedamgratzky: Langenbecks Arch. Klin. Chir. *103*, 927 (1914)
3. Malgaigne, J.F.: Traité des fractures et des luxations. Paris: Baillierè 1847
4. Poigenfürst, J.: Beckenbrüche. In: Spezielle Frakturen- und Luxationslehre. Nigst, H. (Hrsg.). Stuttgart: G. Thieme 1972
5. Rose, T.F.: Die Diagnostik der einfachen Beckenfrakturen. Analen des Charite-Krankenhauses *30* (1865)
6. Voigt, G.E.: Untersuchungen zur Mechanik der Beckenfrakturen- und Luxationen. In: Hefte zur Unfallheilk. Heft *85*. Bürkle de la Camp, H. (Hrsg.). Berlin-Heidelberg-New York: Springer 1965
7. Westerborn, A.: Beiträge zur Kenntnis der Beckenbrüche. Acta chir. Scand. Suppl. *42* (1928)

Frakturtypen des Beckenringes

H. Vasey

Die Beckenbrüche werden nach Rose [27] meistens in Beckenrand- und ringfrakturen unterteilt (Franke [11], Mehrabi [15], Perkins [21], Watson-Jones [34]). Die Hüftpfannenbrüche haben bekanntlich ihre eigenen Probleme und werden in diesem Rahmen nicht berücksichtigt.

Beckenringfrakturen können entsprechend der Stabilität unterteilt werden. Einige Autoren betrachten dabei die sog. Schmetterlingsfraktur der vier Schambeinäste als stabil (Chapman [2], Reed [26]) und andere als unstabil (Dunn [3], Schweiberer [29]). Da Schambeinäste und Symphyse meist unter Zug stehen, scheint das Konzept der Kraftübertragung (Peltier [20]) am besten geeignet, die Beckenringfrakturen in zwei weitere Gruppen zu ordnen. Es entstehen also drei Kategorien (Tabelle 1):

1. Beckenrandbrüche;
2. Beckenringbrüche mit ungestörter Übertragung der statischen Kräfte vom Pfannendach zur Wirbelsäule;
3. Beckenringbrüche, bei denen die kraftübertragende Struktur geschädigt ist.

1. Beckenrandbrüche

Der Beckenring ist intakt, die Kräfte werden ungestört vom Acetabulum auf das Kreuzbein weitergeleitet.
Es können *Abrißfrakturen* durch Muskelzug entstehen (Beck [1]).
- Spina iliaca anterior superior,
- Spina iliaca anterior inferior,
- Tuber ossis ischii,

Tabelle 1. Einteilung der Beckenfrakturen

1. Beckenrandbrüche
2. Beckenringbrüche, Ring vorne betroffen
   - einseitig
   - beidseitig
3. Beckenringbrüche, Ring vorne und hinten betroffen
   - Frakturen vorne und hinten
     - einseitig
     - beidseitig
   - Fugenzerreißungen
     - einseitig
     - beidseitig
   - Frakturen mit Fugenzerreißungen kombiniert
     - einseitig
     - beidseitig

oder durch Bandzug (Beck [1], Rüter [28], Schweiberer [29])
- Spina iliaca posterior superior,
- Spina ischiadica,
- Kreuzbeinrand,
- Tuberculum pubicum.

Direkte Gewalteinwirkung wird für folgende Frakturtypen verantwortlich gemacht (Beck [1], Merle d'Aubigne [16], Padovani [18])
- Beckenschaufelbruch,
- Querbrüche des freien Kreuzbeines und des Steißbeines,
- Sitzbeinfrakture bei Sturz rittlings,
- Darmbeinstachel.

Frakturen des Kreuzbeines haben manchmal Wurzelverletzungen zur Folge. Der Bruch des Sitzbeines nach Sturz kann mit einer Urethraläsion verbunden sein (Merle d'Aubinge [16]).

In den beiden folgenden Kategorien entstehen die Läsionen (*beim Erwachsenen*) meistens an einer der folgenden schwachen Stellen:

- Symphyse,
- Schambeinäste,
- Beckenschaufel,
- Iliosacralgelenk,
- Sacrum, vorwiegend in der Gegend der Foramina obturatoria.

2. Beckenringbrüche, Ring vorne betroffen

Bei geschädigtem Ring bleibt bei diesen Formen die Kraftübertragung vom Acetabulum zum Kreuzbein erhalten.

Wenn der vordere Ring *nur an einer Seite* unterbrochen ist, besteht gewöhnlich keine Gefahr für die Beckeneingeweide.

Ist die Fraktur eines isolierten Astes möglich? Diese Frage wird in der Literatur verschieden beantwortet. Einige Autoren geben an, Frakturen an einer einzigen Stelle des Obturatorringes beobachtet zu haben (Dunn [3], Schweiberer [29], Zotter [35]). Andere geben einfach verschiedene Frequenzzahlen für Frakturen des Schambeinastes und des Sitzbeinastes an, wobei Schambeine öfters isoliert gebrochen sind als Sitzbeine (Proschka [24], Reed [26]). Andere Autoren verneinen diese Möglichkeit (Merle d'Aubigne [16], Perkins [21]) meistens aus prinzipiellen Gründen: Der feste Obturatorring kann nur an zwei Stellen gebrochen werden. Voigt [31] hat bei Sektionen beobachtet, daß "bei allen Frakturen des horizontalen Schambeinastes die untere Umrahmung des Foramen obturatorium den Bewegungen der Fragmente mitfolgt und dabei ebenfalls gebrochen wird". Prinzipiell soll also an einer isolierten Fraktur gezweifelt und vielmehr an röntgenologisch schwer darstellbare Impressionsfrakturen gedacht werden. Es besteht jedoch die Möglichkeit, daß hin und wieder eine Verformung eines Astes in der Grenze der plastischen Deformation vorkommen kann:

– *Beidseitige* vordere Vertikalbrüche, die auch Schmetterlingsfrakturen genannt werden. Peltier [20] sieht diese Variante als die gefährlichste Läsion des Beckenringes an. Verletzungen der Blase und der Uretha sind häufig.
– Alle Brüche der Gruppe 2 müssen, bei exakter Röntgenanalyse, peinlichst von der nächsten Kategorie abgegrenzt werden.

3. Beckenringbrüche, Ring vorn und hinten betroffen

In dieser Kategorie ist prinzipiell die kraftübertragende Struktur geschädigt, sei es im Hüftbein, im Iliosacralgelenk oder im Sacrum. Die Läsion vorn kann entweder in der Symphyse oder in den Schambeinästen geschehen. Verschiedene Kombinationen sind also möglich:
– Fraktur vorn und hinten,
– Fugenzerreißungen vorn und hinten,
– Mischläsionen mit Frakturen und Fugenzerreißungen.

In allen Fällen sind die Beckeneingeweide gefährdet.

Malgaigne [14] beschrieb 1847 eine Kombination von zwei Frakturen, wobei die Hüftpfanne an einem isolierten Fragment abgetrennt wurde. Diese klassische Läsion ist heute sicher die häufigste. Malgaigne [14] erwähnt noch, daß Richerand einen Fall beobachtet hätte, bei dem die hintere Läsion durch das Sacrum lief, während Gerdy eine kombinierte hintere Iliosacralgelenksprengung beschrieb. Wer Eponymen gern hat, kann jedoch bemerken, daß Voillemier [32] die häufigste hintere Läsion durch die Foramina genau beschrieb. Er stellte die Theorie auf, daß diese Fraktur nach Bruch des Schambeinastes unter Zug durch die hintere Iliosacralligamente bei Sturz auf das Tuber ossis briefmarkenartig entstehen kann. Voillemier [32] beschrieb auch eine durch lateral Kompression erzeugte Stauchungsfraktur des Kreuzbeinflügels. Bei den doppelten Vertikalbrüchen wird die Sacrumläsion ungefähr zweimal häufiger beschrieben, als die Fraktur durch das Darmbein (Huittinen [9]). Die röntgenologische Diagnose kann schwierig sein. Darmgase überlagern das Kreuzbein und erschweren so die richtige genaue Beurteilung der Foramina obturatoria (Froman [7]). Die Abmessung der Kreuzbeinflügel kann verdächtige Verschmälerungen zeigen. Die Fraktur des fünften Querfortsatzes kann als Warnzeichen betrachtet werden. Die von Gertzbein [8] bei banalen Frakturen der Schambeine durchgeführte Technetiumszintigraphie zeigte bei allen Patienten eine gesteigerte Aktivität, so daß, wenigsten 14 Tage nach dem Unfall, diese Methode nicht als brauchbar erscheint.

Die gekreuzte Malgaingefraktur wird wegen der einseitigen hinteren Läsion auch in diese Gruppe eingereiht.

Beidseitige doppelte Vertikalbrüche können in der Malgaigneschen oder Voillemierschen Variante oder als Kombination vorkommen.

Reine Fugenzerreißungen entstehen vielleicht durch langsam einwirkende Kräfte (Guibe, zit. nach Tanton in Le Dentu [12]). Die Beobachtung des Abstandes zwischen den Schambeinen und der Mittellinie durch das Kreuzbein erlaubt, zu beurteilen, ob ein oder beide Iliosacralgelenke betroffen sind.

Mischläsionen mit Frakturen und Fugenzerreißungen sind schwer zu behandelnde Verletzungen. Auch sie können in zwei Varianten eingeteilt werden:
– Ring hinten nur einseits betroffen,
– Ring hinten beidseits betroffen.

Die Lokalisation der hinteren Läsion scheint verschieden zu sein, je nachdem, ob eine Symphysensprengung vorliegt oder eine Mischung von vorderem Vertikalbruch und Symphysenzerreißung. Hintere Fugenzerreißungen scheinen häufiger zu sein, wenn die vordere Läsion in der Symphyse liegt (Poigenfürst [22], Räf [25], Slätis [30]). Dies unterstreicht die Ansicht, daß bei Symphysensprengungen die Kräfte anders einwirken, als bei Frakturen. Kommt es dennoch zu einer Fraktur, liegt diese wiederum häufiger im Sacrum als im Darmbein (Poigenfürst [22], Slätis [30]).

Dieser Klassifikation kann man vorwerfen, daß sie weder Platz für die isolierte Symphysensprengung, noch für die isolierte Läsion des hinteren Ringes läßt.

Gibt es überhaupt eine isolierte Symphysensprengung, sensu stricto? Diese Frage wird prinzipiell von verschiedenen Autoren verneint (Krause [11], Möseneder [17], Poigenfürst [22], Rüter [28]) beziehungsweise von anderen aufgrund von Einzelbeobachtungen (Eberle [4] oder ganz allgemein bejaht (Huittinen [9], Looser [13], Merle d'Aubigne [16], Prokscha [24]). Huittinen [10] weist darauf hin, daß bei Sektionen öfters Iliosacralschäden gefunden wurden, die röntgenologisch stumm waren.

Bekanntlich klagen die Patienten in der Folge solcher Verletzungen mehr über Schmerzen im Iliosacralgelenk als an der Symphyse. Es scheint deshalb sicherer, Symphysensprengungen als doppelte Läsion anzusehen und zu behandeln.

Die seltene Kreuzbeinluxation (Beck [1] muß als isolierte Verletzung des hinteren Ringes betrachtet werden. Feldkamp [5] und Looser [13] beobachteten offenbar ebenfalls solche Läsionen, die von Schweiberer [29] als sehr selten angesehen werden. Ein Pathologe, Pretl [23], hat über vier isolierte hintere Ringbrüche berichtet, leider ohne nähere Angaben. Ansonsten finden sich keine anderen Läsionen dieser Art in der Literatur der letzten Jahre.

Kinderfrakturen

Die Beckenfrakturen des Kindes bieten einige Besonderheiten, die hier kurz erwähnt werden sollen.

Beim Kind sind die Beckenverletzungen seltener als beim Erwachsenen (Reed [26], Watts [33]). Die Verletzungen sind weniger gefährlich, da offenbar der Blutverlust geringer ist (Reed [26]). Fugenzerreißungen kommen hierbei häufiger vor als Frakturen (Reed [26]). Die Verschiebungen sind geringer als beim Erwachsenen (Reed [26]). Die Y-Fuge bildet eine zusätzliche Schwachstelle (Reed [26], Watts [33]. Beim frühzeitigen Verschluß dieser Fuge kann es zur Pfannendysplasie kommen.

Zusammenfassung

Eine Klassifikation der Beckenfrakturen soll mindestens zwei Fragen beantworten:

- Ist der Ring erhalten?
- Ist die Kraftübertragung von der Pfanne zum Achsenskelet gewährleistet?

Einzelne Varianten dieser Verletzungen werden besprochen.

Literatur

1. Beck, E.: Beckenfrakturen und Luxationen. Hefte Unfallheilkd. *124*, 156 (1975)
2. Chapman, M.: Management of pelvic fractures (trauma rounds). West J. Med. *120*, 421 (1974)
3. Dunn, A.W., Morris, H.D.: Fractures and dislocations of the pelvis. J. Bone J. Surg. *50-A*, 1639 (1968)
4. Eberle, H.: Unsere Erfahrungen bei konservativ und operativ behandelten traumatischen Symphysenrupturen. Hefte Unfallheilkd. *124*, 209 (1975)
5. Feldkamp, G., Krebs, H., Schäfers, W.: Beckenringbrüche und ihre Komplikationen. Hefte Unfallheilkd. *124*, 200 (1975)
6. Franke, K.: Verletzungen des Beckens. Zentralbl. Chir. *103*, 70 (1978)
7. Froman, C., Stein, A.: Complicated crushing injuries of the pelvis. J. Bone J. Surg. *59-B*, 24 (1967)
8. Gertzbein, S.D., Chenoweth, D.R.: Occult injuries of the pelvic ring. Clin. Orthop. *128*, 202 (1977)
9. Huittinen, V.M., Slätis, P.: Fractures of the pelvis. Trauma mechanism, types of injury and principles of treatment. Acta Chir. Scand. *138*, 563 (1972)
10. Huittinen, V.M., Slätis, P.: Nerve injury in double vertical pelvic fractures. Acta Chir. Scand. *138*, 571 (1972)
11. Krause, M.: Zur Begutachtung von Beckenfrakturfolgen. Zentralbl. Chir. *102*, 1324 (1977)
12. Le Dentu, A., Delbet, P.: Nouveau traité de chirurgie. Tome IV. Fractures. J. Tanton. Paris: Baillierè 1916
13. Looser, K.G., Crombie, H.D. Jr.: Pelvic fractures: an anatomic guide to severity of injury. Review of 100 cases. Am. J. Surg. *132*, 638 (1976)
14. Malgaigne, J.F.: Traité des fractures et des luxations. Zitiert nach Peltier [19]. Paris: 1847
15. Mehrabi, V., Grundmann, G.: Zur Behandlung des vertikalen Beckenbruches (Malgaignefraktur). Chirurg *46*, 424 (1975)
16. Merle d'Aubigné, R., Evrard, J.: Traumatologie. Paris: Flammarion 1976
17. Möseneder, H., Fink, A., Lippert, K.: Ergebnisse der konservativen Behandlung der Symphysenzerreißung. Hefte Unfallheilkd. *124*, 207 (1975)
18. Padovani, P., Calendrier, L.: Fractures partielles du bassin. Encyclopedie Medico-chirurgicale. *A50*, 14049 (1954)
19. Peltier, L.F.: Joseph Francois Malgaigne und Malgaigne's fracture. Surgery *44*, 777 (1958)
20. Peltier, L.F.: Complications associated with fractures of the pelvis. J. Bone J. Surg. *47-A*, 1060 (1965)
21. Perkins, G.: Fractures of the pelvis. In: Clinical Surgery. Furlong, R. (Hrsg.). London: Butterworths 1966
22. Poigenfürst, J.: Symphysenzerreißungen. Erfahrungen an 76 Fällen. Hefte Unfallheilkd. *70*, 1 (1962)
23. Pretl, K.: Beckenfrakturen aus der Sicht des Pathologen. Hefte Unfallheilkd. *124*, 145 (1975)
24. Prokscha, G.W.: Komplikationen nach Beckenbrüchen und ihre Erkennung. Med. Monatsschr. *31*, 26 (1977)
25. Räf, L.: Double vertical fractures of the pelvis. Acta Chir. Scand. *131*, 298 (1966)
26. Reed, M.H.: Pelvic fractures in children. J. Can. Assoc. Radiol. *27*, 255 (1976)
27. Rose, E.: Beiträge zur Kenntnis der Verletzungen des Rumpfes. Die Diagnostik der einfachen Beckenfrakturen. Zit. nach Voigt [31]. Charite-Annalen Berlin *13*, 2 1865
28. Rüter, A., Henkemeyer, H., Burri, C.: Ligamentäre Verletzungen des Beckens. Hefte Unfallheilkd. *124*, 212 (1975)
29. Schweiberer, L.: Beckenbrüche. Chirurg. *41*, 55 (1970)

30. Slätis, P., Huittinen, V.M.: Double vertical fractures of the pelvis. A report on 163 patients. Acta Chir. Scand. *138*, 799 (1972)
31. Voigt, G.E.: Untersuchungen zur Mechanik der Beckenfrakturen und -luxationen. Hefte Unfallheilkd. *85*, 1 (1965)
32. Voillemier, L.C.: Zit. nach J. Tanton, in Le Dentu, A., Delbet, P. [12]. Clinique Chirurgicale. Paris *77*, 1862
33. Watts, H.G.: Fractures of the pelvis in children. Orthop. Clin. North Am. *7*, (3), 615 (1976)
34. Watson-Jones: Fractures and joint injuries. Edinburgh-London-New York: Churchill Livingstone 1976
35. Zotter, K., Titze, A.: Welche Schambeinast- oder Sitzbeinbrüche machen Beschwerden. Hefte Unfallheilkd. *124*, 203 (1975)

Frakturtypen des Acetabulums

H. Weigand und C.-H. Schweikert

Seit langem ist man bestrebt, für die auf den ersten Blick verwirrende Vielzahl der Frakturformen im Hüftpfannenbereich ein praktikables Einteilungsschema zu finden. So wurden von vielen Autoren [1, 2, 3, 4, 8, 9, 10] unterschiedliche Klassifikationen angegeben, die aufgrund ihrer untereinander abweichenden Einteilungsprinzipien jedoch nur dazu führten, daß die Statistiken über die Behandlungsergebnisse der Acetabulumfrakturen keinen direkten Vergleich zuließen. Die häufig verwandte Einteilung in Pfannenrandbrüche und Pfannengrundbrüche oder die Unterscheidung zwischen dorsalen und zentralen Hüftluxationsfrakturen reichen für die konservative Versorgung dieser Verletzungen in der Regel aus. Die operative Behandlung der Acetabulumfrakturen, die sich bei den verschobenen Brüchen seit einer Reihe von Jahren an den größeren unfallchirurgischen Zentren immer mehr durchgesetzt hat, verlangt aber eine detailliertere Klassifizierung der Frakturen, die vor allem biomechanische Aspekte berücksichtigt. Die Grundlage hierfür ist jedoch eine genaue Vorstellung vom Verlauf aller Frakturlinien und vom Grad der Fragmentdislokation. Dies ist nur mit Hilfe einer gezielten Röntgendiagnostik möglich, wobei das Hüftgelenk in mehreren Ebenen dargestellt werden muß.

Für die Osteosynthese am Acetabulum müssen also zwei ganz wichtige Voraussetzungen erfüllt sein, und zwar einmal die exakte präoperative Röntgendiagnostik und zum anderen die Verwendung einer den operativen Belangen gerechtwerdenden Einteilung der verschiedenen Frakturformen.

1. Diagnostik

In den meisten Fällen kann eine Fraktur der Hüftpfanne schon auf der Beckenübersichtsaufnahme diagnostiziert werden. Die alleinige a.-p. Aufnahme läßt aber oft das wahre Ausmaß der Fraktur nicht erkennen. Gelegentlich ist sogar eine bestehende Fraktur auf der Beckenübersichtsaufnahme nicht zu sehen. Will man jedoch eine Aussage über Form, Anzahl, Größe und Dislokationsgrad der Fragmente sowie über die Stellung des Hüftkopfes machen, so sind mindestens drei Röntgenaufnahmen des Hüftgelenks erforderlich. Diese drei Röntgenaufnahmen haben sich als Standardaufnahmen seit längerem bewährt. Es handelt sich dabei neben der a.-p. Projektion um zwei Schrägaufnahmen, wobei einmal die gesunde und zum anderen die verletzte Beckenhälfte um 45° angehoben werden. Nach der jeweils gut sichtbaren Ala ossis ilii bzw. dem Foramen obturatorium werden die Schrägaufnahmen als *Ala-* und *Obturatoraufnahme* bezeichnet. Sie stellen die zu untersuchende Beckenhälfte in zwei senkrecht aufeinanderstehenden Ebenen dar.

Während am Röhrenknochen die Unterbrechung der feinen und groberen Knochenstruktur im Röntgenbild eine Fraktur in der Regel leicht erkennen läßt und die Darstellung der Fraktur in zwei Ebenen meist eine gut räumliche Vorstellung vom Bruchverlauf ermöglicht, sind die Verhältnisse am Becken wegen der Vielzahl der sich darstellenden Knochenlinien jedoch wesentlich komplizierter. Besonders schwierig wird es, wenn sich durch Drehung des Beckens die Knochenlinie gegeneinander verschieben und übereinander projizieren. Zur besseren Orientierung haben wir uns deshalb angewöhnt, bei der Betrachtung des Bekkens und insbesondere der Hüftpfanne im Röntgenbild fünf charakteristische und stets vorhandene Knochenlinien als sog. *Leitlinien* herauszugreifen. Diese werden sorgfältig abgefahren und auf eine Kontinuitätsunterbrechung und Formabweichung gepfrüft. Wir beginnen dabei stets medial, d.h. symphysennah und verfolgen sie systematisch in ihrem Verlauf nach laterocranial. Mit etwas Übung gelingt dies relativ leicht und vermittelt eine gute Information über den Verlauf einer vorliegenden Fraktur. Im einzelnen handelt es sich dabei um folgende Leitlinien, die wir mit L 1 bis L 5 bezeichnet haben:

L 1 beginnt am oberen Rand des oberen Schambeinastes und entspricht dem Verlauf der Linea terminalis.

L 2 beginnt am unteren Rand des oberen Schambeinastes und geht lateral in den vorderen Pfannenrand über.

L 3 beginnt am oberen Rand des unteren Schambeinastes und heißt Linia ilioischiadica. Bei exakter a.-p. Aufnahmetechnik zieht sie mitten durch die Köhlersche Tränenfigur und vereinigt sich weiter cranial mit L 1.

L 4 beginnt am unteren Rand des unteren Schambeinastes und geht lateral in den hinteren Pfannenrand über.

L 5 beginnt hakenförmig als sog. Köhlersche Tränenfigur, die zum medialen Pfeiler gehört, und stellt im weiteren Verlauf den Pfannengrund dar.

Die fünf Leitlinien zeigen bei allen drei Standardröntgenaufnahmen einen unterschiedlichen, aber für jede Ebene typischen Verlauf:

2. A.-p. Aufnahme (Abb. 1)

Diese Projektion gibt uns bereit eine gute Übersicht über die wichtigsten Pfannenelemente wie den vorderen und hinteren Pfannenrand, das Pfannendach und den medialen Pfannengrund. Die fünf Leitlinien sind leicht zu erkennen und zu verfolgen. L 1 und L 2 gehören zum ventralen, L 3 und L 4 zum dorsalen Pfeiler (s.u.).

3. Ala-Aufnahme (Abb. 2)

Die nicht dargestellte Beckenseite ist um 45° angehoben. Die Darmbeinschaufel ist in voller Breite dargestellt. Der vordere Pfannenrand ist besonders gut zu beurteilen, da sich durch die Drehung im Pfannenbereich L 2 von allen Leitlinien am weitesten lateral projiziert.

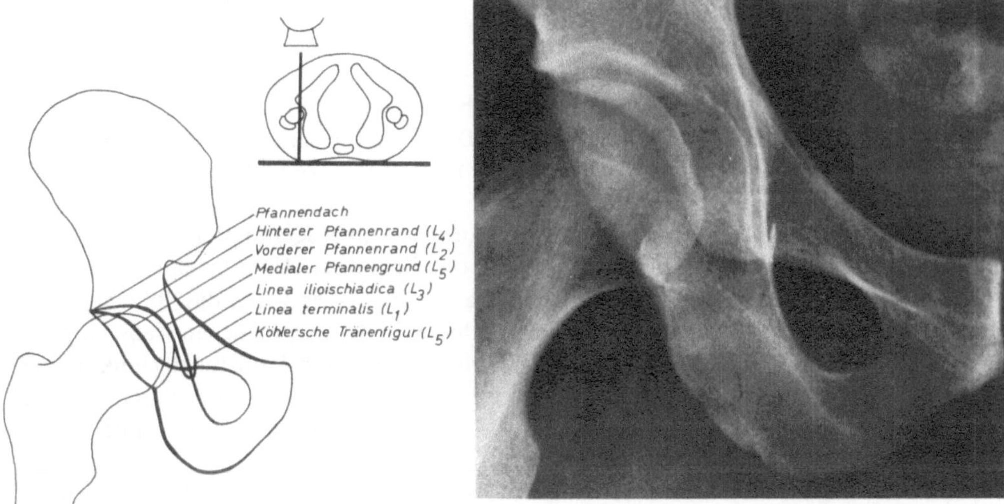

Abb. 1. A.-p. Aufnahme. Die fünf Leitlinien sind gut zu erkennen und in ihrem gesamten Verlauf dargestellt. Bei exaktem a.-p. Strahlengang läuft L 3 mitten durch die Köhlersche Tränenfigur

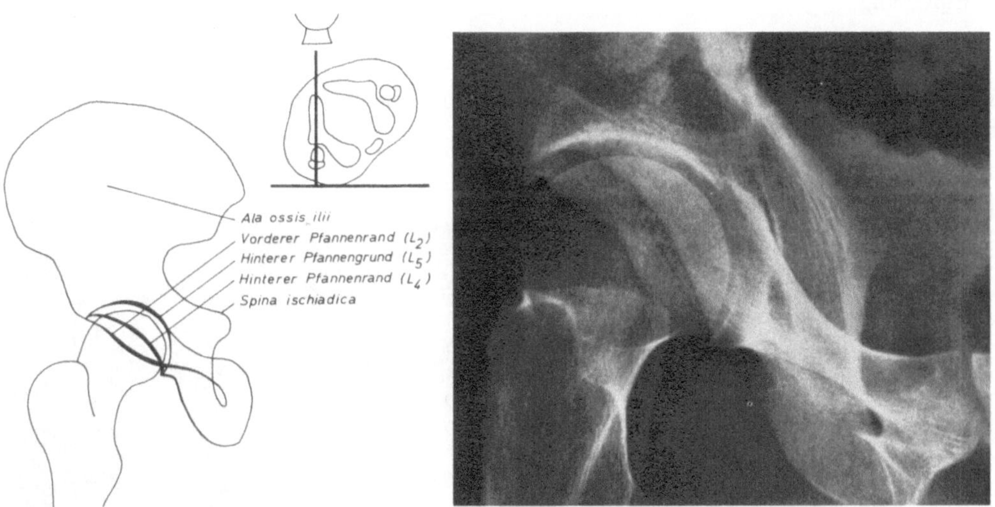

Abb. 2. Ala-Aufnahme. Die nicht verletzte Beckenseite ist um 45° angehoben. Der vordere Pfannenrand ist ganz nach lateral herausgedreht und somit besonders gut zu beurteilen

4. Obturatoraufnahme (Abb. 3)

Die dargestellte Beckenhälfte ist um 45° angehoben. Man erkennt besonders deutlich den knöchernen Rahmen des Foramen obturatorium. Der dorsale Pfannenrand ist herausgedreht und somit gut zu beurteilen. L 3 ist nur auf einer kleinen Strecke im Pfannenbereich zu erkennen.

Alle Frakturen der Hüftpfanne gehen zwangsläufig mit einer Kontinuitätsunterbrechung der Leitlinien einher. Dabei können Lokalisation und Zahl dieser Unterbrechungen bei den einzelnen Frakturen erheblich variieren und manchmal ein verwirrendes Bild abgeben. Wenn man aber bei der Betrachtung des Röntgenbildes in der besprochenen Weise vorgeht, so wird mit Hilfe der drei Standardröntgenaufnahmen bei guter Aufnahmetechnik immer die exakte Beurteilung aller Frakturlinien und Fragmentdislokationen möglich sein und die Zuordnung der jeweiligen Verletzungen zu den unten aufgeführten Frakturformen keine sonderlichen Schwierigkeiten bereiten.

Abbildung 4 gibt uns ein Beispiel dafür, wie sehr die a.-p. Aufnahme über die tatsächlichen Verhältnisse hinwegtäuschen kann. Erst die Obturator-Aufnahme zeigt in diesem Fall die wirkliche Verschiebung von Hüftkopf und Pfannenfragment.

5. Einteilung

Will man eine den Prinzipien der modernen Knochenbruchbehandlung gerechtwerdende Einteilung der Hüftpfannenfrakturen vornehmen, so muß diese einfach, klar und über-

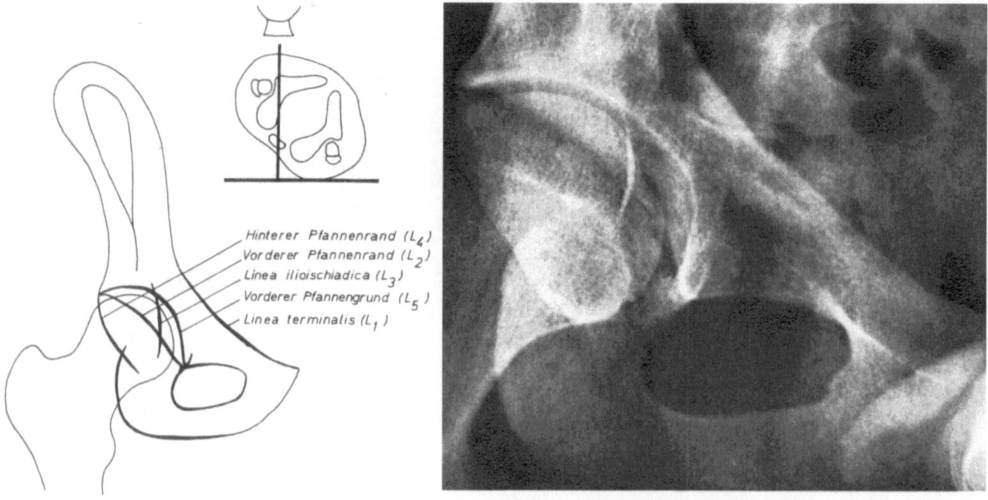

Abb. 3. Obturator-Aufnahme. Die verletzte Beckenseite ist um 45° angehoben. Der dorsale Pfannenrand und der knöcherne Rahmen des Foramen obturatorium sind gut zu beurteilen. L 3 ist nur auf einer kleinen Strecke im Pfannenbereich zu erkennen

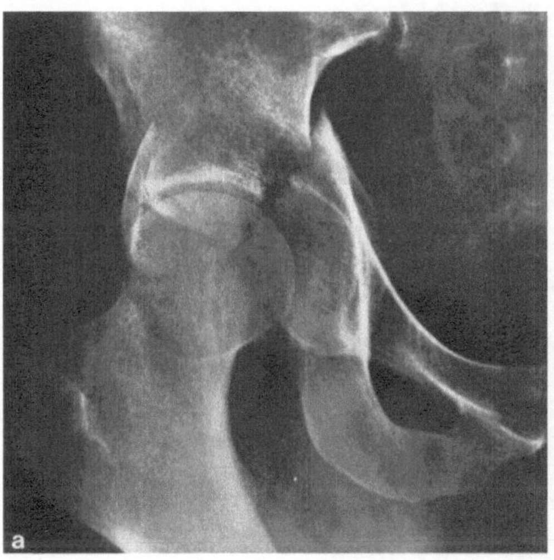

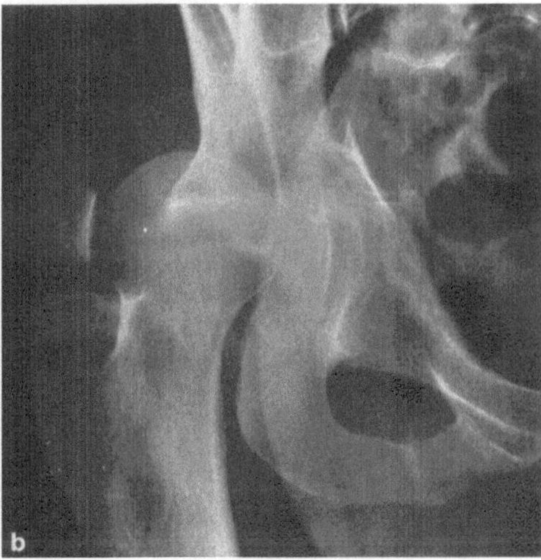

Abb. 4. a Auf der a.-p. Aufnahme erkennt man eine Querfraktur durch den Pfannenboden und eine Fragmentaussprengung aus dem dorsocranialen Pfannenrand. Der Hüftkopf projiziert sich regelrecht in die Pfanne; **b** Das tatsächliche Ausmaß der Verschiebung von Hüftkopf und Pfannenrandfragment läßt erst die Obturatoraufnahme erkennen

sichtlich sein und außerdem die unterschiedliche biomechanische Bedeutung der verschiedenen Regionen der Hüftpfanne berücksichtigen. Diese Forderung wird unseres Erachtens durch das von Judet und Letournel [6] angegebene Schema am besten erfüllt, welches die Aufteilung der Hüftpfanne in drei Knochenpfeiler zur Grundlage hat.

Dabei werden *vier Grundformen* und *vier kombinierte Frakturformen* unterschieden. Zum besseren Verständnis erinnere man sich an die Tatsache, daß die Hüftgelenkpfanne von den Körpern der drei Hüftbeinknochen, dem Darmbein, dem Sitzbein und dem Schambein gebildet wird. Diese drei Elemente sind annähernd identisch mit den drei Knochenpfeilern, die sich Y-förmig im Zentrum der Hüftpfanne treffen und nach Schluß der Wachstumsfuge eine knöcherne Einheit bilden. Der kräftige dorsale Pfeiler wird zur Hauptsache durch das Os ischii, der schlanke ventrale Pfeiler durch das Os pubis und der craniale Pfeiler durch das Os ilii gebildet. Im Röntgenbild werden ventraler Pfeiler durch L 1 und L 2, dorsaler Pfeiler durch L 3 und L 4 begrenzt.

Die vier Grundformen (Typ 1 bis Typ 4), die im Pfannenbereich nur eine einzige Frakturlinie aufweisen, sind folgende:

Typ 1. Fraktur des dorsalen Pfannenrandes (Abb. 5)

Zur leichteren Orientierung werden bei den folgenden Abbildungen zu jedem Röntgenbeispiel zwei Strichzeichnungen hinzugefügt. Dabei handelt es sich oben um eine Skizze des pathologisch-anatomischen Knochenbefundes vom jeweiligen Frakturtyp und unten um eine Skizze des dazugehörigen Röntgenbildes.

Der Typ 1 stellt die häufigste Hüftpfannenfraktur dar. Meist ist der Hüftkopf nach hinten luxiert. Man spricht in diesem Zusammenhang dann häufig von dorsaler Luxations-

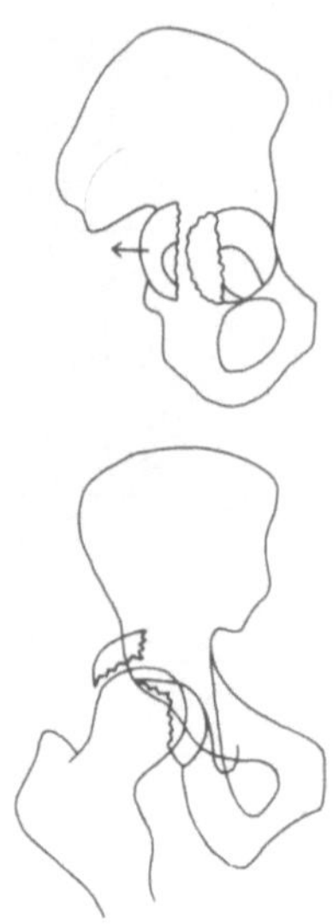

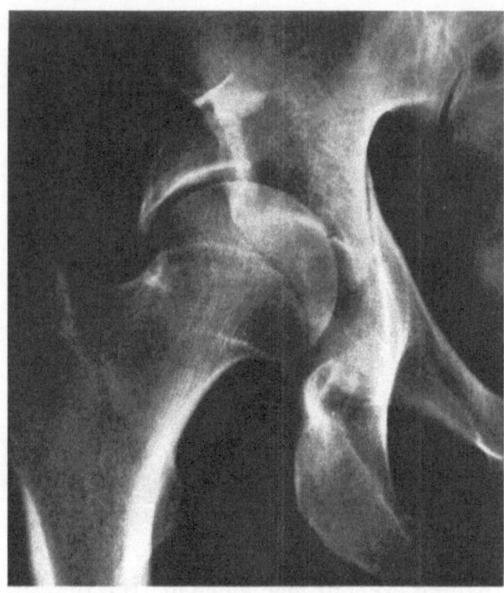

Abb. 5. Fraktur des dorsalen Pfannenrandes. Wie hier ist der Hüftkopf meist nach hinten luxiert. Man spricht dann häufig von dorsaler Luxationsfraktur

fraktur. Nur die Obturator-Aufnahme erlaubt eine exakte Aussage über die wahre Größe und die tatsächliche Verschiebung des abgesprengten Randfragmentes.

Die Fraktur des dorsalen Pfannenrandes mit Luxation des Hüftkopfes nach hinten ist die typische Folge einer Knieanprallverletzung, die z.B. entsteht, wenn das mäßig gebeugte Kniegelenk bei einem Autozusammenstoß gegen das Armaturenbrett schlägt (dashboard injury). Die beim Anprall auf das Knie einwirkende Kraft wird über den Oberschenkel fortgeleitet und auf den Hüftkopf übertragen. Wir finden dann im klassischen Fall vier typische Verletzungen:

1. eine starke Prellung, evtl. Fraktur des Tibiakopfes oder der Patella,
2. eine Luxation des Hüftkopfes nach hinten,
3. einen Abbruch des hinteren Pfannenrandes und
4. eine Peronaeusparese.

Durch Druckwirkung des nach hinten luxierten Hüftkopfes, der das abgebrochene Randfragment vor sich herschiebt, kann der N. ischiadicus, insbesondere sein fibularer Anteil, geschädigt werden.

Die Kenntnis dieser Verletzungskette verlangt die routinemäßige klinische und röntgenologische Untersuchung des Beckens bei Vorliegen eines Traumas im Knie- oder Tibiakopfbereich.

Manchmal stellt sich bei einer Fraktur des dorsalen Pfannenrandes im Röntgenbild keine hintere Luxation des Hüftkopfes dar. Es handelt sich dann wohl größtenteils um die Fälle, bei denen im Augenblick der Gewalteinwirkung eine Subluxation des Hüftkopfes mit anschließender Spontanreposition stattgefunden hat [11].

Typ 2. Dorsale Pfeilerfraktur (Abb. 6)

Die Frakturlinie verläuft vom oberen Anteil der Incisura ischiadica major schräg durch die Pfanne bis ins Foramen obturatorium. Dazu besteht regelmäßig eine ebenfalls ins Foramen obturatorium hineinreichende Fraktur des Sitzbeinastes oder des unteren, seltener des oberen Schambeinastes. Diese zusätzliche Fraktur ist die Conditio sine qua non dafür, daß der dorsale Pfeiler zusammen mit dem Hüftkopf nach medial dislozieren kann. Dies ergibt sich aus der Tatsache, daß es sich bei jeder Pfeilerfraktur um eine Aussprengung aus einem geschlossenen, knöchernen Ring handelt, was ja nur möglich ist, wenn dieser an zwei Stellen bricht.

Der Hüftkopf ist nach medial und hinten luxiert. Im Pfannenbereich sind L 3, L 4 und L 5 unterbrochen, L 1 und L 2 intakt.

Typ 3. Ventrale Pfeilerfraktur (Abb. 7)

Die Frakturlinie beginnt etwas unterhalb der Spina iliaca anterior inferior und durchzieht die Hüftpfanne bis ins Foramen obturatorium. Auch hier muß wie bei der dorsalen Pfeilerfraktur der knöcherne Obturatorring zusätzlich gebrochen sein.

Der Hüftkopf ist nach medial und vorn verschoben. Im Pfannenbereich sind L 1, L 2 und L 5 unterbrochen, L 3 und L 4 intakt.

Die ventrale Pfeilerfraktur stellt eine Sonderform der vorderen Beckenringfraktur dar. Verläuft die Fraktur weit lateral durch den oberen Schambeinast und gar durch den Schambeinkörper, so ist manchmal die Differenzierung zwischen vorderer Beckenringfraktur ohne

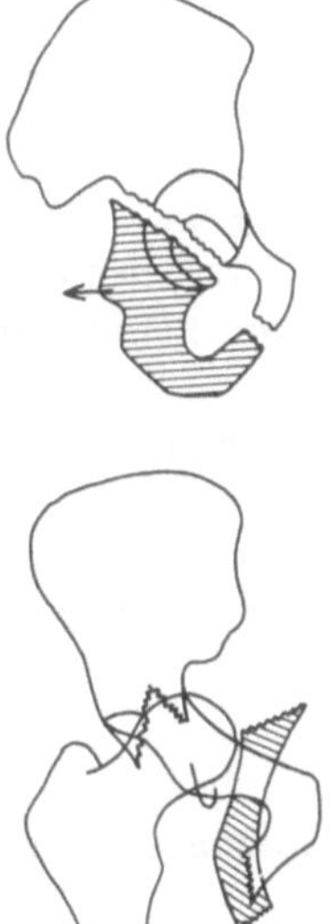

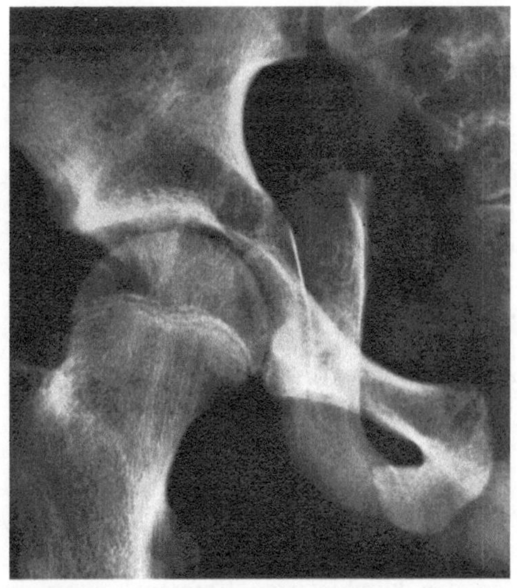

Abb. 6. Dorsale Pfeilerfraktur. Im Pfannenbereich sind L 3, L 4 und L 5 unterbrochen, L 1 und L 2 intakt. Der herausgesprengte dorsale Pfeiler ist stark nach medial dislociert. Die obligatorische Fraktur im knöchernen Obturatorring befindet sich im Sitzbeinast

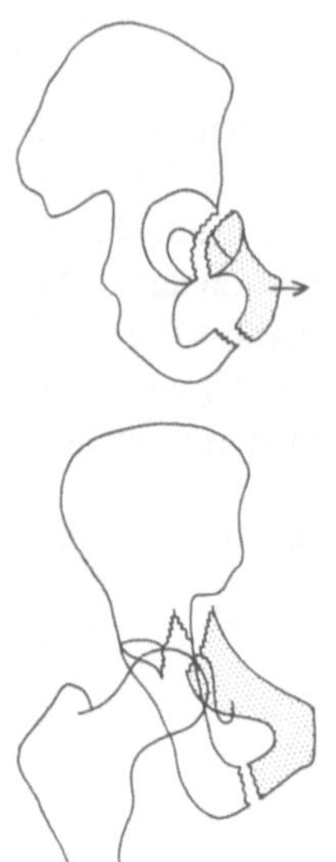

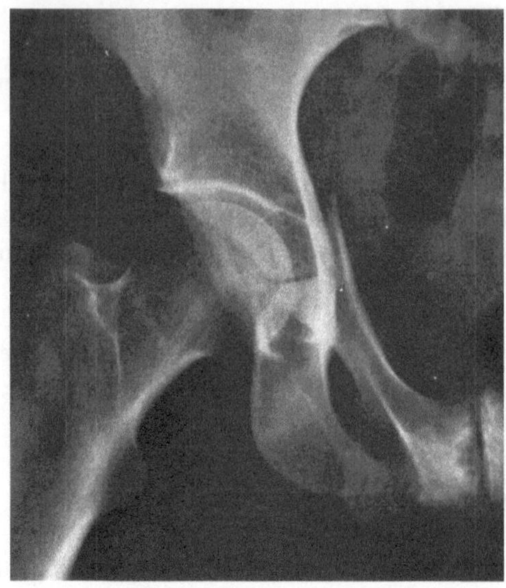

Abb. 7. Ventrale Pfeilerfraktur. Im Pfannenbereich sind L 1, L 2 und L 5 unterbrochen, L 3 und L 4 intakt. Die Frakturlinie läuft lateral der Köhlerschen Tränenfigur zum vorderen Pfannenrand

Hüftpfannenbeteiligung und ventraler Pfeilerfraktur schwierig und nur mit Hilfe der beiden Schrägaufnahmen möglich. Eine Gelenkbeteiligung ist immer dann gegeben, wenn die Frakturlinie auf der a.-p. Aufnahme lateral von der Köhlerschen Tränenfigur liegt.

Typ 4. Querfraktur des Pfannenbodens (Abb. 8)

Die Fraktur verläuft quer und mitten durch die Pfanne und trennt die untere Beckenhälfte von der oberen ab. Je nach Verlauf der Frakturlinie werden eine hohe und tiefe Querfraktur unterschieden. Stets bleiben Pfannendach und knöcherner Obturatorring völlig unversehrt.

Der Hüftkopf ist nach medial luxiert. Im Pfannenbereich sind alle fünf Leitlinien unterbrochen.

Bei den kombinierten Frakturformen (Typ 5 bis Typ 8) durchziehen mindestens zwei Frakturlinien die Hüftpfanne. Es sind stets alle fünf Leitlinien im Röntgenbild unterbrochen.

Typ 5. Querfraktur mit Fraktur des dorsocranialen Pfannenrandes (Abb. 9)

Von den kombinierten Formen kommt diese Fraktur am häufigsten vor. Das Foramen obturatorium ist intakt, der Hüftkopf nach medial oder dorsal luxiert.

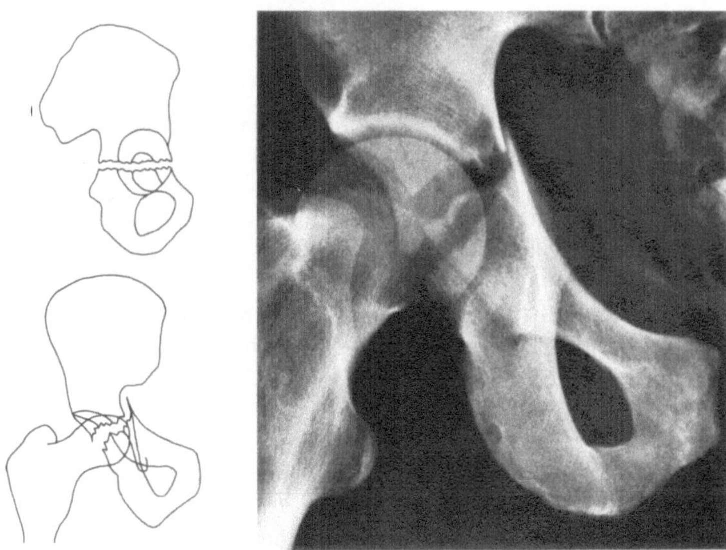

Abb. 8. Querfraktur des Pfannenbodens. Im Pfannenbereich sind alle fünf Leitlinien unterbrochen. Pfannendach und knöcherner Obturatorring bleiben völlig intakt

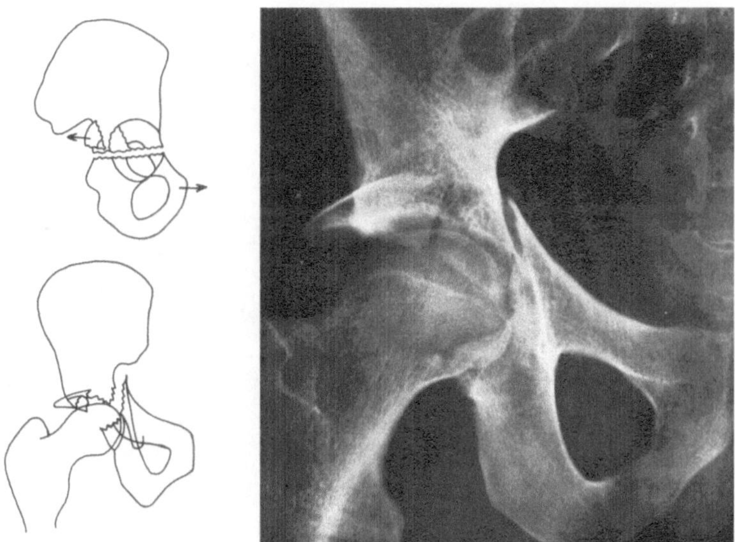

Abb. 9. Querfraktur mit Fraktur des dorsocranialen Pfannenrandes. Im Pfannenbereich sind alle fünf Leitlinien unterbrochen. Der knöcherne Obturatorring bleibt intakt. Der Hüftkopf ist nach medial oder dorsal luxiert

Typ 6. Fraktur beider Pfeiler (Abb. 10)

Durch eine hohe, quer verlaufende Frakturlinie ist fast die ganze Pfanne von der Ala iliaca abgelöst. Von dieser zieht T- oder Y-förmig eine Frakturlinie durch die ganze Pfanne nach distal ins Foramen obturatorium und trennt vorderen und hinteren Pfeiler voneinander ab. Da es sich praktisch um eine Kombination eines vorderen und hinteren Pfeilerbruches handelt, muß eine zusätzliche Fraktur im knöchernen Obturatorring vorhanden sein. Das Pfannendach verbleibt am ventralen Pfeiler oder ist zusätzlich als gesondertes Fragment ausgerissen.

L 1 und L 3 haben ihre gegenseitige Beziehung zueinander verloren und kreuzen sich meist auf der a.-p. Aufnahme im oberen Anteil, bedingt durch eine stärkere mediale Dislokation des hinteren Pfeilers.

Typ 7. Fraktur des dorsalen Pfeilers mit Querfraktur durch den ventralen Pfeiler (Abb. 11)

Es handelt sich hierbei um die Kombination einer dorsalen Pfeilerfraktur mit einem halben, tiefen Querbruch durch den ventralen Pfannenboden.

Der Hüftkopf ist entsprechend der Pfeilerfraktur nach dorsal und medial verschoben. L 1 und L 2 sind gemeinsam im caudalen, L 3 und L 4 im cranialen Pfannenbereich unterbrochen.

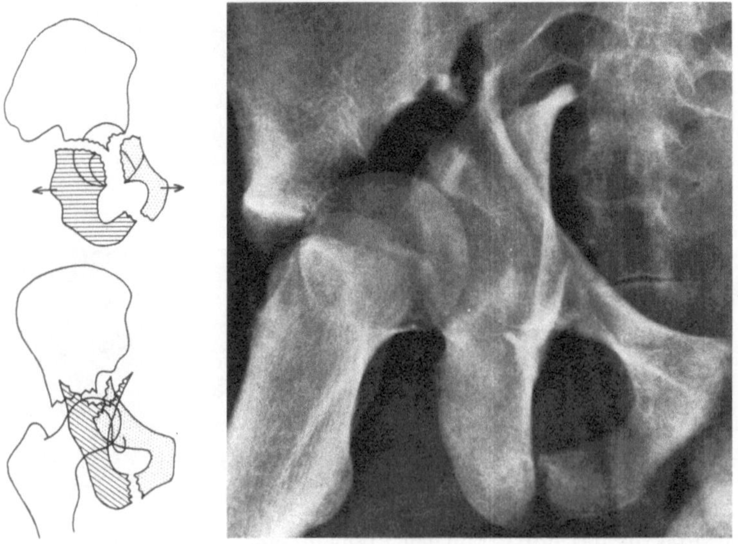

Abb. 10. Fraktur beider Pfeiler. Im Pfannenbereich sind alle fünf Leitlinien unterbrochen. L 1 und L 3 haben ihre gegenseitige Beziehung zueinander verloren

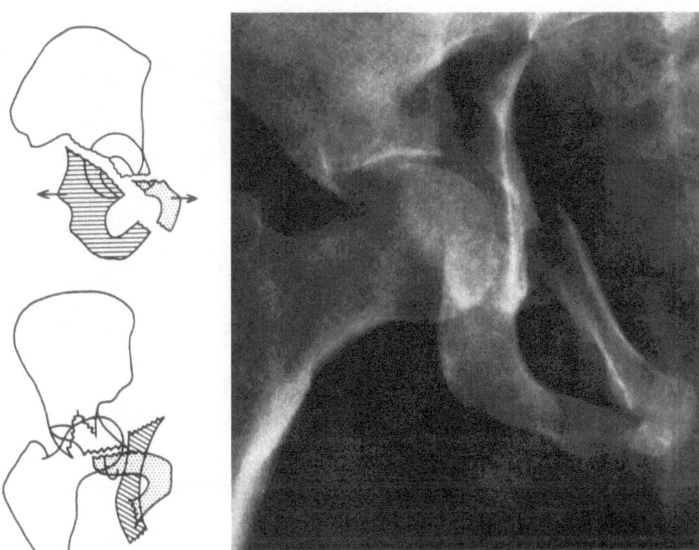

Abb. 11. Fraktur des dorsalen Pfeilers mit Querfraktur durch den ventralen Pfeiler. Alle fünf Leitlinien sind unterbrochen, L 1 und L 2 gemeinsam im caudalen, L 3 und L 4 im cranialen Pfannenbereich. Es handelt sich um die Kombination einer dorsalen Pfeilerfraktur mit einer halben, tiefen Querfraktur durch den ventralen Pfannenboden

Typ 8. Fraktur des ventralen Pfeilers mit Querfraktur durch den dorsalen Pfeiler (Abb. 12)

Hier liegt die Kombination einer ventralen Pfeilerfraktur mit einer halben, tiefen Querfraktur durch den dorsalen Pfannenboden vor. Es handelt sich also um die umgekehrte Kombination wie beim Typ 7. Dieser Frakturtyp wird von allen Acetabulumfrakturen am seltensten beobachtet.

Der Hüftkopf ist entsprechend der Pfeilerfraktur nach ventral und medial verschoben. L 1 und L 2 sind gemeinsam im cranialen, L 3 und L 4 im caudalen Pfannenbereich unterbrochen.

Eigenes Patientengut und Diskussion

In der Unfallchirurgischen Klinik Mainz wurden von 1961 bis 1977 insgesamt 348 Acetabulumfrakturen behandelt. Die prozentuale Verteilung auf die einzelnen Frakturformen zeigt Tabelle 1. Die Fraktur des dorsalen Pfannenrandes stellt mit 35% eindeutig den häufigsten Frakturtyp dar. Danach folgen Querfraktur mit Fraktur des dorsocranialen Pfannenrandes, ventrale Pfeilerfraktur und reine Querfraktur des Pfannenbodens mit 16, 15 und 13%. Diese Zahlen stimmen im wesentlichen mit den Angaben in der Literatur überein [7], abgesehen von der ventralen Pfeilerfraktur, die in unserem Patientengut zweimal so häufig beobachtet wurde. Die Ursache hierfür sehen wir darin, daß eine tief verlaufende ventrale Pfeilerfrak-

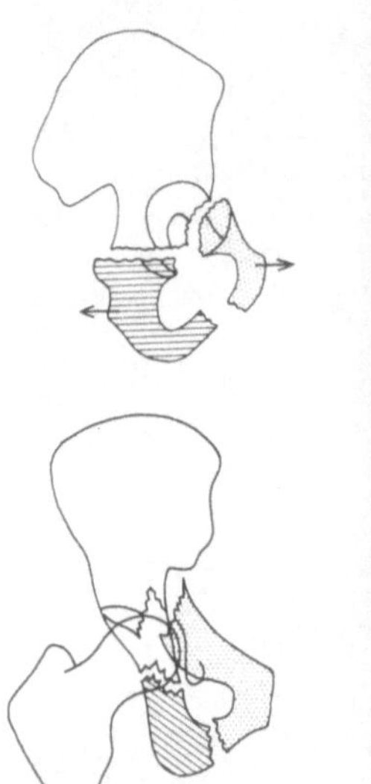

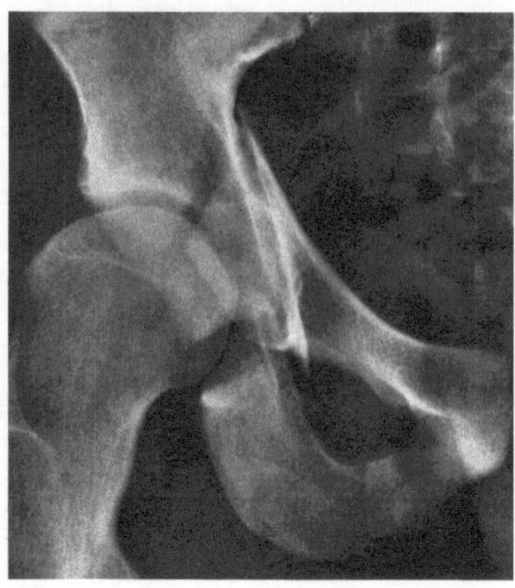

Abb. 12. Fraktur des ventralen Pfeilers mit Querfraktur durch den dorsalen Pfeiler. Alle fünf Leitlinien sind unterbrochen, L 1 und L 2 gemeinsam im cranialen, L 3 und L 4 im caudalen Pfannenbereich. Es handelt sich um die Kombination einer ventralen Pfeilerfraktur mit einer halben, tiefen Querfraktur durch den dorsalen Pfannenboden

tur häufig als einfacher vorderer Beckenringbruch angesehen wird, obwohl die craniale Frakturlinie in den unteren vorderen Hüftpfannenanteil hineinzieht.

Wie aus Tabelle 2 hervorgeht, konnten wir bei 71,5% der Acetabulumfrakturen eine Luxation bzw. eine Subluxation des Hüftkopfes feststellen, was nur bei gleichzeitiger Fragmentdislokation möglich ist. Mit Ausnahme der dorsalen Pfannenrandfrakturen war der Kopf dabei mehr oder weniger nach medial luxiert. Diese Brüche wurden früher unter der Bezeichnung zentrale Luxationsfrakturen zusammengefaßt [2, 5]. In 28,5% unserer Hüftpfannenbrüche bestand keine oder nur eine geringe Fragmentverschiebung und der Hüftkopf verblieb an normaler Stelle. Die Pfanne war dann vergleichbar mit einer gesprungenen, aber noch nicht auseinandergebrochenen Tasse.

Die vielfältigen Bruchformen im Hüftpfannenbereich lassen in ihrem Verlauf bis auf wenige Fälle bestimmte Gesetzmäßigkeiten erkennen. Mit Ausnahme der Fraktur des dorsalen Pfannenrandes sind die Pfeiler entweder als großes, zusammenhängendes Fragment herausgesprengt oder durch eine querverlaufende Frakturlinie unterteilt, so daß die an den drei Knochenpfeilern orientierte Klassifizierung nach Judet und Letournel den tatsächlichen pathologisch-anatomischen Gegebenheiten entspricht. Eine wie in Abb. 13 dargestellte zentrale Hüftluxationsfraktur, bei der der Hüftkopf bei erhaltenem Pfannenrand durch das Zentrum der Hüftpfanne in das kleine Becken eingedrungen ist, gibt es normalerweise nicht. Sie wäre theoretisch vorstellbar bei einer starken Protrusio acetabuli mit extremer Verdünnung des Pfannenbodens. In der Regel jedoch verläuft bei einer zentralen Hüftluxationsfraktur die Frakturlinie immer über den Pfannenrand hinaus ins Foramen obturatorium, zur Incisura ischiadica oder zur Linea terminalis hin, d.h. *transcetabulär*. Eine zentrale Hüftgelenksluxationsfraktur ist somit eine transcetabuläre Fraktur, bei der die Fragmente blütenförmig auseinanderweichen, so daß der Hüftkopf nach zentral luxieren kann.

Tabelle 1. Prozentuale Verteilung von 348 Acetabulumfrakturen auf die einzelnen Frakturformen

Fraktur des dorsalen Pfannenrandes	35%
Dorsale Pfeilerfraktur	5%
Ventrale Pfeilerfraktur	15%
Querfraktur des Pfannenbodens	13%
Querfraktur mit Fraktur des dorsocranialen Pfannenrandes	16%
Fraktur beider Pfeiler	9%
Fraktur des dorsalen Pfeilers mit Querfraktur durch den ventralen Pfeiler	5%
Fraktur des ventralen Pfeilers mit Querfraktur durch den dorsalen Pfeiler	2%

Tabelle 2. Häufigkeit der Hüftkopfluxation bei 348 Acetabulumfrakturen

Pfannenrandfrakturen ohne Hüftkopfluxation	7,5%
Transacetabuläre Frakturen ohne Hüftkopfluxation	21,0%
Pfannenrandfrakturen mit Hüftkopfluxation	27,5%
Transacetabuläre Frakturen mit Hüftkopfluxation	44,0%

Die biochemische Bedeutung der einzelnen Hüftpfannenpfeiler ist verschieden und nimmt in der Reihenfolge cranialer, dorsaler und ventraler Pfeiler ab. Sie bestimmt die Indikation zur konservativen oder operativen Behandlung wesentlich mit. So stellen Frakturen durch den dorsalen und cranialen Pfeiler bei gleichzeitiger starker Fragmentsdislokation immer eine absolute Operationsindikation dar, im Gegensatz zu Frakturen durch den biomechanisch weniger wichtigen vorderen Pfeiler.

Die nach den betroffenen Pfeilern vorgenommene Unterscheidung der Hüftpfannenbrüche in vier Grundformen und vier kombinierte Frakturformen vermittelt eine gute

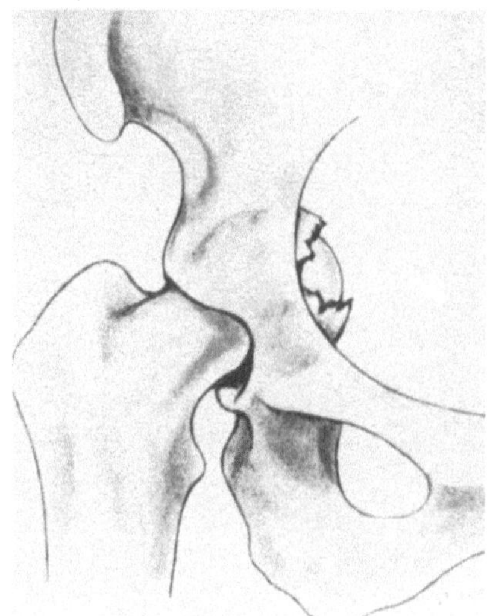

Abb. 13. Eine derartige zentrale Hüftluxationsfraktur, bei der der Hüftkopf bei erhaltenem Pfannenrand durch das Zentrum der Hüftpfanne ins kleine Becken eingebrochen ist, gibt es normalerweise nicht

räumliche Vorstellung vom jeweiligen Verlauf der Frakturlinien und gibt bei bestehender Operationsindikation direkte Hinweise für die Wahl des operativen Zuganges.

Die Einordnung einer Hüftpfannenfraktur in das von Judet und Letournel angegebene Einteilungsschema stellt somit eine gute Voraussetzung für die Wahl der einzuschlagenden Therapie und für die Planung einer eventuellen Operation dar.

Literatur

1. Armstrong, J.R.: Traumatic dislocations of the hip joint. J. Bone Jt. Surg. *30-B*, 430 (1948)
2. Böhler, L.: Technik der Knochenbruchbehandlung. Bd. II, 1. Teil. Wien-Bonn: Maudrich 1954
3. Brav, E.A.: Traumatic dislocations of the hip. Army experience and results over a twelve-year-period. J. Bone Jt. Surg. *44-A*, 1115 (1962)
4. Chaucoix, J., Truchet, P.: Les fractures articulaires de la hanche (col du femur excepte). Rev. Chir. orthop. *37*, 266 (1951)
5. Droste, W.: Die sog. zentrale Hüftgelenksluxation (Pfannengrundbruch) und ihre Behandlung. Arch. orthop. Unfall-Chir. *45*, 1 (1952)
6. Judet, R., Judet, J., Letournel, E.: Fractures of the Acetabulum: Classification and Surgical Approaches for Open Reduction. J. Bone Jt. Surg. *46-A*, 1615 (1964)
7. Letournel, E.: Die operative Versorgung der Hüfgelenkpfannenbrüche. Langenbecks Arch. Chir. *316*, 422 (1966)
8. Rowe, C.R., Lowell, J.D.: Prognosis of Fractures of the Acetabulum. J. Bone Jt. Surg. *43-A*, 30 (1961)
9. Stewart, M.J., Milford, L.W.: Fracture dislocations of the hip. J. Bone Jt. Surg. *36-A*, 315 (1954)
10. Thompson, V.P., Epstein, H.C.: Traumatic dislocation of the hip. A survey of two-hundred and four cases covering a period of twenty one years. J. Bone Jt. Surg. *33-A*, 746 (1951)
11. Zeumer, G.: Zur Behandlung und Prognose der Acetabulumfraktur. Zbl. Chir. *91*, 126 (1966)

Pathologische Frakturen im Becken- und Hüftgelenksbereich

C. Burri, W. Mutschler und J. Schulte

Im Beckenbereich kommen gutartige semimaligne und primär maligne Tumoren relativ selten vor, sekundäre Absiedelungen von Malignomen dagegen recht häufig. In den meisten Fällen läßt sich ein symptomenloser bis symptomarmer Verlauf feststellen, die Diagnose wird im Frühstadium als Zufallsbefund aus dem Röntgenbild, das wegen anderer Ursachen angefertigt wurde, gestellt. Oft sind es pathologische Frakturen, die im bereits fortgeschrittenen Spätstadium die Diagnosestellung bewirken. Zahlreiche Patienten werden über viele Wochen unter Diagnosen wie Ischialgie oder rheumatische Erkrankungen konservativ behandelt, ohne daß ein Röntgenbild angefertigt wird. Bei unklaren Beschwerden im Becken-Hüftbereich ist deshalb eine frühzeitige Röntgenuntersuchung absolut angezeigt. Spezialaufnahmen, Knochenszintigramm und Computertomographie erlauben heute eine zuverlässige Frühdiagnose [2, 4].

Gutartige Tumoren

Gutartige Tumoren, die zu einer pathologischen Fraktur im Hüft- und Beckenbereich führen, sind extrem selten, wir haben in den vergangenen 8 Jahren lediglich 6 Fälle beobachtet, bei denen wir aktiv vorgehen mußten. In einem einzigen war es zur Beteiligung des Hüftgelenkes mit Auflösen der subchondralen Schicht gekommen, so daß eine pathologische Acetabulumfrakture drohte. Als Vorgehen der Wahl betrachten wir die lokale Ausräumung und die Auffüllung mit autologer Spongiosa aus dem hinteren Beckenkamm. Das zweizeitige Vorgehen mit Biopsie und sekundärer Ausräumung in Kombination mit Auffüllung scheint uns – bei Fehlen von Anzeichen, die für Semimalignität oder Malignität sprechen – zu aufwendig. Sollte sich trotz klinischer und radiologischer Zeichen der Gutartigkeit einmal ein maligner Befund erheben lassen, kann der erweiterte Eingriff immer noch nachgeholt werden.

Semimaligne Knochentumoren, wie Riesenzelltumoren und Chondrome, verlangen eine Kontinuitätsresektion in Kombination mit ossärem Aufbau und, je nach Lokalisation, einen erweiterten totalprothetischen Ersatz des Hüftgelenkes. Auch hier soll die Rekonstruktion auf Dauer erfolgen, d.h., die Wiederherstellung der Kontinuität sowie der Tragfähigkeit des Beckens geschieht am besten mit autologem Knochen. Bei Lokalisation des Tumors im Bereich des Acetabulums kann beispielsweise der zum totalprothetischen Ersatz resezierte Femurkopf als aufbaufähiges Abstütztransplantat des Beckenbodens verwendet werden. Bei Lokalisation im Bereich der Beckenschaufel erfolgt bei Bestehen einer Gefahr für die Belastungsfähigkeit des Beckens die Kontinuitätswiederherstellung durch Transplantate aus der gegenseitigen Beckenschaufel unter Absicherung durch eine Osteosynthese.

Bösartige Knochentumoren und Metastasen [1, 3]

Becken und proximales Femur sind relativ häufig Lokalisation bösartiger Knochentumoren, vor allem aber von Metastasen. In Ulm mußten in den letzten Jahren 46 Patienten mit dieser Tumorlokalisation operativ versorgt werden, 8 litten an einem primären Tumor, 38 an Metastasen. Rund die Hälfte dieser Patienten wiesen eine pathologische Fraktur auf, die anderen eine drohende oder kamen mit schweren Schmerzzuständen zur klinischen Aufnahme.

Bei den primär malignen Tumoren des Beckens und der Hüftgelenke fand sich 2mal ein chondroblastisches Osteosarkom, 2mal ein Chondrosarkom und je 1mal ein Liposarkom, Histiocytom, Spindelzellsarkom und malignes Synovialom (Tabelle 1). Die Therapie der primären Malignome im Becken- und Hüftbereich soll eine radikale sein, d.h., sie können nur durch eine Hemipelvektomie kurativ versorgt werden. Dieser Eingriff endet in einem verstümmelnden Ergebnis, Patienten, bei denen eine prothetische Versorgung in befriedigendem Maße gelungen ist, sind uns unbekannt, meist kann sich der Patient selbst verständlicherweise nur sehr schwer zu dieser folgenschweren Operation entschließen oder lehnt sie gar kategorisch ab. In solchen Fällen versuchen wir die Resektion des Tumors im Gesunden in Verbindung mit einer Ersatzplastik, die bis zur inneren Hemipelvektomie reichen kann. Bei unseren 8 Fällen beschränkten wir uns bei Tumoren im proximalen Femur auf die Exartikulation, 1mal wurde eine Hemipelvektomie und 3mal eine innere Hemipelvektomie durchgeführt. Beim letzten Patienten dieser Gruppe bestanden bei Diagnosestellung im Beckenbereich bereits Metastasen, so daß wir uns auf das Einsetzen einer erweiterten Tumorprothese beschränken mußten. Die in 3 Fällen durchgeführte innere Hemipelvektomie mit Ersatz der Beckenseite durch ein Kunststoffbecken aus Polyacetalharz wurde bei Patienten durchgeführt, die an einem lokalen Rezidiv eines Chondroms, eines Chondrosarkoms und eines malignen Synovialoms litten. Der Patient mit dem malignen Synovialom war zudem mit einer Tumordosis bestrahlt worden (Tabelle 2). Ein subtotaler Beckenersatz mit Kunststoff oder Metallteilen ist von Karpf [4] und Schöllner [5] beschrieben worden.

Tabelle 1. Patienten mit primär malignen Tumoren des Beckens und der Hüftgelenke. (n = 8)

Chondroblastisches Osteosarkom	2
Chondrosarkom	2
Liposarkom	1
Histiocytom	1
Spindelzellsarkom	1
Synovialom	1

Tabelle 2. Operationsmethoden bei 8 Patienten mit primären Tumoren

Innere Hemipelvektomie	3
Exartikulation	3
Hemipelvektomie	1
Erweiterte Tumorprothese	1

Das taktische und intraoperativ technische Vorgehen bei der inneren Hemipelvektomie gestaltet sich folgendermaßen:

Zur Formgebung und Gestaltung des Kunststoffbeckens werden Übersichtsröntgenaufnahmen, äußere Abmeßungen sowie Computertomogramme angefertigt. Anhand der Computertomogramme läßt sich, wie bei einem Landschaftrelief, das anzufertigende Becken form- und maßstabgetreu herstellen. Mit Hilfe dieses Modells wird ein Polyacetalharzblock durch manuelle Bearbeitung und Hitzeverformung gestaltet (Abb. 6)[1].

Der Eingriff wird in Seitenlage durchgeführt, die Incision beginnt über der Symphyse und setzt sich dem Beckenkamm entlang halbmondförmig fort bis zum distalen Ende des Iliosacralgelenkes. Ist der Beckenkamm nicht befallen, so werden die Muskelansätze abgemeiselt und später mit Schrauben reinseriert. Dies gilt auch für den Beckenkamm, der in einen Teil mit Bauch- und Rückenmuskulatur und einen anderen mit der Beckenaußenmuskulatur gespalten wird. Die Auslösung der Beckenschaufel innen und außen gestaltet sich problemlos. Zur Exstirpation des Beckens ist die Durchtrennung im Bereich der Symphyse, des Iliosacralgelenkes und unterhalb des Acetabulums notwendig. Dieser proximale Anteil kann als Block exstirpiert werden. Die Schonung der Hauptgefäßstämme sowie des Nervus femoralis mit der Psoasmuskulatur läßt sich leicht bewerkstelligen, Nervus ischiadicus sowie Glutealnerven und -gefäße müssen schonungsvoll dargestellt werden. Die Schambeinäste werden durchtrennt und einzeln herauspräpariert. Das Kunststoffbecken bleibt am distalen Teil des Foramen obduratorium offen, so daß sein Einschieben unter Psoas und Gefäß-Nervenstränge und unter Schonung von Ischiadicus und Glutealgefäßen und -nerven möglich ist. Die Verbindung zur Symphyse läßt sich durch eine Plattenosteosynthese herstellen, der hintere Anteil wird auf die angefrischte Ala des Sacrums aufgeschraubt. Knochenvorsprünge und eingebolzte corticospongiöse Anteile sollen zur Dauerstabilität beitragen. Die Reinsertion der Muskelansätze erfolgt in der beschriebenen Weise durch Anschrauben, wobei wir bisher auf die Reinsertion der Adductoren verzichtet haben. Größere Fenster im Gebiet der Beckenschaufel erlauben die Vereinigung der Beckeninnen- mit der Außenmuskulatur durch Nähte. Der Zweck dieser Nähte ist die Schaffung einer bindegewebigen Narbenplatte, die einer Reinsertion der Muskulatur gleichkommen soll (Abb. 6).

Neben den beschriebenen 8 Patienten mit Primärtumoren kamen 38 Patienten mit Metastasen und pathologischen Frakturen zur Behandlung. Dabei fand sich in 19 Fällen als Primärtumor ein Mamma-Carcinom, in 4 ein Malignom des Collum, in 3 der Prostata, in 2 der Bronchien. Bei weiteren 2 Patienten war der Ausgangspunkt ein malignes Melanom, bei 2 ein Colon-Carcinom, bei je einem ein Hypernephrom, Nieren-Carcinom, Schilddrüsen-Carcinom, ein Sarkom auf Grundlage eines Morbus Paget und schließlich 2 Fälle, bei denen der Primärtumor unbekannt blieb (Tabelle 3).

Die Ausdehnung des chirurgischen Vorgehens wird bei pathologischen Frakturen aufgrund von Metastasen meistens eingeschränkt, insbesondere bei Vorliegen mehrerer Metastasen. In diesem Sinne wurden 16 Patienten mit einer Krückstockprothese und erweiterter Acetabulumprothese, 16 mit einer erweiterten Totalprothese, einer lediglich mit einer Ender-Simon-Weidner-Nagelung (91 Jahre alt) und 5 durch unterschiedliche Verfahren behandelt (Tabelle 4). Es muß nicht immer eine pathologische Fraktur vorliegen, auch die bekannte

---

[1] Wir danken Herrn Dr. Mathys sen. und jr. für die Anfertigung der Polyacetalharzbeckenhälften.

Tabelle 3. Primärtumoren bei 38 Patienten mit Metastasen und pathologischen Frakturen

Mamma-Carcinom	19
Collum-Carcinom	4
Prostata-Carcinom	3
Bronchus-Carcinom	2
Malignes Melanom	2
Colon-Carcinom	2
Hypernephrom	1
Nieren-Carcinom	1
Schilddrüsen-Carcinom	1
Morbus Paget	1
Unbekannter Primärtumor	2

Tabelle 4. Operatives Vorgehen bei 38 Patienten mit Metastasen

Krückstockprothese	16
Erweiterte Totalendoprothese	16
Simon-Weidner-Nagelung	1
Sonstige	5

Knochenmetastase mit Schmerzen oder drohender Fraktur stellt eine Indikation zum aktiven Vorgehen dar. Am Becken finden dabei unterschiedliche Fixationsverfahren, meistens in Kombination mit einer Verbundosteosynthese, Anwendung (Abb. 1). Im Bereich des Acetabulums, insbesondere bei Zerstörung des Beckenbodens, muß der Sitz der Pfanne durch zusätzliche Schalen, Abstützplatten, als Verbundosteosynthese etc. gesichert werden (Abb. 2, 3, 4 und 5). Am Schenkelhals verwenden wir ein eigenes Modell der Krückstockprothese mit Kunststoffblock, das die Reinsertion von Psoas und Abductoren ermöglicht und damit eine hohe Luxationssicherheit aufweist. Gerade in der Therapie von Metastasen scheint beim erweiterten prothetischen Ersatz eine hohe Luxationssicherheit notwendig, da die Patienten mit metastasierenden Carcinomen postoperativ so schnell wie möglich mit voller Belastung mobilisiert werden sollen. Für diese Patienten ist es von besonderer Bedeutung, die noch verbleibende, begrenzte Lebensspanne mobilisiert und weitgehend schmerzfrei zu verbringen, soweit es der sonstige körperliche Zustand noch erlaubt.

Behandlungsergebnisse

Gutartige Tumoren

Von den 6 Fällen mit gutartigen Tumoren im Acetabulum- und Beckenbereich konnte durch Ausräumung und Auffüllung mit autologer Spongiosa in 5 Fällen eine Restitutio erreicht werden. Eine Patientin zeigte Monate nach dem Eingriff ein starkes Knacken im

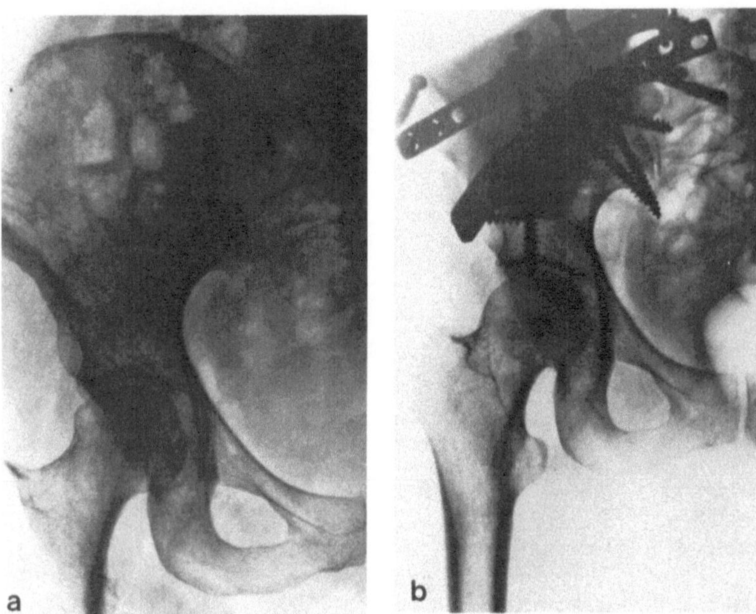

Abb. 1a, b. 59jährige Frau mit ausgedehnter Metastasierung eines Mamma-Carcinoms der rechten Beckenschaufel 12 Jahre nach Ablatio. **a** Ausgangszustand, pathologische Fraktur der Beckenschaufel; **b** Verbundosteosynthese mit Belastungsstabilität

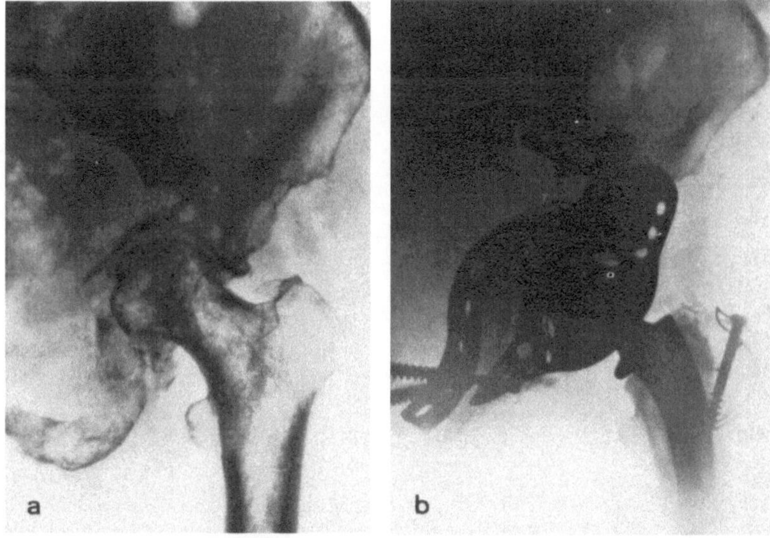

Abb. 2a, b. Metastase eines Mamma-Carcinoms mit zentraler Hüftgelenksluxationsfraktur. **a** Befund bei der Aufnahme; **b** Versorgungsbild mit Verbundosteosynthese und Abstützschale

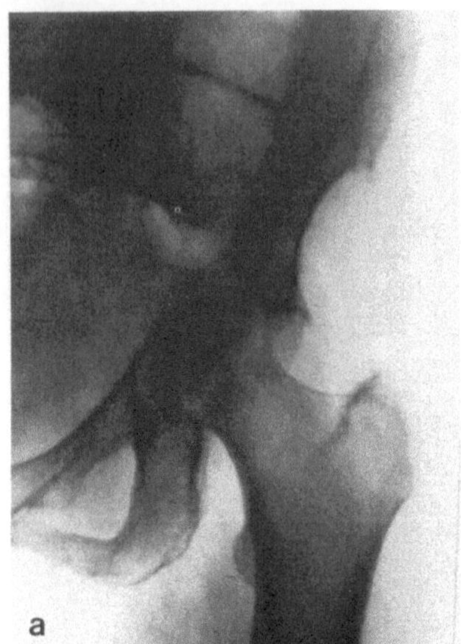

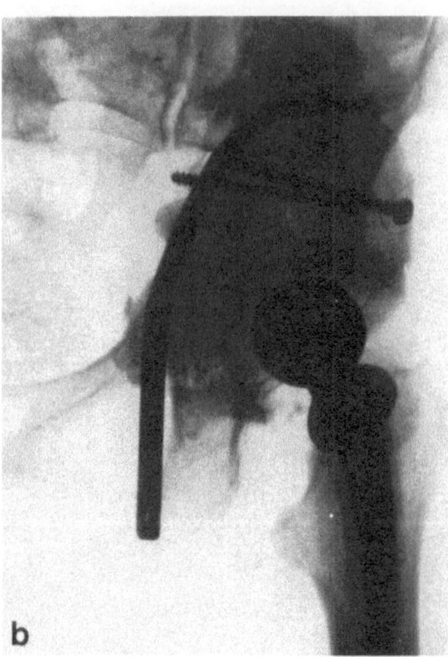

Abb. 3a, b. 63jährige Frau mit zentraler Hüftgelenksluxationsfraktur aufgrund eines metastasierenden Mamma-Carcinoms. **a** Aufnahmebefund; **b** Kontinuitätsresektion, Verbundosteosynthese, Totalprothese

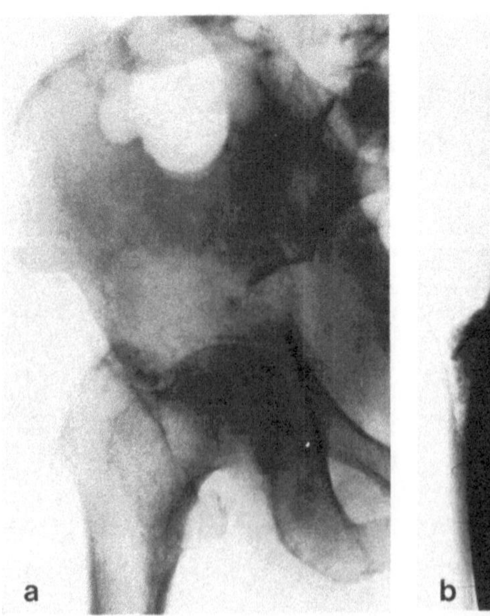

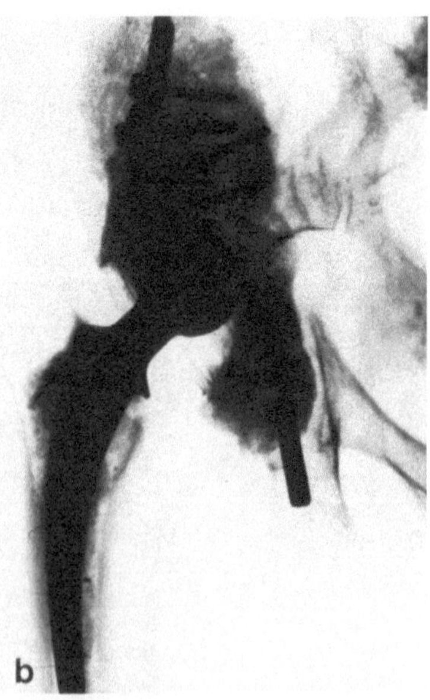

Abb. 4 a–e. 71jährige Frau 4 Monate nach Nephrektomie wegen Hypernephrom. Zentrale Hüftgelenksluxationsfraktur. **a** Aufnahmebefund; **b** Postoperativer Zustand mit Verbundosteosynthese und erweitertem totalprothetischen Ersatz; **c** Intraoperativer Situs der Verbundosteosynthese, als Abstützung für die Pfanne fand eine Oberschenkelplatte Verwendung; **d** Intraoperativer Situs der Totalprothese; **e** Präparat derselben Patientin mit einer Belastungsstabilität von über 400 kp. Keine weiteren Lysen im Becken nachweisbar

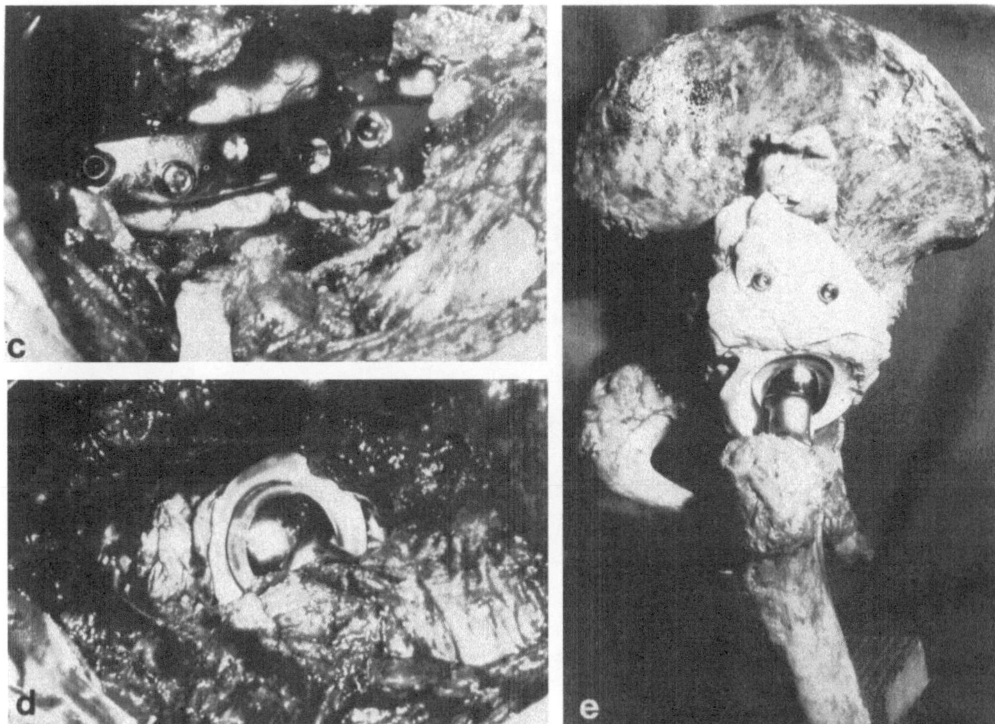

Abb. 4c–e

Hüftbereich. Die operative Revision ergab eine ossäre Crista, über die die Psoassehne sprang. Das Abtragen der Crista brachte weitgehende Beschwerdefreiheit.

Bei den lediglich 4 Fällen mit *semimalignen Tumoren* konnte die Kontinuitätsresektion und der Wiederaufbau mit autologem Knochenmaterial in 3 Fällen eine vollständige Wiederherstellung herbeiführen. Bei einer Patientin mit Chondrom kam es zum Rezidiv, schlußendlich zur Entartung in ein Chondrosarkom unter gleichzeitigem Nachweis eines Riesenzelltumors Grad II bis III. Hier wurde die innere Hemipelvektomie als Verfahren der Wahl durchgeführt.

Bösartige Tumoren und Metastasen

Unser Patientengut mit pathologischen Frakturen im Bereich des Hüftgelenkes und des Beckens umfaßt bis zum Ende des Jahres 1978 46 Fälle, davon waren 32 Frauen und 14 Männer. Die Altersverteilung lag zwischen 8 und 91 Jahren, das Durchschnittsalter bei 53 Jahren. Aufgeschlüsselt in Primärtumoren und Metastasen fand sich ein Durchschnittsalter von 57,6 Jahren bei Metastasen, während das der Patienten mit primären Malignomen durchschnittlich nur 31 Jahre betrug.

Im zweiten Kollektiv (Metastasen) fand sich ein Zeitraum zwischen Erkennung und Behandlung des Primärtumors und den Symptomen der Metastasierung von 7 Monaten bis

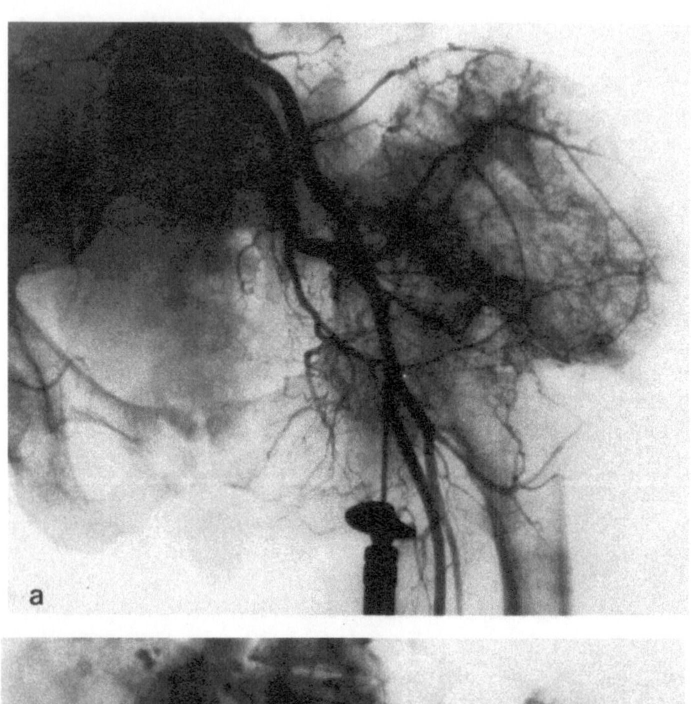

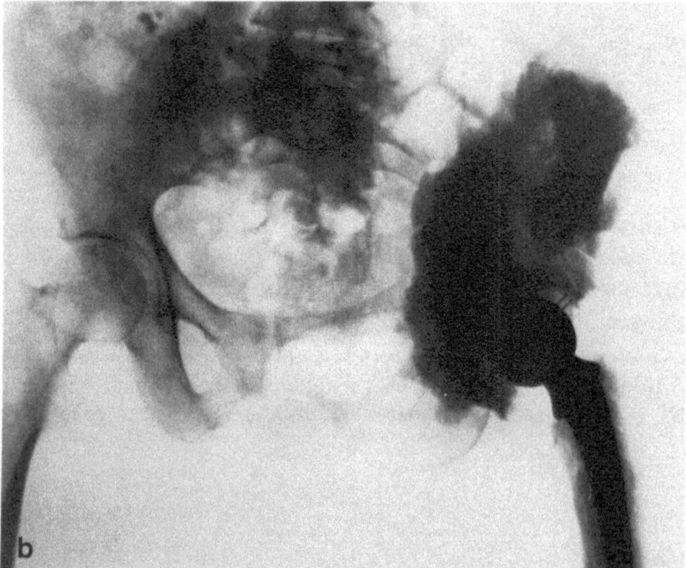

Abb. 5a, b. 57jährige Frau mit metastasierendem Schilddrüsen-Carcinom; **a** Präoperativer Befund mit Angiogramm; **b** Postoperativer Zustand mit Beckenersatz durch Zement und Stahlnetze

17 Jahren. Bei 6 Patienten gab die Metastasenerkennung oder pathologische Fraktur den ersten Hinweis auf ein malignes Geschehen.

Auch die 8 Patienten mit primär malignen Tumoren des Beckens und ihrer umgebenden Weichteile hatten oft einen langen Weg bis zur Diagnosestellung hinter sich. Häufig wurden

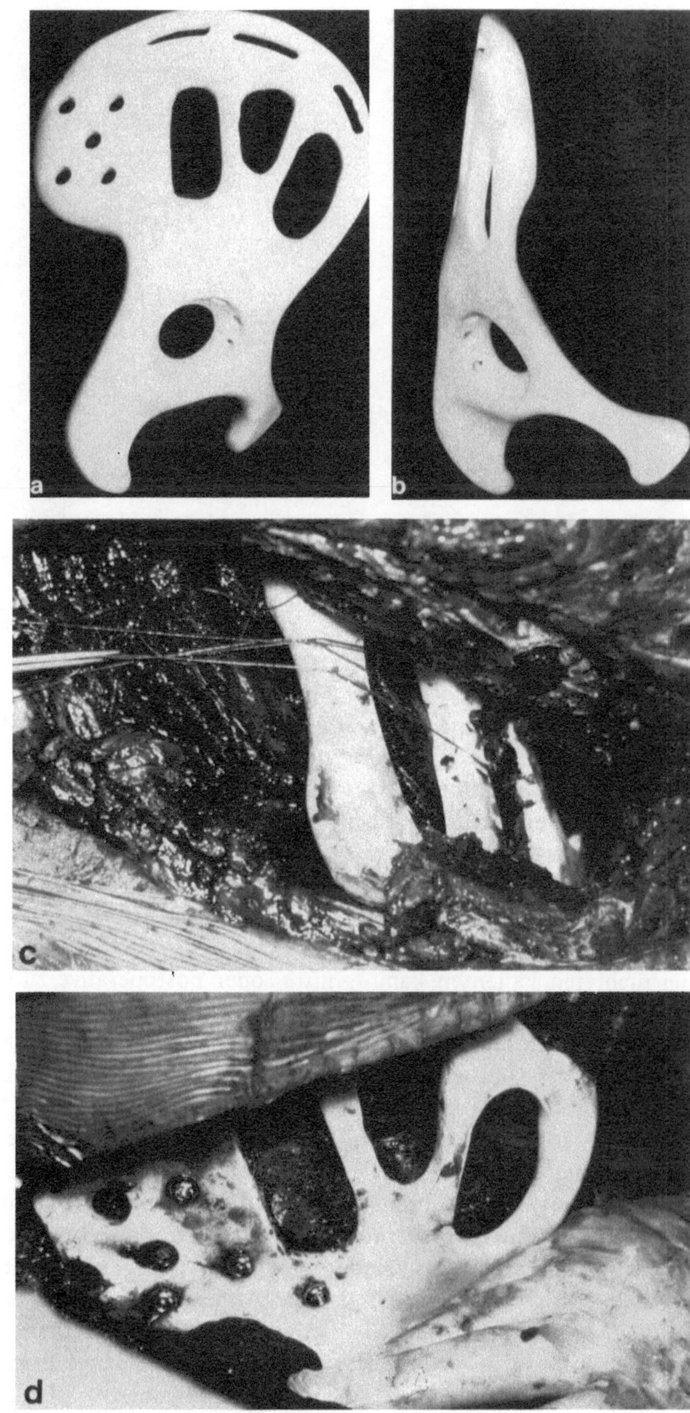

Abb. 6 a–f. Kunststoffbecken aus Polyacetalharz. **a** Modell in der Seitenansicht; **b** Modell in der Frontalansicht; **c** Reinsertion der Beckenmuskulatur; **d** Fixation im Bereich des Iliosacralgelenkes mit Einlagerung von autologen Knochentransplantaten; **e** Präoperativer Röntgenbefund; **f** Postoperativer Röntgenbefund

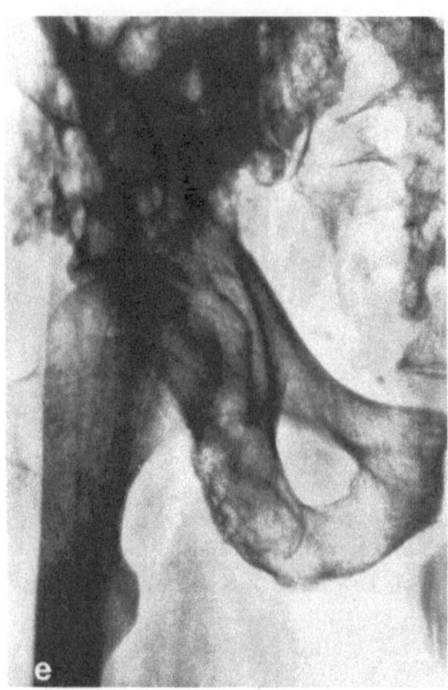

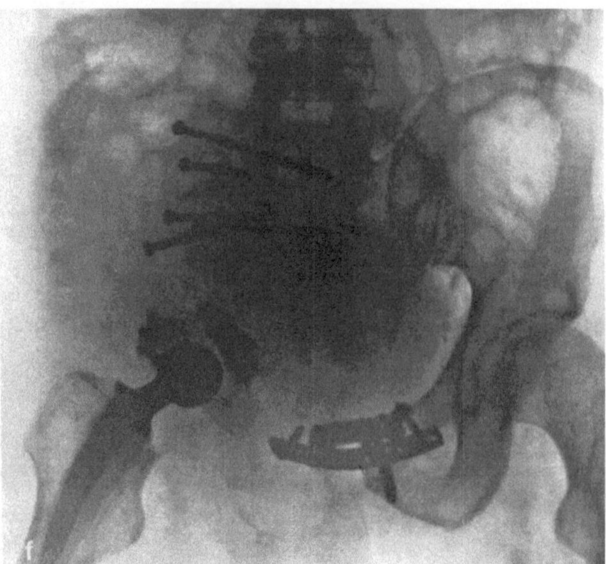

Abb. 6e, f

die Diagnosen Ischalgie, Coxitis, schleichender Infekt, usw. gestellt, bis das anhaltende Schmerzbild zu einer differenzierteren Diagnostik führte.

Mit Ausnahme der amputierten und hemipelvektomierten Patienten wurde in allen Fällen Übungsstabilität erreicht. Von allen 46 Patienten konnte nur 1 Patient nicht außerhalb des Bettes mobilisiert werden, hier bestand schon vor der pathologischen Fraktur seit zwei Jahren Bettlägerigkeit. Die Operation wurde zur Verbesserung der Pflegemöglichkeit durchgeführt. Es handelte sich dabei um den 91jährigen Patienten, bei dem eine Ender-Simon-Weidner-Nagelung erfolgte.

Bei mehreren Patienten kam es intra- oder postoperative zu Komplikationen, was bei der Größe der operativen Eingriffe und dem praktisch immer reduzierten Allgemeinzustand der Patienten nicht stark verwundern kann (Tabelle 5). In 17 Fällen traten 20mal Komplikationen auf, die häufigste war die Prothesenluxation mit 8 Fällen, wobei in lediglich 2 unsere Modifikation der Krückstockprothese Verwendung fand. Bei einem Patienten trat im weiteren Verlauf eine Femurfraktur auf, die durch Osteosynthese stabilisiert wurde, was zur Gehfähigkeit führte. Ein Fall mit Prothesenstielperforation und Fraktur wurde ebenso nach einer Osteosynthese gehfähig. 4mal mußten wir infizierte Haematome in Kauf nehmen, 3 davon blieben durch Ausräumung und Drainage ohne Folgen, sie lagen epifascial, bei einem Patienten besteht heute noch Sekretion. Hautnekrosen bei 2 Patienten führten in einem Fall durch plastische Deckung zur Abheilung, in einem zum Infekt. Eine Pfannenlockerung konnte durch einen Pfannenwechsel behoben werden, in 2 Fällen mußten Nervenläsionen in Kauf genommen werden, wobei es in einem Fall zur praktisch vollständigen Zurückbildung, beim anderen zu keiner Remission kam.

Tabelle 5. Lokale Komplikationen bei 46 Patienten

Komplikationen	n	Therapie	Ergebnis
Prothesenluxation (auch mehrfach)	8	Reposition evtl. Gips	alle gehfähig
Femurfraktur	1	Osteosynthese	gehfähig
Prothesenstielperforation	1	Osteosynthese	gehfähig
Beckenvenenthrombose	1	Thrombektomie	abgeheilt
Hämatom, infiziert	4	Ausräumung/Drainage	3 abgeheilt 1 noch sezernierend
Hautnekrosen	2	plast. Deckung	1 abgeheilt 1 Infekt
Pfannenlockerung	1	Pfannenwechsel	gehfähig
Nervenläsionen	2	–	1 in Rückbildung 1 noch vorhanden

Vom beschriebenen Krankengut lebten 1978 noch 16 Patienten, 30 waren inzwischen verstorben. Der Überlebenszeitraum der verstorbenen Patienten lag zwischen 15 Tagen und 38 Monaten, im Durchschnitt überlebten in der Metastasengruppe die Patienten die stabilisierende Operation um 9,9 Monate. Von den noch lebenden Patienten beträgt der längste Zeitraum postoperativ 7 Jahre.

Die Todesursachen bei den 30 verstorbenen Patienten sind auf Tabelle 6 aufgeführt, im Vordergrund steht dabei die Tumorkachexie, dann folgen Pneumonie, Lungenembolie und Herzinsuffizienz.

Schlußfolgerungen

Bei gutartigen Tumoren im Bereich des Beckens bringt die Ausräumung und Auffüllung mit autologer Spongiosa gute Resultate, bei semimalignen die Kontinuitätsresektion mit Wiederherstellung der belastungsstabilen Kontinuität durch autologe Transplante und Osteosynthese.

Tabelle 6. Todesursache bei 30 verstorbenen Patienten

Tumorkachexie	20
Pneumonie	3
Lungenembolie	2
Herzinsuffizienz	2
Herzstillstand nicht tumorbedingt	1
Sepsis	1
Arrosionsblutung	1

Maligne Tumoren im Beckenbereich können kurativ nur durch Hemipelvektomie, möglicherweise durch innere Hemipelvektomie behandelt werden. Eine zusätzliche Strahlen- oder chemotherapeutische Therapie muß in jedem Fall individuell überlegt und angewendet werden. Bei solitären Metastasen soll nach Möglichkeit wie bei Primärtumoren verfahren werden, falls der Allgemeinzustand des Patienten dies erlaubt. Ist dies nicht der Fall oder liegen multiple Metasierungen vor, soll zur Wiederherstellung der Gehfähigkeit die Ausräumung und Stabilisierung erfolgen, dies geschieht am proximalen Femurende durch eine modifizierte Krückstockprothese, im Bereich des Acetabulums durch zusätzliche abstützende Maßnahmen oder Verbundosteosynthesen. Die mit diesen Verfahren zu erzielenden Ergebnisse sind zwar von relativ zahlreichen Komplikationen begleitet, führen jedoch in der überwiegenden Mehrzahl der Fälle zu einem beschwerdearmen und gehfähigen Zustand.

Ziel der osteosynthetischen Behandlung war es, den Patienten so schnell wie möglich gehfähig und schmerzfrei zu bekommen. Herkömmliche Wege der Osteosynthese führen hierbei meist nicht zum Ziel, da ein knöcherner Durchbau bei pathologischen Frakturen unter Entlastung der Extremität nicht abgewartet werden kann und eine schnelle Belastungsfähigkeit notwendig ist. Bei den Patienten kam fast immer eine erweiterte Totalendoprothese oder ein eigenes Modell der Krückstockprothese zur Anwendung, die eine wesentlich höhere Luxationssicherheit aufwies. Oft waren ausgedehnte Verbundosteosynthesen notwendig.

Bei den primär malignen Tumoren wurde 3mal die innere Hemipelvektomie mit einem Kunststoffbecken nach Maß durchgeführt.

Bei 17 der 46 Patienten traten postoperativ Komplikationen auf, am häufigsten Prothesenluxationen und Hämatome. Nur 1 Weichteildefekt und 2 Nervenläsionen bestehen noch als Komplikation, alle anderen konnten beseitigt, d.h. die Patienten moblisiert werden.

Ende 1978 waren von den 46 Patienten 30 verstorben, mit einer mittleren Überlebensdauer von fast 10 Monaten postoperativ. Von den 16 noch lebenden Patienten beträgt die längste Überlebensdauer 7 Jahre. Nur in einem Fall mußte ein lokales Rezidiv festgestellt werden.

Literatur

1. Burri, C., Nadjafi, A.S.: Totoalprothesen bei Metastasen im Hüftgelenk. Helv. Chir. Acta *40*, 225 (1973)
2. Burri, C., Betzler M. (Hrsg.): Knochentumoren. Bern-Stuttgart-Wien: Hans Huber 1977
3. Ganz, R., Rüter, A.: Alloplastischer Ersatz des Hüftgelenkes bei Knochentumoren und tumorartigen Veränderungen. In: Der totale Hüftersatz, S. 63, Cotta, H., Schulitz, K.P. (Hrsg.). Stuttgart: Thieme Verlag 1973
4. Karpf, P.M., Mang, W.: Das Reticulumzellsarkom des Beckens. Fortschr. Med. *96*, 1559 (1978)
5. Schöllner, D., Ruck, W.: Die Beckenendoprothese – eine Alternative zur Hemipelvektomie bei Tumorpatienten. Z. Orthop. *112*, 968 (1974)

Beckenfrakturen beim Kind

R. Blatter

Die Beckenfraktur gehört beim Kind zu den seltenen Verletzungen. In unserem eigenen Krankengut haben wir in 4 1/2 Jahren unter 59 Beckenfrakturen nur 2 Kinder angetroffen. Der Grund dafür ist sicher mindestens teilweise in der großen Elastizität des kindlichen Beckens zu suchen. Die breiten, im Beckenring eingebauten, knorpeligen Zonen im Bereich der Ileosacralgelenke und der Symphyse können Stöße besser auffangen als das starre Becken des Erwachsenen. Ein Vergleich mit dem kindlichen Brustkorb drängt sich auf. Auch Rippenfrakturen sind bekanntlich bei Kindern selten.

Wollen wir die kindlichen Beckenfrakturen in verschiedene Gruppen einteilen, so können wir, gleich wie beim Erwachsenen,

Randbrüche und Ringbrüche

unterscheiden.

Randbrüche

Frakturen der Beckenschaufel und isolierte Brüche eines Schambeinastes sind bezüglich Therapie und Prognose problemlos, sofern keine inneren Begleitverletzungen vorliegen.

Die Behandlung ist stets konservativ und besteht in kurzfristiger Bettruhe bis zum Abklingen der heftigsten Schmerzen. Der Beginn der Mobilisation des Patienten hängt allein von seinem subjektiven Befinden ab. Als Untergruppe der Randbrüche lassen sich beim Kind und Jugendlichen die Ausrißbrüche von Apophysen aussondern. Auf Grund der besonderen anatomischen Gegebenheiten werden diese Bruchformen nur beim Jugendlichen gefunden. Der Abriß wird durch übermäßigen Muskelzug verursacht. Typische Lokalisationen für diese Bruchformen sind (Abb. 1):

Spina iliaca anterior superior
Spina iliaca anterior inferior
Tuber ossis ischii

Der Ausrißbruch am Becken ist eine klassische Sportverletzung des Jugendlichen. Zum Beispiel ein brüskes Stoppen beim Fußballspiel, welches beim älteren Spieler einen Riß des Muskulus rectus femoris verursachen kann, wird beim Jugendlichen gelegentlich zum Ausriß der Spina iliaca anterior inferior führen.

Die Therapie dieser Bruchformen ist schon deutlich problematischer. Die Heilung sollte im allgemeinen auf konservativen Wege erreicht werden. Der Patient wird im Bett dermaßen gelagert, daß der am ausgerissenen Fragment ansetzende Muskel möglichst entspannt ist. Daraus ergibt sich, daß beispielsweise ein Ausriß der Spina anterior inferior während der ersten 3 Wochen mit gebeugter Hüfte liegen muß. Pseudarthrosen sind im Anschluß an Abrißbrüche möglich. Die operative Stabilisierung einer solchen Pseudarthrose ist sicher nur bei Patienten mit Beschwerden angezeigt.

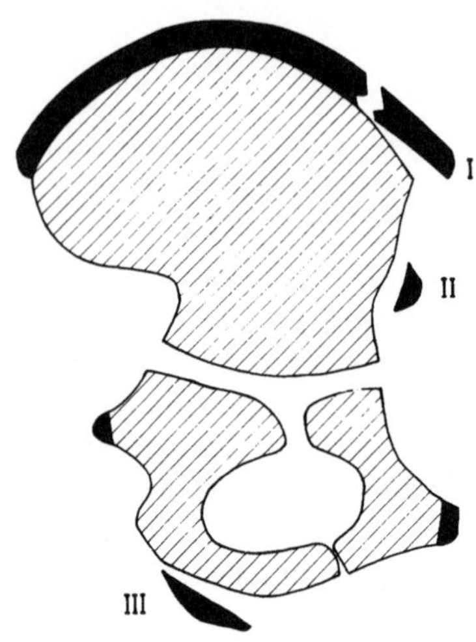

Abb. 1. *Apophysen am Becken:* Typische Lokalisation von Ausrißbrüchen: I spina iliaca anterior superior, II spina iliaca anterior inferior, III tuber ossis ischii

Um dieser Komplikation etwas auszuweichen, möchte ich vorschlagen, Fragmente, die mehr als 2 cm dislociert sind, primär operativ zu fixieren, falls sie sich durch geeignete Lagerung nicht spontan reponieren.

Ringbrüche

Wie beim Erwachsenen finden wir hintere und vordere Ringbrüche sowie die Kombination von beiden, die Malgaignefraktur. Der Unterbruch in die Kontinuität des Beckenringes hat natürlich zur Folge, daß die Statik des Beckens beeinträchtigt ist. Die Behandlung, welche auch hier in den allermeisten Fällen konservativ sein wird, dauert entsprechend länger.

Die Patienten müssen das Bett hüten, bis der Beckenring wieder einigermaßen seine Festigkeit erlangt hat, was immer mehrere Wochen in Anspruch nimmt. Bei Mädchen mit Beckenringfrakturen soll man daran denken, daß ungenügend reponierte Fragmente später ein Geburtshindernis darstellen können. Eine offene Reposition mit anschließender Minimal-Osteosynthese kann daher gelegentlich indiziert sein.

Bei knöcherner Läsion im Bereich der vorderen Anteile des Beckenringes, wie auch bei *Symphysensprengungen* sind auch beim Kind Verletzungen der ableitenden Harnwege keine Seltenheit. Bei Minktionsunfähigkeit bewährt sich, zur Sicherung einer derartigen Verletzung, die retrograde Urethro-cystografie (Abb. 2). Sie gibt auf jeden Fall verläßlichere Resultate und ist gefahrloser als ein diagnostischer Katherismus.

Falls der Urologe, den wir in diesen Fällen zuziehen, eine chirurgische Revision der Harnwege vorsieht, sind wir der Ansicht, daß eine anschließende Cerclagefixierung der Fraktur oder Symphysensprengung sinnvoll sei.

Bei der konservativen Therapie aller übrigen Fälle leistet gelegentlich der Kreuzzug mit einer Beckenschlinge gute Dienste (Abb. 3).

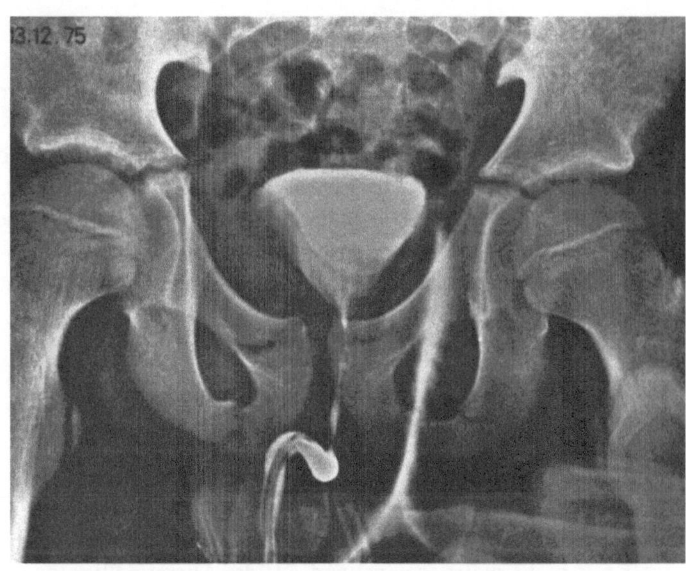

Abb. 2. *Cysto-Urethrografie:* M.F., 11jähriger Knabe, von Auto überfahren. Fraktur aller vier Schambeinäste. Das Urethrocystogramm zeigt intakte ableitende Harnwege

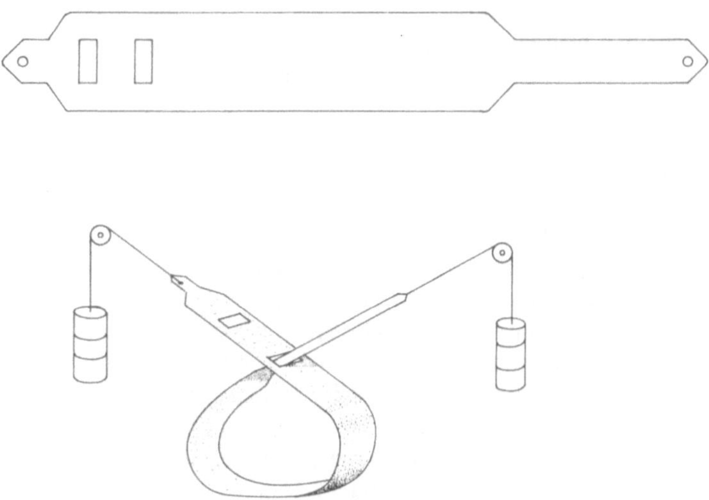

Abb. 3. *Beckenschlinge:* Die Gurte ist aus einem ungefähr 15 cm breiten, gut gepolsterten, Leinenstreifen gefertigt; sie wird über dem Abdomen gekreuzt. Das Extensionsgewicht beträgt, je nach Alter des Kindes und Verschiebung der Fragmente, 2 bis 10 kg

Acetabulumfrakturen

Bei der Acetabulumfraktur haben wir uns mit den typischen Problemen der kindlichen Gelenksfraktur zu beschäftigen.

Im Zentrum der Hüftpfanne befindet sich als Wachstumsknorpel die Y-Fuge. Sie grenzt die 3 im Pfannengrund zusammentreffenden Knochen Ileum, Ischium und Pubis voneinander ab. Eine knöcherne Verletzung der Hüftpfanne wird daher nahezu immer von einer Verletzung dieser Wachstumsfuge begleitet sein.

Jede Läsion der Y-Fuge führt unweigerlich zu Wachstumsstörungen, falls die perfekte Reposition nicht gelingt.

Der vorzeitige Schluß auch nur eines Schenkels der Y-Fuge verhindert, daß die Pfanne sich weiter koordiniert mit dem Hüftkopf vergrößert. Der Kopf wächst daher langsam aus der zu kleinen Pfanne heraus. Am Schluß haben wir eine Dysplasiepfanne mit ungenügender Überdachung des Kopfes.

Ein weiteres Charakteristikum bei Spätzustand nach Acetabulumfraktur ist eine starke Verdickung des Pfannengrundes.

Dieses Phänomen ist wohl dem Umstand zuzuschreiben, daß der zunehmende lateralisierte Kopf nicht mehr formgebend auf die Ausmodellierung der Pfanne wirken kann. Sein Ausweichen nach außen hat zur Folge, daß der leer werdende Pfannengrund durch Knochen aufgefüllt werden muß. Im Wissen darum, daß eine Dysplasiepfanne mit Sicherheit eine Arthrose nach sich zieht, sollten wir meines Erachtens versuchen, auf operativem Wege, durch anatomische Reposition der Fragmente, das Schicksal dieser seltenen Verletzung zu verbessern.

Wie diese Osteosynthese auszusehen hat, ist sicher noch offen. Abraten möchte ich von einer Überbrückung der Fuge mit einer hinteren oder vorderen Platte, da diese ja nach wenigen Monaten wieder entfernt werden müßte, was wiederum einen großen Eingriff erfordert.

Optimal wäre vermutlich eine sparsame Osteosynthese, welche das weitere Wachstum der Pfanne nicht behindert.

Ich würde versuchen mit Kirschnerdrähten und resorbierbaren transossären Nähten eine lagerungsstabile Fixation zu erzielen.

Kinder mit durchgemachter Acetabulumfraktur müssen unbedingt während mehrerer Jahre regelmäßig nachkontrolliert werden.

Bildet sich nähmlich die beschriebene Pfannenendysplasie aus, so ist es unsere Aufgabe, den richtigen Zeitpunkt für einen Korrektureingriff nicht zu verpassen.

Zur besseren Überdachung des Hüftkopfes kann bei diesen Kindern eine Beckenosteotomie nach Chiari vorgenommen werden.

Die Salter-Osteotomie fällt natürlich wegen der fehlenden Elastizität des Acetabulums im Bereich der Y-Fuge außer Betracht.

Bei jüngeren Kindern kann allenfalls noch eine Pemberton-artige Acetabuloplastik versucht werden.

Zusammenfassung

Die Einteilung der kindlichen Beckenfrakturen kann gleich vorgenommen werden wie beim Erwachsenen.

Bei den Randbrüchen werden als Besonderheit die Ausrißbrüche der Apophysen besprochen.

Bei der Acetabulumfraktur wird auf die besondere Problematik der Verletzung der Y-Fuge hingewiesen.

Literatur

Blatter, R.: Die Prognose von Verletzungen an den Epiphysenfugen. Ärztliche Praxis *XXV*, 287 (1973)

Blount, W.P.: Knochenbrüche bei Kindern. Stuttgart: Thieme 1957

Chigot, P.L., Esteve, P.: Traumatologie infantile. Paris: Expansion Scientifique 1958

Devas, M.B.: Stress fractures in children. J. Bone Jt. Surg. *45 B*, 528–41 (1963)

Dreiack, D.: Über Apophysenlösungen und Ossifikationsstörungen der Sitzbeinapophyse. Arch. orthop. Unfallchir. *68*, 370–77 (1970)

Ehalt, W.: Verletzungen bei Kindern und Jugendlichen. Stuttgart: Enke 1961

Howard, F.M. et al.: Fractures of the apophyses in adolescent athletes. J. Amer. med. Ass. *192*, 842–844 (1965)

Rettig, H.: Frakturen im Kindesalter. München: Bergman 1957

Weber, B.G.: Verletzungen des Hüftgelenkes. Chirurgie der Gegenwart, Band IV, 1975

Weber, B.G.: Die Frakturenbehandlung bei Kindern und Jugendlichen. Berlin-Heidelberg-New York: Springer 1978

Wiedmer, U., Freuler, F., Bianchini, D.: Gipsfibel 2. Geläufige Fixationen und Extensionen bei Verletzungen im Kindesalter. Berlin-Heidelberg-New York: Springer 1976

2. Begleitverletzungen

Gefäß- und Nervenverletzungen bei Frakturen und Luxationen im Beckenbereich

E. Trojan

Gefäßverletzungen

Gefäßverletzungen bei Frakturen und Luxationen im Beckenbereich können zu lebensbedrohlichen Blutungen führen. Der Blutverlust ins kleine Becken kann 3.000 bis 5.000 ml Blut betragen. Diese Patienten befinden sich daher in einem schweren hämorhagischen Schock, der mittels Volumsersatz rasch bekämpft werden muß. Denck [2] hat 96 Fälle von frischen Gefäßverletzungen bei Beckenfrakturen zusammengestellt: 56 Fälle mit arteriellen und 21 mit venösen Blutungen, 18 mit arteriellen Thrombosen und einen mit venösen Thrombosen. Von diesen 96 Fällen konnten nur 38 (40%) geheilt werden, 53 (55%) sind gestorben und 5 (5%) mußten amputiert werden. Von den 53 Todesfällen sind 39 (72%) an der Beckenverletzung gestorben, 14 (28%) an Nebenverletzungen. Aus den Statistiken der Literatur geht allerdings nicht immer einwandfrei hervor, wie viele infolge der Gefäßverletzungen gestorben sind. Es finden sich allerdings in allen Arbeiten Fälle, die infolge des hämorrhagischen Schocks ad exitum kamen.

Die Verletzten mit einer Zerreißung der A. iliaca communis oder A. iliaca externa haben geringe Chancen ihre Verletzung zu überleben. Linke [8] hat über 6 derartige Fälle berichtet: 2 starben bereits vor der geplanten Operation, 3 starben nach der Operation an den Folgen des hämorrhagischen Schockes und nur einer mit einer venösen Blutung hat überlebt.

Glücklicherweise gelingt es in vielen Fällen mit einer adäquaten Schocktherapie den Kreislauf zu stabilisieren und auch stabil zu halten. Wenn dies nicht der Fall ist, muß eine chirurgische Intervention erfolgen. Zur Beherrschung dieser schweren Blutungen wurde mehrfach die Ligatur einer oder beider Aa. iliacae int. vorgeschlagen: Seavers et al. [18], Hauser et al. [4], Ravitsch [14] wenden ein, daß die Ligatur einer dieser Arterien nicht ausreiche, da bekanntlich arterielle Anastomosen zwischen den beiden Aa. iliacae int. bestehen. Van Urk et al. [20] hält auch die Ligatur beider Aa. iliacae int. nicht für ausreichend, da nachweislich arterielle Anastomosen auch mit anderen benachbarten Gefäßgebieten bestehen. Die Methode hat sich tatsächlich auch nicht durchsetzen können, auch nach unserer Erfahrung ist sie in diesen Fällen nicht befriedigend und ausreichend.

Der Versuch einer operativen Blutstillung ohne vorhergehende angiographische Lokalisation kann zu intraoperativen Katastrophen führen. Durch das große retroperitoneale Hämatom erfolgt eine gewisse Tamponade der Blutung. Wenn dieses Hämatom eröffnet ist, setzt die Blutung neuerlich stark ein und es gelingt kaum in dem stark von Blut durchtränkten Beckengewebe die Blutungsquellen zu finden. Bayliss [1] berichtet, daß bei 25 derartigen Operationen nur ein einzigesmal durch eine direkte Ligatur die Blutung zum Stillstand gebracht werden konnte.

Eine Verbesserung der Situation trat durch die künstliche Gefäßembolisation mit der röntgenologischen Kathetertechnik ein, Wenz et al. [22]. Bei arteriellen Blutungen nach

Beckenfrakturen wurde die selektive Katheter-Angiographie der Äste der A. iliaca int. erstmals von Margolies et al. [10] beschrieben. Es gelang den Autoren in 2 Fällen nach angiographischer Feststellung der Blutungsquellen mittels Injektion von autologem Blutgerinsel durch den Gefäßkatheter eine wirkungsvolle Blutstillung zu erreichen. Weitere erfolgreiche Behandlungsergebnisse mit dieser Methode wurden von Ring et al. [15], Van Urk [20], Mc Avoy [9] mitgeteilt. Dabei konnten arterielle Blutungen der Äste der A. iliaca int. (A. obturatoria, A. pudenda int., ilio-lumbalis, glutea superior) angiographisch verifiziert und die Gefäße embolisiert werden. Als Embolisierungsmaterial wurde vielfach ein resorbierbarer Gelatineschwamm (Gelfoam) verwendet. Die Autoren heben hervor, daß man mit der Katheter-Embolisation nicht zu lange warten soll, da sonst das Leben des Patienten infolge der Organveränderungen des protrahierten Schockes sehr gefährdet ist.

Thrombosen großer Gefäße mit Ischämie der unteren Extremität sind wesentlich seltener als lebensbedrohliche Blutungen. Im Falle einer akuten Ischämie muß die Revision und Rekonstruktion des verletzten Gefäßes durchgeführt werden. Pellerray [11] hat einen Fall beschrieben, bei dem es bei einer Beckenfraktur durch ein Schambeinbruchstück zu einer Kompression der Inguinalgefäße mit akuter Ischämie gekommen ist. Nach operativer Reposition und Befreiung der Gefäße stellte sich die normale Zirkulation wieder her.

Nervenverletzungen

Beckenfrakturen und Luxationen

Nervenläsionen bei Beckenfrakturen sind relativ selten. Poigenfürst [12] zitierte eine Statistik von Peltier (1965), der unter 186 Fällen nur eine Nervenläsion beobachtete (0,5%). Scherzer und Kuderna [16] fanden in einer Sammelstatistik von 1.924 Fällen nur 42 diagnostizierte begleitende Nervenläsionen (2,2%). Aufgrund ihrer Gutachtertätigkeit kommen die beiden letzten Autoren zu dem Schluß, daß die Zahl der Nervenläsionen bei diesen Verletzungen sicherlich höher liegt. Vermutlich werden die begleitenden Nervenverletzungen primär oft nicht diagnostiziert, da bei diesen Schwerverletzten andere akute Symptome im Vordergrund stehen.

Die Nervenläsionen können durch Zug infolge Verschiebung der Knochenteile oder durch Druck eines Bruchstückes oder Hämatoms entstehen. Insbesondere gefährdet ist der Tractus lumbo-sacralis (L IV/L V) in der Gegend des Sacro-Iliacalgelenkes. Außerdem können bei Kreuzbeinbrüchen die Nervenwurzeln im Bereiche der Foramina sacralia und des Plexus sacralis verletzt werden, auch Läsionen der Cauda äquina sind beschrieben. Schließlich sind noch begleitende Läsionen der peripheren Nerven möglich.

Besonders häufig sind Nervenverletzungen des Plexus lumbo-sacralis bei der Malgaigneschen Luxationsfraktur. Huittinen [5, 6] fand unter 68 Patienten 31 Fälle (46%), Räf [13] unter 101 Fällen 18. Die Schwere der Nervenverletzungen schwankte von geringfügigen Störungen bis zum vollkommenen Verlust der motorischen und sensiblen Funktionen, sowie Störungen der Blasenentleerung und der Sexualfunktion. Die neurologischen Symptome entsprachen in allen Fällen den Segmenten L IV bis S V mit Überwiegen der Nervenwurzeln von L V und S I. Huittinen [5, 6] berichtet ferner, daß seltsamerweise keine Relation zwischen der Schwere der Knochen- und Gelenkverletzung und der Nervenverletzung festgestellt werden konnte. Er fand schwere Knochen-Gelenkverletzungen ohne nennenswerte Nervenausfälle und andererseits schwere Nervenstörungen nach geringfügigen Skeletverletzungen.

Harris et al. [3] haben Ausriße der lumbalen Nervenwurzeln nach Beckenfrakturen beschrieben und myelographisch nachgewiesen. Derartige Wurzelausriße dürften auch bei den 8 von 31 nachuntersuchten Patienten von Huittinen [5, 6] vorliegen, die 5 Jahre nach dem Unfall keine Zeichen einer Remission der Nervenfunktion zeigten.

Bei Beckenbrüchen, insbesondere mit Verletzung der Sacro-Iliacalregion muß man an Verletzungen des Plexus lumbo-sacralis denken und frühzeitig eine neurologische Untersuchung durchführen lassen. Eine operative Revision wird im Frühstadium kaum jemals durchgeführt, sie wäre allerdings zur exakten Diagnosenstellung der Lokalisierung und Art der Verletzung nicht unwesentlich.

Hüftverrenkungsbrüche

Verletzungen des N. ischiadicus sind bei hinteren Hüftverrenkungsbrüchen keine Seltenheit, nach reinen hinteren Hüftverrenkungen werden sie nur ausnahmsweise beobachtet. So fand sich im eigenen Krankengut eine Peronäusparese bei einem Verletzten, dessen hintere Hüftverrenkung auswärts übersehen worden war und der erst am 5. Tag nach dem Unfall zur Behandlung kam. Nach der Reposition hat sich die Lähmung allmählich vollständig zurückgebildet.

Kienzler [7] gibt in einer Literaturübersicht die Häufigkeit der Ischiadicuslähmung von 0,5 bis 33% an. Diese Divergenz dürfte daher rühren, daß bei manchen Autoren im Krankengut mehrere reine Hüftverrenkungen vorhanden sind, bei anderen mehr schwere hintere Hüftverrenkungsbrüche. Scherzer und Kuderna [17] fanden bei 511 Hüftverrenkungsbrüchen und Pfannenfrakturen 41 primäre Nervenverletzungen (8%). Am häufigsten waren Ischiadicusverletzungen bei den 219 hinteren Hüftverrenkungsbrüchen: 25 Fälle (11,5%). Diese Zahl von etwa 12% entspricht auch der Häufigkeit im eigenen Krankengut.

Die Schwere der Lähmung ist unterschiedlich. Mitunter sind die Nervenausfälle sehr flüchtig und bilden sich nach der Reposition sehr rasch wieder vollkommen zurück, Trojan [19]. In der Regel bleibt die Lähmung längere Zeit bestehen. Sie kann entweder als Ischiadicus- oder als Peronäuslähmung in Erscheinung treten, wobei in den meisten Arbeiten die Zahl der Peronäuslähmungen überwiegt. Scherzer und Kuderna fanden bei ihren 41 Lähmungen 16 Ischiadicus- und 25 Peronäusläsionen. Die Tatsache, daß mitunter nur der N. Peronäus gelähmt ist, versucht man damit zu erklären, daß er gegenüber einer Ischämie durch Traktion besonders empfindlich ist und daß der am Fibulaköpfchen fixierte N. peronäus bei einer Drehung nicht wie der N. tibialis teilweise nachgeben kann.

In der überwiegenden Zahl der Fälle kommt die Nervenschädigung dadurch zustande, daß bei einem schweren hinteren Hüftverrenkungsbruch ein oder mehrere dorsocraniale Keile stark nach hinten verschoben werden und einen Druck auf den Nerven ausüben. Dies konnte Vecsei [21] auch in unserem Material feststellen. Die Nervenverletzungen sind auch häufiger bei den Fällen mit starker Fragmentverschiebung.

Das Ziel der Behandlung der Ischiadicuslähmung muß darin liegen den Nerv möglichst rasch von seinem schädigenden Druck zu befreien. Der Verrenkungsbruch muß so bald als möglich von einem hinteren Zugang freigelegt und nach anatomischer Reposition stabilisiert werden. Damit sind die besten Voraussetzungen geschaffen, um eine Normalisierung der Nervenfunktion zu erreichen. Für uns stellt die primäre Nervenlähmung bei diesen Fällen eine absolute Operationsindikation dar.

Mit der Frühoperation wird die beste Gewähr für die Wiederherstellung der Nervenfunktion gegeben. Da die Prognose der Lähmung allerdings auch von der primären Schädigung des Nerven abhängt, ist es nicht verwunderlich, daß in verschiedenen Statistiken auch nach frühoperierten Fällen Dauerlähmungen zurückbleiben. Die Ergebnisse der frühoperierten Fälle sind jedenfalls wesentlich besser als die der verspätet operierten Fälle. Trotzdem sieht man überraschenderweise auch nach verspäteten Operationen erhebliche Besserungen der Nervenfunktion.

Literatur

1. Bayliss, S.M., Lansing, E.M., Glass, W.W.: Traumatic retroperitoneal hematoma. Am. J. Surg. *103*, 477 (1964)
2. Denck, H., Ender, H.G., Jonas, M.: Gefäßverletzungen bei Beckenbrüchen und ihre Behandlung. Hefte Unfallheilk. *124*, 170 (1975)
3. Harris, W.R., Rathbun, J.B., Wortzman, G., Humphrey, J.G.: Avulsion of lumbar roots complicating fracture of the pelvis. J. Bone Jt. Surg. *55A*, 1436 (1973)
4. Hauser, C.W., Perry, J.F. jr.: Control of massive hemorrhage from pelvic fractures by hypogastric artery ligation. Surg. Gynec. Obstet. *12*, 313 (1965)
5. Huittinen, V.M.: Lumbosacral nerve injury in fracture of the pelvis. Acta chir. scand. Suppl. *429* (1972)
6. Huittinen, V.M., Slätis, P.: Nerve injury in double vertical pelvis fractures. Acta chir. scand. *138*, 571 (1972)
7. Kienzler, G.: Komplikationen und Spätfolgen reponierter traumatische Luxationen und Luxationsfrakturen der Hüfte und deren Behandlungsergebnisse. Arch. orthop. Unfallchir. *64*, 151 (1968)
8. Linke, E.: Die Verletzung großer Gefäße als Komplikation der Beckenfrakturen. Mschr. Unfallheilk. *69*, 430 (1966)
9. Mc Avoy, J.M., Cook. J.H.: A treatment plan for rapid assessment of the patient with massive blood loss and pelvic fractures. Arch. Surg. *113*, 986 (1978)
10. Margolies, M.N., Ring, E.J., Waltman, A.C. et al.: Arteriography in the management of hemorrhage from pelvic fractures. N. Engl. J. Med. *287*, 317 (1972)
11. Pellerray, C.: Protrusion des vaisseaux femoraux dans le trou obturateur accompagnant une fracture du bassin. J. Chir. *112*, 161 (1976)
12. Poigenfürst, J.: Beckenbrüche. In: Spezielle Frakturen- und Luxationslehre. Nigst, H. (Hrsg.). S. 141–228. Stuttgart: Thieme 1972
13. Räf, L.: Double vertical fracture of the pelvis. Acta chir. scand. *131*, 298 (1966)
14. Ravitsch, M.H.: Hypograstric artery ligation in acute pelvic trauma. Surgery *56*, 601 (1964)
15. Ring, E.J., Athanasoulis, Ch., Waltman, A.C., Margolies, M.N., Baum, St.: Arteriographic management of hemorrhage following pelvic fracture. Radiology *109*, 65 (1973)
16. Scherzer, E., Kuderna, H.: Nervenläsionen bei Beckenfrakturen. Hefte Unfallheilk. *124*, 218 (1975)
17. Scherzer, E., Kuderna, H.: Nervenverletzungen bei Hüftverrenkungsbrüchen. Hefte Unfallheilk. *124*, 107 (1975)

18. Seavers, R., Lynch, J., Ballard, R. et al.: Hypogastric artery ligation for uncontrollable hemorrhage in acute pelvic trauma. Surgery *55*, 516 (1963)
19. Trojan, E.: Ischiadicus- und Peronäuslähmungen nach traumatischen Hüftverrenkungen und Hüftverrenkungsbrüchen. Schweiz. Med. Wschr. *83*, 734 (1953)
20. Van Urk, H., Perlberger, R.R., Muller, H.: Selective arterial embolization for control of traumatic pelvic hemorrhage. Surgery *83*, 133 (1978)
21. Vecsei, V.: Zur operativen Versorgung der Hüftverrenkungsbrüche. Arch. orthop. Unfallchir. *82*, 107 (1975)
22. Wenz, W., Mathias, K., Bedhuhn, D.: Gefäßverschluß mit der röntgenologischen Kathetertechnik. Radiologe *17*, 483 (1977)

Diagnostische und therapeutische Probleme der abdominellen Begleitverletzungen bei Beckenfrakturen

J. Müller-Färber und J. Rehn

Ein großer Teil der Patienten mit Beckenfrakturen und Begleitverletzungen ist den Polytraumatisierten zuzurechnen, bei denen gleichzeitig Verletzungen verschiedener Körperregionen und Körperhöhlen sowie deren Organe vorliegen. Hierbei kann eine Verletzung allein oder die summarische Auswirkung mehrerer zu einer akuten Bedrohung des Verletzten führen [9].

Die erfolgreiche Abwehr der lebensbedrohlichen Situation setzt in erster Linie eine rechtzeitige Koordination diagnostischer und therapeutischer Maßnahmen voraus, wobei die lebensrettende allgemeine und auch operative Erstversorgung des Patienten im Vordergrund steht. Alle weiteren diagnostischen und therapeutischen Maßnahmen müssen unter dem Kriterium der Dringlichkeit durchgeführt werden.

Abgesehen von den Verletzungen der ableitenden Harnwege und der größeren Gefäße, sind es vor allem die abdominellen Begleitverletzungen, die bei Beckenfrakturen ein operatives Vorgehen unter vitaler Indikation erfordern.

Dabei handelt es sich nur in den seltenen Fällen um eine direkte Folge der Beckenfraktur in Form von Anspießung oder Zerreißung durch Fragmente der Beckenknochen.

Die Mehrzahl der abdominellen Begleitverletzungen ergibt sich vielmehr aus der Kombination von Beckenbruch und stumpfem Bauchtrauma als Ausdruck der erheblichen Gewalteinwirkung.

Die Symptomatologie des stumpfen Bauchtraumas wird vor allem von der intraperitonealen Blutung, durch Ruptur eines parenchymatösen Organs oder eines Gefäßes und von der Peritonitis, bei Läsionen des Magen-Darmtraktes, bestimmt.

Im Gegensatz zum *isolierten* stumpfen Bauchtrauma, das im Mittelpunkt der diagnostischen und therapeutischen Bemühungen steht, handelt es sich bei den *Beckenfrakturen mit abdominellen Begleitverletzungen* vielfach um Polytraumatisierte, bei denen das abdominelle Geschehen von der Symptomatik der Beckenfraktur selbst oder den Verletzungen anderer Körperregionen zunächst überdeckt und die dringend notwendige Intervention verzögert werden kann.

Eigenes Krankengut

Unser Krankengut umfaßt insgesamt 703 Patienten mit Beckenfrakturen, die in der Zeit von 1962 bis Juni 1978 in unserer Klinik stationär behandelt wurden.

In 65% der Fälle lagen Beckenringfrakturen vor. Über die Hälfte waren Arbeitsunfälle, wobei, entsprechend der besonderen industriellen Struktur unseres Einzugsgebietes die Zechenunfälle allein 41,3% sämtlicher Unfälle ausmachten (Abb. 1). Sie sind vor allem durch ihre oft schwere Gewalteinwirkung, wie Verschüttung und Einklemmung charakterisiert. Entsprechend dem Überwiegen der Arbeitsunfälle waren über 75% der Patienten im arbeits-

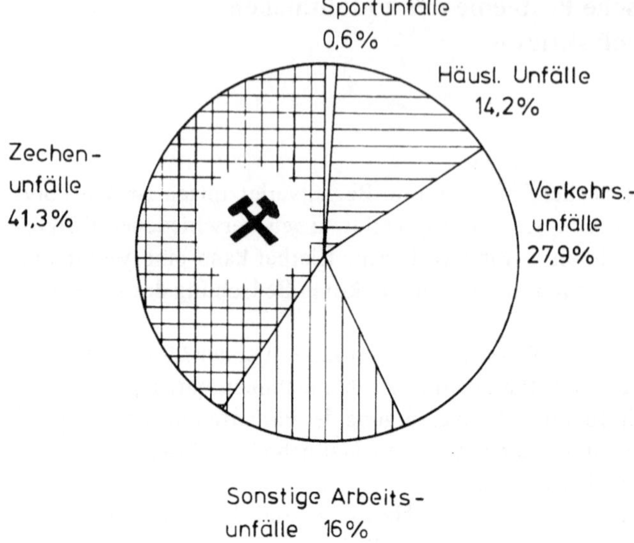

Abb. 1. Prozentuale Verteilung der Unfallarten bei 703 Beckenfrakturen (1962–1978)

fähigen Alter. In 63% aller Fälle lagen intra- oder extrapelvine Begleitverletzungen vor (Abb. 2).

Die Häufigkeit der abdominellen Begleitverletzungen wird in der Literatur mit 1,5%–3% angegeben [4, 6]. In unserem Krankengut waren es 40 Fälle (5,7%), die wir in 5 Gruppen einteilten, wobei weniger topographisch-anatomische als vielmehr therapeutische Gesichtspunkte maßgeben waren (Tabelle 1).

Die Letalität war mit 16 von 40 Patienten erwartungegemäß hoch, wobei der hypovolämische Schock an erster Stelle der Todesursachen stand.

Verletzungen von Peritonaeum, Mesenterium und Serosa

In 9 von 40 Fällen kam es zu isolierten Verletzungen des parietalen und visceralen Peritonealüberzuges. Die Zahl muß jedoch höher eingeschätzt werden, da kleine Einriße unter Umständen ohne Symptome verlaufen, bzw. die oft nur wenig beeindruckende Bauchsymptomatik im Zusammenhang mit dem traumatischen Gesamtgeschehen verschleiert werden kann.

Dagegen bieten ausgedehnte Mesenterialeinriße, die in unserem Krankengut nur in Zusammenhang mit Verletzungen anderer Bauchorgane vorkamen, meist die Symptomatik einer intraabdominellen Blutung, die unter Umständen durch Quetschung der Gefäße als Sekundärblutung auftreten kann.

Als weitere, allerdings spätere Komplikation, ist die Peritonitis zu erwähnen, die nicht durch eine Serosaverletzung allein sondern durch umschriebene, kleinste Darmläsionen

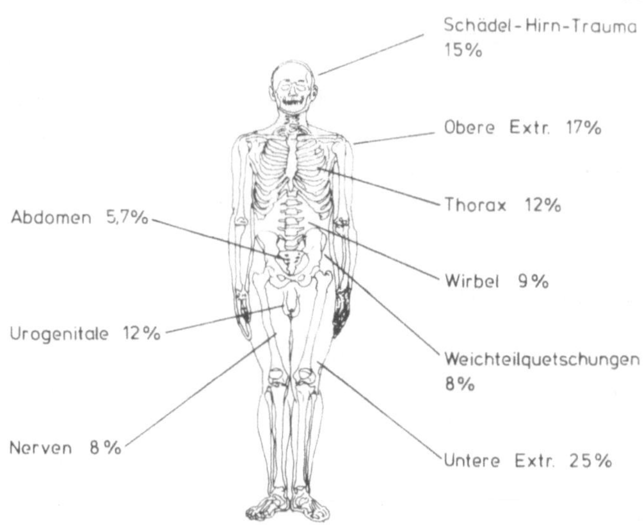

Abb. 2. Prozentuale Verteilung der intra- und extrapelvinen Begleitverletzungen bei 703 Beckenfrakturen (BH Bochum 1962–1978)

Tabelle 1. Lokalisation der abdominellen Begleitverletzungen bei 40 Beckenfrakturen

		I	II	III	IV	V	Gest.
I	Serosa, Mesenterium, Peritoneum	*9*					3
II	Darm	8	*12*				4
III	Parenchym. Organe	2	1	*8*			5
IV	Zwerchfell	1	1	2	*7*		2
V	Gefäße	3	2	–	–	*4*	2
		23	16	10	7	4	16

oder herdförmige kontusionellen Schädigungen mit nachfolgender Darmwandnekrose bedingt ist.

Darmverletzungen

Bei insgesamt 16 Patienten waren Verletzungen des Darmes zu beobachten, 12 isolierte und 4 in Kombination mit anderen abdominellen Begleitverletzungen. Dabei waren vor allem *Dünndarm* (10 Fälle) und *Rectum* (6 Fälle) betroffen.

Dünndarmverletzungen

Die Dünndarmverletzungen, die von mehr oder weniger großen Einrißen bis zur kompletten Durchtrennung reichten, waren überwiegend mit Verletzungen des Mesemteriums und der Serosa anderer Dünndarmabschnitte kombiniert. Je nach Ausmaß der Verletzung wurde der betroffene Dünndarmabschnitt übernäht oder reseziert.

Rectumverletzungen

Im Gegensatz zu den Dünndarmverletzungen besteht bei den Verletzungen des Rectums auf Grund seiner engen anatomischen Einbeziehung in den Beckenboden in gewissem Umfang eine direkte Verbindung mit der Beckenfraktur.

Einerseits kommt es durch Dislokation frakturierter Beckenknochen über Zug- und Scherkräfte zu einer plötzlichen Anspannung der umgebenden Weichteile, was zu einer meist extraperitoneal gelegenen Rectumverletzung führen kann. Andererseits verursacht vor allem das breitflächig auf die untere Körperhälfte einwirkende Trauma eine explosionsartige Änderung des intraabdominellen Druckes, was zu einem Herausreißen der perinealen Verankerung des Rectums aus dem Beckenboden führen kann.

In unserem Krankengut fanden sich 6 Rectumverletzungen, davon 4 extraperitoneal und 2 perineal. 4 Patienten waren unter Tage verschüttet, 2 von einem LKW überrollt worden. Die Behandlung richtete sich nach der Lokalisation der Verletzung.

Bei der *intraperitonealen* Rectumverletzung genügt die übliche Naht. Eine Entlastung durch einen Anus praeter naturalis ist nur bei unsichtbaren Nahtverhältnissen erforderlich.

Bei der *extraperitonealen* Verletzung ist eine direkte Naht wegen der fehlenden Serosa meist nicht möglich, so daß die Heilung durch Granulation erfolgen muß. Deshalb sollte außer einer Drainage ein doppelläufiger Sigmaanus angelegt werden.

Die Behandlung der *perinealen* Rectumverletzung besteht in einer einfachen Verankerung des herausgerissenen Organs im Beckenboden. Eine ausreichende Drainage und ein doppelläufiger Sigmaanus sind unbedingt erforderlich. In den meisten Fällen stellt sich wieder eine gute Kontinenzfunktion ein.

Verletzungen parenchymatöser Organe

Bei insgesamt 10 Patienten lagen Verletzungen parenchymatöser Organe vor, wobei die Milz 7 mal, die Leber 2 mal und Pankreas und Milz 1 mal betroffen waren.

Diese Verletzungsgruppe, deren Symptomatik vor allem durch die intraperitoneale Blutung bestimmt wird, bietet weniger therapeutische als vielmehr diagnostische Probleme. Nicht immer finden sich Prellmarken und Schürfungen der Bauchdecken als Hinweis auf eine intraabdominelle Verletzung. Daher muß bei einer Beckenfraktur, wie beim Polytrauma überhaupt, die Aufmerksamkeit zwangsläufig auf das Abdomen gelenkt werden.

Nach wie vor manifestiert sich eine intraabdominelle Blutung beim nicht bewußtlosen Patienten in erster Linie durch die klinischen Zeichen, die jedoch einer kontinuierlichen Beobachtung bedürfen. Die laborchemischen Untersuchungen, die beim polytraumatisierten

Patienten mit mehreren Blutungsquellen in vielen Fällen unzuverlässig sind, hinken dem aktuellen Befund hinterher und können daher nur als diagnostische Hilfsmittel gewertet werden.

Besteht der geringste Verdacht auf eine intraabdominelle Blutung, so sollte eine diagnostische Peritoneallavage durchgeführt werden. Sie ist risikoarm und gewährleistet ohne großen technischen Aufwand eine Treffsicherheit von über 95% [5]. Dies gilt vor allem für den durch Schock und Bewußtlosigkeit diagnostisch schwer zu analysierenden Patienten.

Zwerchfellverletzungen

Das verhältnismäßig häufige Vorkommen von insgesamt 7 Zwerchfellrupturen bei 703 Beckenfrakturen findet möglicherweise seine Erklärung in der besonderen Zusammensetzung unseres Krankengutes mit über 40% Zechenunfällen, bei denen es häufiger zu einer breitflächigen Gewalteinwirkung auf den Körper kommt.

Ihnen liegt ein ähnlicher Pathomechanismus zu Grunde wie den perinealen Rectumverletzungen, nämlich der explosionsartig ansteigende intraabdominelle Druck, der sich sowohl auf den Beckenboden als auch das das Zwerchfell auswirkt (Abb. 3).

Die Diagnose wurde in allen 7 Fällen durch die Röntgenuntersuchung gestellt (Abb. 4). In einem Fall bestand auf Grund von Darmgeräuschen in der linken Thoraxhälfte bereits klinisch der Verdacht einer Zwerchfellruptur.

Die Zwerchfellrupturen waren in allen Fällen linksseitig. In der Regel waren folgende Bauchorgane prolabiert: Magen, Netzanteile, Quercolon, Dünndarm, Teile des linken Leberlappens und Milz, die in 2 Teilen ruptiert war und von der Thoracotomie aus exstirpiert wurde.

Wir führten die operative Versorgung in allen Fällen über eine Thoracotomie im 6. oder 7. ICR links durch. Nach Rückverlagerung der prolabierten Bauchorgane erfolgte die Naht und vorübergehende Thoraxdrainage.

Verletzungen größerer Gefäße

Die Verletzungen größerer Gefäße im Zusammenhang mit Beckenfrakturen seien nur der Vollständigkeit halber erwähnt, da sie in einem gesonderten Beitrag dieses Heftes näher behandelt werden. In unserem Krankengut fanden sich lediglich in 4 Fällen Verletzungen größerer Arterien und Venen. Davon waren 2 mal die Arteria und Vena femoralis, einmal die Arteria iliaca communis und einmal die Vena cava inferior betroffen. In beiden Fällen mit Zerreißung der Femoralgefäße wurde eine Gefäßrekonstruktion mit Hilfe eines autologen Venentransplantates durchgeführt. Die beiden zuletzt genannten Fälle kamen aufgrund eines akuten hämorrhagischen Schocks ad exitum, bevor eine chirurgische Behandlung durchgeführt werden konnte.

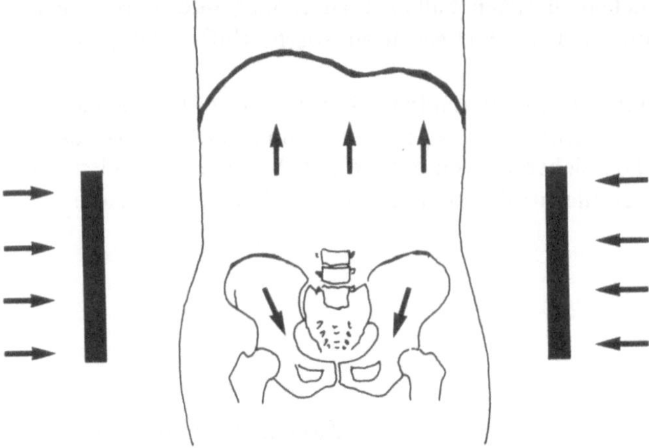

Abb. 3. Pathomechanismus der Zwerchfellruptur und perinealen Rectumverletzungen nach breitflächig auf die untere Körperhälfte einwirkendem Trauma

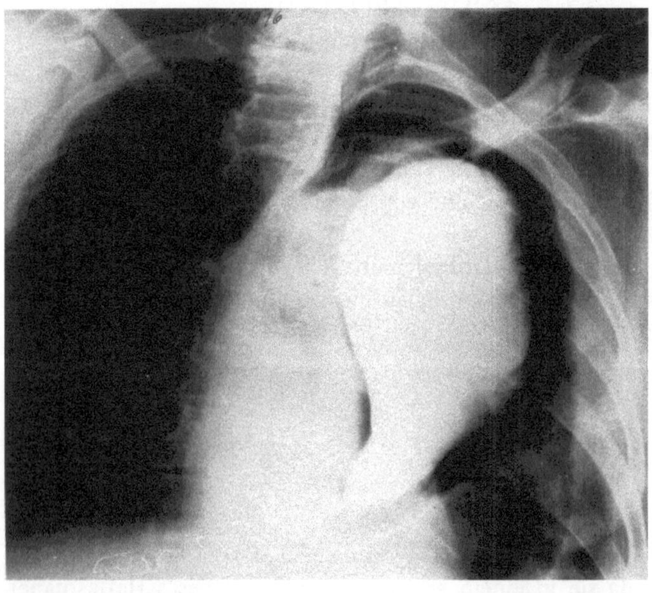

Abb. 4. Vordere Beckenringfraktur und Zwerchfellruptur bei einem 53jährigen Bergmann nach Einklemmung zwischen zwei Förderwagen: Der durch Kontrastmittel dargestellte Magen, Netzanteile und die rupturierte Milz sind in die linke Thoraxhälfte prolabiert. Nach Milzexstirpation und Reposition der übrigen Bauchorgane zweischichtiger Verschluß der Zwerchfellruptur

Retroperitoneales Hämatom

Im Zusammenhang mit den abdominellen Begleitverletzungen muß das retroperitoneale Hämatom erwähnt werden, das einerseits eine wesentliche Ursache des hämorrhagischen Schocks bei Beckenfrakturen ist und andererseits eine Bauchsymptomatik vortäuschen kann.

Die Bauchsymptomatik ist im wesentlichen auf eine Irritation des vegetativen Nervengeflechtes zurückzuführen, die einen paralytischen Ileus verursachen kann. Außerdem können kleine peritoneale Einriße über dem massiven Hämatom zu Sickerblutungen in die freie Bauchhöhle führen, die eine positive Peritoneallavage ergeben.

In unserem Krankengut wurde bei 6 Patienten mit hypovolämischem Schock unter dem Verdacht einer intraabdominellen Blutung eine Laparotomie durchgeführt. In 3 Fällen war eine positive Peritoneallavage vorausgegangen.

Die therapeutischen Probleme der massiven retroperitonealen Blutung sind nach wie vor ungelöst.

In der Regel liegt eine diffuse Blutung vor, die im Bereich der Markhöhle frakturierter Beckenknochen und der vielfach zerrissenen mittleren und kleineren Becken- und Lumbalgefäße lokalisiert ist und deren eigentliche Blutungsquelle weder intraoperativ noch post mortem sicher gefunden werden kann [2].

Die früher vielfach routinemäßig durchgeführte prophylaktische Ligatur der Arteria iliaca interna hat sich klinisch und experimentell als unwirksam erwiesen, da sie auf Grund der zahlreichen Anastomosen kaum die Blutung in ihrem Ausbreitungsgebiet mindert [3, 8].

Unserer Auffassung nach bietet sich dennoch eine therapeutische Möglichkeit an, wobei folgende Gesichtspunkte zu beachten sind:

1. Voraussetzung neben allgemeinen Maßnahmen ist eine ausreichende und rasche Volumensubstitution in Form von Bluttransfusionen, wobei auf mögliche Gerinnungsstörungen z.b. die Verbrauchscoagulopathie zu achten ist.
2. Zur Identifikation einer größeren Gefäßverletzung sollte möglichst frühzeitig eine Angiographie durchgeführt werden [1].
3. Nach angiographischer Lokalisation einer größeren Gefäßverletzung sollte die rasche gezielte operative Versorgung durch Unterbindung oder Rekonstruktion erfolgen.

Das direkte operative Angehen einer diffusen retroperitonealen Blutung ohne Verletzung größerer Gefäße oder die blinde, prophylaktische Unterbindung der Arteria iliaca interna ist meist erfolglos und rechtfertigt daher nicht eine Laparotomie und Eröffnung des Retroperitonaeums.

4. Eine nicht zu unterschätzende therapeutische Möglichkeit zur Minderung der diffusen retroperitonealen Blutung liegt in der Reposition und vor allem Stabilisierung der Beckenfraktur, wodurch es zu einer gewissen Ruhigstellung im Bereich der frakturierten Knochen und der verletzten Beckengefäße kommt, und die Voraussetzung für eine Selbsttamponade eher gewährleistet ist.

In diesem Fällen bietet sich die äußere Beckenosteosynthese mit dem Fixateur externe mit dem Vorteil des geringen operationstechnischen Aufwandes und Operationsrisikos als Methode der Wahl an [7].

Literatur

1. Denck, H, Ender, H., Jonas, M.: Gefäßverletzungen bei Beckenbrüchen und ihre Behandlung. Hefte Unfallheilk. *124*, 170 (1975)
2. Froman, C., Stein, A.: Complicated crushing injuries of the pelvis. J. Bone Jt. Surg. (Br.) *49*, 24 (1967)
3. Ger, R., Condrea, H., Streichen, F.M.: Traumatic intrapelvic retroperitoneal Haemorrhage. An experimental study. J. Surg. Res. *9*, 31 (1969)
4. Jonas, M., Wruhs, O.: Verletzungen des Brust- und Bauchraumes bei Beckenbrüchen. Hefte Unfallheilk. *124*, 177 (1975)
5. Klaue, P., Kern, E.: Diagnostik beim stumpfen Bauchtrauma. Hefte Unfallheilk. *79*, 333 (1976)
6. Moore, J.R.: Pelvic fractures: Associated intestinal and mesenteric lesions. Can. J. Surg. *9*, 253 (1966)
7. Müller, K.-H., Müller-Färber, J.: Die Osteosynthese mit dem Fixateur externe am Becken. Arch. Orthop. Unfallchir. Arch. Orthop. Traumat. Surg. *92*, 273 (1978)
8. Patterson, F.P., Morton, K.S.: The cause of death in fractures of the pelvis. J. Trauma *13*, 849 (1973)
9. Schiefers, K.H.: Dringlichkeitsfragen bei der Erstversorgung kombinierter und Mehrfachverletzungen. Langenbecks Arch. Chir. *329*, 53 (1971)

Frakturen und Luxationen im Beckenbereich: Urogenitale Verletzungen

E. Schmiedt

Bei Beckenbrüchen muß wegen der hierbei gar nicht seltenen Mitverletzungen besonders der membranösen Harnröhre und der Blase vielfach auch der Urologe tätig werden. So handelte es sich beispielsweise bei jeder zweiten von uns behandelten Unfallverletzung des Urogenitaltraktes um ein Trauma der Harnröhre, das in etwa 43% der Fälle durch eine Beckenfraktur verursacht war. In geringerem Maße galt dies auch für die Blasenrupturen, die etwa 15% aller Unfalltraumen des Urogenitaltraktes ausmachten.

1. Blasenverletzungen

a) Ätiologie. Die Verletzlichkeit der Harnblase nimmt mit zunehmender Blasenfüllung zu, so daß die das Becken und den Unterbauch treffenden Traumen bei entleerter Blase im allgemeinen nur eine Kontusion, im gefüllten Zustand jedoch eine extra- und/oder intraperitoneale Blasenruptur zur Folge haben.

Am häufigsten kommt es bei Schambeinbrüchen und Symphysensprengungen zu Blasenzerreißungen (25%–85%). Ein plötzliches stumpfes Trauma, das den Unterbauch trifft, kann einen so starken intravesicalen Druckanstieg bewirken, daß die Blase an der Hinterwand direkt unterhalb der Blasenkuppe perforiert, was infolge der dort innigen Verwachsung mit dem Bauchfell nahezu immer zu einer intraperitonealen Ruptur führt (40%–42% aller Blasenrupturen).

Die häufigeren extraperitonealen Blasenzerreißungen (58%–60%) entstehen durch Knochenfragmente des Schambeins oder durch Symphysensprengung. Der Urinaustritt in den perivescalen, mit Blut und Blutcoagula angefüllten Raum verursacht bei infiziertem Harn sofort, sonst etwas später eine rasch fortschreitende Urinphlegmone mit nahezu immer letalem Ausgang.

Klinisch ist das Bild der Blasenruptur häufig durch Mitverletzung vor allem des Beckens und Abdomens überlagert und daher maskiert.

So lagen bei unseren Fällen von Blasenzerreißungen in 84% Nebenverletzungen vor.

b) Symptomatologie. Während nach Blasenwandkontusion lediglich eine Makrohämaturie besteht, ist das Bild der Blasenzerreißung von einem häufigen, schmerzhaften Harndrang ohne Urinentleerung, d.h. der sogenannten blutigen Anurie, sowie durch das Fehlen der Blasendämpfung nach längerer Miktionspause gekennzeichnet.

Eine bretharte Abwehrspannung über dem Abdomen und Klopfschmerz im Bereich der Bauchhöhle deuten auf eine intraperitoneale Ruptur sowie ggf. auf eine Peritonitis hin.

Die Urinphlegmone gibt sich an einer teigigen, stark druckschmerzhaften Schwellung in der Leistengegend beiderseits sowie meist auch im Bereich des Dammes zu erkennen. Gleichzeitig findet sich oftmals eine reflektorische Anspannung der Bauchwandmuskulatur.

Zudem besteht hohes Fieber. Schmerzen in der Schulter weisen auf einen Übertritt des Harns in die Bauchhöhle und damit auf eine intraperitoneale Blasenruptur hin.

c) Diagnostik. Abgesehen von der Inspektion und Palpation des Unterbauchs und des Dammes muß stets eine rectale und/oder ggf. vaginale Untersuchung vorgenommen werden. Man tastet hier häufig eine Resistenz infolge von Hämatomen in perivesicalen- und Douglasschen Raum. Darüber hinaus ist bei supradiaphragmalen Harnröhrenabrissen eine Verlagerung der Prostata zur Bauchhöhle hin zu tasten.

Ist bei einer intraperitonealen Blasenruptur eine erhebliche Harnmenge in die Bauchhöhle übergetreten (Urinascites), so sind Kreatinin und Harnstoff-Stickstoff im Serum erhöht. Gleichzeitig besteht in derartigen Fällen eine Anurie, so daß bei der Katheterung die Blase leer gefunden wird.

Die erste diagnostische Maßnahme ist hier stets die Infusionsurographie, womit sich nicht nur Nieren- und Ureterverletzungen verifizieren oder ausschließen lassen, sondern auch bei Verlagerung des Blasenschattens und/oder durch Kontrasturinaustritte in das perivesicale Gewebe erste Hinweise auf eine Blasenruptur gegeben werden.

Die für die Diagnostik eines Blasenrisses so wichtige Katheterung der Harnblase darf unter aseptischen Bedingungen erst dann vorgenommen werden, wenn aufgrund des erlittenen Traumas sowie des perinealen und rectalen Befundes eine Harnröhrenverletzung unwahrscheinlich ist. Entleert sich hierbei klarer Urin, so ist eine Blasenverletzung unwahrscheinlich. Bei geringstem Verdacht sollte jedoch stets unter Durchleuchtungskontrolle eine Cystographie erfolgen, wobei mindestens 350–400 ml Kontrastmittellösung in das Blasenlumen instilliert und neben ap-Röntgenbildern auch Schrägaufnahmen der Blase angefertigt werden müssen, um kleine Blasenrisse, welche rasch verkleben oder durch Blutcoagula verstopft sind, nicht zu übersehen.

Eine Aufnahme nach Katheterung der Blase läßt hiernach unter Umständen Kontrastmittelreste neben oder hinter der Blase sowie im Douglasschen-Raum erkennen.

Intraperitoneale Rupturen geben sich durch Kontrastmittelaustritte in die Bauchhöhle mit Aussparung von Darmschlingen, extraperitoneale Risse durch die sogenannte Rißtropfenblase, d.h. durch eine seitliche Kompression der Blase infolge von Urinextravasaten und extravesicalen Hämatomen zu erkennen.

Bestimmungen der Rückflußmenge nach Blasenfüllung und das Suchen der Verletzungsstelle mit dem Cystoskop sind nicht verläßlich und daher zu unterlassen.

d) Therapie. Bereits jeder Verdachtsfall einer intra- wie extaperitonealen Blasenruptur erfordert nach der Behebung des Unfallschocks möglichst innerhalb der ersten 6 Stunden die Extraperitonealisierung der Naht der Rißstelle. Letzteres soll mit einer fortlaufenden Dexonnaht, welche durch im Abstand von 1–1,5 cm gelegte Dexon-Einzelnähte gesichert wird, einschichtig verschlossen werden. Gleichzeitig ist eine supravesicale Harnableitung mit einem stumpf aus der Blase ausgeleiteten 22–24 Charr. Kunststoffkatheter anzulegen.

Der perivesicale Raum muß mit Hilfe mehrerer Saugdrainagen zum Damm und zum Hypogastrium hin ausgiebig drainiert werden. Stets sollen Breitspektrum-Antibiotica verabreicht werden.

Im Zuge der Extraperitonealisierung der Blase müssen in jedem Falle bei der Inspektion der Bauchhöhle nach Verletzungen der Bauchorgane gefahndet und Blut- sowie Urinübertritte in die Bauchhöhle abgesaugt werden. Ggf. muß die Bauchhöhle drainiert werden.

Bei der operativen Versorgung des Blasenrisses werden bei gleichzeitigen Beckenfrakturen nur frei im perivesicalen Raum liegende Knochenfragmente entfernt. Man hüte sich davor Knochensequester aus dem Frakturbereich zu lösen, da hiernach erhebliche, unter Umständen kaum stillbare Blutungen auftreten können.

e) Prognose. Die Prognose der Blasenzerreißung ist relativ gut. Erfolgt die operative Versorgung innerhalb der ersten 6–12 Stunden, so übersteigt die Letalität im allgemeinen nicht 10%–17%. Anderenfalls entwickelt sich eine Urinphlegmone und/oder eine Peritonitis, welcher der Unfallverletzte erliegt. Bereits bei 24-stündigem Zuwarten vervierfacht sich die Letalitätsquote.

2. Harnröhrenverletzungen

Die Harnröhrenverletzungen des Mannes sind, wie eingang bereits ausgeführt, die häufigsten Traumen des Urogenitaltraktes überhaupt.

Nachdem bei Beckenfrakturen im allgemeinen nur der membranöse Abschnitt der Harnröhre des Mannes in Mitleidenschaft gezogen wird, möchte ich mich im folgenden hierauf beschränken.

Verletzungen der Pars membranacea urethrae

a) Ätiologie. Die Verletzungen des membranösen Segments der männlichen Harnröhre, welches in das Diaphragma urogenitale eingebettet ist, sieht man bei Schambeinfrakturen und Symphysensprengungen mit Einrissen ins Diaphragma. Diese Einrisse setzen sich bis in die membranöse Harnröhre fort. Ferner beobachtet man diese Harnröhrenverletzungen bei Beckenfrakturen, wenn die Prostata vom Beckenboden "abgeschert" wird. Damit gelangen Blut und Harn in den periprostatischen und perivesicalen Raum. Ist auch das Ligamentum triangulare eingerissen, so breiten sich die Blut- und Urinextravasate bis zum Dann hin aus. Damit ist die Gefahr einer Urinphlegmone mit all ihren fatalen Folgen gegeben, sofern nicht unverzüglich eine adäquate Behandlung erfolgt.

b) Symptomatologie. Das erste Zeichen einer derartigen Verletzung ist gewöhnlich eine von der Miktion unabhängige Blutung aus der Harnröhre bei gleichzeitigem Unvermögen, spontan Wasser lassen zu können. Nach längerer Miktionspause ist vielfach eine bis zum Nabel reichende überfüllte Blase zu tasten. Jedoch können bei gleichzeitiger Blasenzerreißung und Beckenfraktur (in 10%–15% der Fälle) Resistenzen und Anschwellungen auch von Blut- und Urinansammlungen herrühren.

c) Diagnostik. Vor irgendwelchen instrumentell- oder röntgendiagnostischen Maßnahmen hat die rectale Untersuchung zu klären, ob ein supradiaphragmaler Harnröhrenabriß vorliegt oder nicht. Ist dies der Fall, so tastet man, wie schon erwähnt, die Prostata oder aber wenigstens noch deren Spitze inmitten eines "teigigen" Hämatoms nach der Bauchhöhle hin verlagert.

Ist der Harnröhrenriß zweifelhaft, so gibt eine vorsichtige, unter aseptischen Kautelen und Durchleuchtungskontrolle vorgenommene Urethrographie genauere Hinweise. Erst wenn gröbere Harnröhrenverletzungen ausgeschlossen sind, darf der Kranke spontan urinieren oder – wiederum unter aseptischen Bedingungen – kathetert werden. Anderenfalls kommt es zu einer Urininfiltration der paraurethralen und perivesicalen Hämatome.

d) Therapie – Leichte Harnröhrenverletzungen. Die leichte Harnröhrenverletzung, die zur Behandlung lediglich eines gefensterten, transurethralen 18 Charr. Katheters, der für 1–2 Wochen liegengelassen wird, oder besser einer suprapubischen Cystofix[R]-Punktionsfistel bedarf, soll hier in therapeutischer Hinsicht außer Betracht bleiben.

Schwere Harnröhrenverletzungen. Beim totalen supradiaphragmalen Abriß der Urethra oder der Prostataspitze vom Beckenboden konkurrieren verschiedene Wiederherstellungsverfahren.

1. Das von Johanson und auch von uns (1963) vorgeschlagene Verfahren empfiehlt als erste therapeutische Maßnahme bei allen schweren Harnröhrenverletzungen die bereits erwähnte suprapubische Punktionsfistel, welche den Unfallverletzten nicht belastet und in jedem Krankenhaus ausgeführt werden kann. Ein Kompressionverband auf den Damm entleert einen Teil des Hämatoms durch die Urethra und verkürzt damit den Heilverlauf.

Es können dann in Ruhe die weiteren Maßnahmen geplant und 3–6 Monate später die plastische Wiederherstellung der Harnröhre nach Johanson, Michalowski, Gil Vernet-Zoedler oder Solowow-Badenoch vorgenommen werden.

Mit diesen zwei- bzw. derzeitigen Vorgehen lassen sich nach den Angaben von Morehouse und Mitarbeitern, und dies entspricht unseren eigenen Erfahrungen, die günstigsten Ergebnisse hinsichtlich der Verhinderung einer postoperativen Strikturbildung, Inkontinenz und Impotenz bei Erhaltung der normalen Ejaculation erzielen.

2. Die primäre Naht der rupturierten membranösen Harnröhre wird wegen der vielfach hiernach auftretenden Strikturierung, Inkontinenz und Impotenz nur von verhältnismäßig wenigen Operateuren benutzt.

3. Ein weiteres Verfahren zur Behandlung membranöser Harnröhrenabrisse – vor allem nach Abscherung und Verlagerung der Prostata – ist die von de Weerd empfohlende "Adaptationsmethode", wobei im allgemeinen auf eine Naht der Harnröhrenstümpfe verzichtet wird. Auf Einzelheiten der Technik kann ich aus Zeitgründen nicht eingehen und verweise auf die Diapositive.

Schließlich noch ein Wort zu den bereits erwähnten *sekundären Wiederherstellungsoperationen der membranösen Harnröhre.* Hat sich sekundär eine narbige Striktur im Bereich der membranösen Harnröhre entwickelt, was in etwa 2/3 derartiger Fälle vorkommt, sofern alle Methoden der primären und operativen Behandlung von Harnröhrenrupturen in Betracht gezogen werden, so soll die Rekonstruktion frühestens 3–6 Monate nach der Erstversorgung erfolgen, d.h. sobald völlig reizlose Gewebs- und Narbenverhältnisse vorliegen.

Zur Wiederherstellung der strikturierten membranösen Harnröhre eignen sich praktisch *zwei Verfahren:*

1. Einmal sind dies die verschiedenen Einzuglappenplastiken, wobei Scrotalhaut und in wenigen Fällen auch Blasenwandlappen benutzt werden, oder

2. die sogenannte Durchzugstechnik, wobei nach Mobilisation des Corpus spongiosum der Bulbus urethrae durch das Diaphragma urogenitale eingezogen und im Bereich der Prostataspitze mit der prostatischen Harnröhre anastomosiert wird.

Zu 1: Die verschiedenen Methoden des Scrotallappeneinzugs sind auf der nächsten Abbildung dargestellt.

Im folgenden möchte ich mich auf die von uns benutzten Verfahren beschränken. Zunächst werden nach einem anal- oder scrotalwärts konvexen Bogenschnitt im Dammbereich der vernarbte Strikturbereich der Harnröhre dargestellt, das Narbengewebe excidiert, die Harnröhrenstümpfe identifiziert und angefrischt. Nach vorsichtiger Aufdehnung der prostatischen Harnröhre bis auf Fingerdurchgängigkeit wird ein perineal oder scrotal gestielter Scrotalhautlappen in die prostatische Harnröhre eingezogen und im Colliculus-Bereich – ggf. (bei Fehlen des Samenhügels) auch nach Entfernung der Schleimhaut der Prostataloge mit einem scharfen Löffel – am Blasenauslaß sowie an den Rändern der längs eröffneten Harnröhre mit Chromcatgut- oder Dexonnähten fixiert.

Es entsteht hierbei ein Scrotalhauttrichter im Sinne einer perinealen Hypospadie. Frühestens 6–8 Wochen später wird die Harnröhrenkontinuität nach dem Prinzip des versenkten Hautstreifens (Denis-Browne) wiederhergestellt.

Je nach Lage des Falls benutzen wir hierzu das Verfahren von Johanson, Michalowski oder Gil Vernet-Zoedler, wobei wir wegen der Blutversorgung der Scrotalhaut die Basis des Scrotalhautlappens möglichst lateral und nicht in die Mittellinie legen. Während der Heilungsphase geschieht die Harnableitung über eine suprapubische Punktionsfistel.

Zu 2: Das erstmals 1935 von Solowow und später von Badenoch 1950 angegebene "Durchzugsverfahren" hat den Vorteil, daß die Striktur der membranösen Harnröhre in einer Sitzung behoben werden kann.

Das technische Vorgehen gestaltet sich derart, daß das mobilisierte Corpus spongiosum nach Excision des Narbengewebes mit einigen Nähten an der Prostataspitze fixiert wird (Zielinski) ein Verfahren, das in ähnlicher Weise auch von Turner-Warwick praktiziert wird.

Nach einer 12tägigen Heilungsdauer, während der der Harn suprapubisch abgeleitet wird, kann der Kranke im allgemeinen wieder spontan urinieren.

Diese Methode empfiehlt sich vor allem auch dann, wenn gleichzeitig eine Inkontinenz vorliegt, da sich hiermit der Harnröhrenwiderstand meist soweit erhöhen läßt, daß der Kranke wieder kontinent wird.

Eigene Ergebnisse primärer und sekundärer Wiederherstellungsoperationen der vorderen und hinteren Harnröhre

Abschließend noch ein Wort zu den Ergebnissen von primären und sekundären Wiederherstellungsoperationen der vorderen und hinteren männlichen Harnröhre.

In den Jahren 1960 bis 1972 wurden an der Urologischen Klinik und Poliklinik der Universität München 66 *frische* Harnröhrenverletzungen operativ behandelt.

Bemerkenswert erscheint uns, daß von diesen 66 Harnröhrenverletzungen nur 20, d.h. nicht einmal ein Drittel, von uns primär versorgt wurden. 45 Kranke kamen bereits mehr oder weniger erfolgreich auswärts anbehandelt zur stationären Aufnahme. Sekundäre Wiederherstellungsoperationen der Harnröhre wegen Strikturbildungen haben wir in den Jahren 1960 bis 1970 bei 136 Kranken vorgenommen, von denen ein Drittel einen traumatischen Ursprung aufwies.

In 86% war bei 108 nachuntersuchten Unfallverletzten dieses Kollektivs das postoperative Ergebnis zufriedenstellend, wobei als Maßstab, abgesehen von der subjektiven Beschwerdefreiheit, das Resultat der Uroflowmetrie, das Miktionscystourethrogramm und der bakteriologische Harnbefund zugrundegelegt wurden.

Möge aus unseren Ausführungen deutlich geworden sein, daß besonders die Wiederherstellungsoperationen der Harnröhre keineswegs einfach sind und viel Erfahrung erfordern, wenn sie von Erfolg begleitet sein sollen. Die Behandlung derartiger Läsionen sollte deshalb im Interesse der Unfallverletzten den hierfür kompetenten Zentren vorbehalten bleiben.

Beckenkompressionen

H. Tscherne und O. Trentz

An der Unfallchirurgischen Klinik der Medizinischen Hochschule Hannover wurden von 1972 bis 1978 21 schwere Beckenkompressionstraumen versorgt, darunter 9 Patienten, die von schweren Fahrzeugen überrollt worden waren; die übrigen hatten erhebliche Crush-Verletzungen durch Quetschmechanismen erlitten. Der Blutbedarf dieser Schwerverletzten bewegte sich zwischen 20 und 105 Einheiten Konserven- und Frischblut (Tabelle 1). 13 Verletzte sind überwiegend infolge des Beckentraumas durch Verbluten, Sepsis oder Schockfolgen verstorben; 7 von ihnen waren mit bereits manifesten Komplikationen zu uns verlegt worden (Tabelle 2).

Als komplizierende lokale Begleitverletzungen der immer vorhandenen Beckenfrakturen mit schweren Weichteilquetschungen imponierten 10 offene Beckenfrakturen, 12 Urogenitalverletzungen, 7 Darmrupturen und 4 Läsionen der Vasa iliaca externa (Tabelle 3).

Die erforderlichen operativen Interventionen sind in Tabelle 4 aufgelistet: 18 Laparatomien, 1 extraperitoneale Versorgung, 6 mal wurde ein Anus praeter angelegt, dabei einmal zusätzlich eine Rectumamputation erforderlich. In nur 8 Fällen wurde eine Beckenosteosynthese durchgeführt. Die Unterbindung der A. iliaca interna erfolgte 6 mal, die Vasa iliaca externa wurden 3 mal rekonstruiert.

Tabelle 1. Unfallchirurgische Klinik MHH 1972–1978

21	Beckenkompressionstraumen
9	Überrolltraumen
12	Crush-Verletzungen
Blutbedarf:	20–105 Einheiten

Tabelle 2. 21 Beckenkompressionstraumen

Gesamtletalität:	14
Beckentrauma: (Verbluten, Sepsis, Schock)	13
Sekundärverlegungen:	7

Tabelle 3. Verletzungsmuster

Offene Beckenfrakturen	10
Urigenitalverletzungen	12
Darmverletzungen	7
Läsion der Iliaca ext.	4

Tabelle 4. Operative Maßnahmen

Laparatomie	18
Extraperiton. Versorg.	1
Anus praeter	6
Rectumamputation	1
Osteosynthese	8
Ligatur A. iliaca int.	6
Rekonstruktion Iliaca ext.	3

Standardvorgehen

Aufgrund unserer Erfahrungen und den Mitteilungen in der neueren Literatur [1, 2] empfehlen wir das folgende Standardvorgehen (Tabelle 5): Vorrangig ist die intensive Schockbekämpfung, die während aller notwendig werdenden diagnostischen Manöver weitergeführt werden muß. Für ganz wesentlich halten wir die *Angiographie*, bei der einige Details besonders zu beachten sind: Wegen der Weichteilläsionen im Beckenbereich empfiehlt sich das Eingehen über die A. axillaris; der arterielle Katheter sollte auch während der chirurgischen Versorgung u.a. zum besseren Monitoring liegengelassen werden (Abb. 1).

Von Abdominocentesen raten wir in diesen Fällen ab, die *frühe explorative Laparatomie* halten wir für obligatorisch. Bei unseren 18 Laparatomien (Tabelle 4) fanden wir 17 mal operationspflichtige Verletzungen, einmal wurde nur ein Anus praeter wegen ausgedehnter Verletzungen im Dammbereich angelegt. Ähnliche Erfahrungen machten Hawkins et al. [2] in Denver in 86% ihrer explorativen Laparatomien bei Beckencrushtraumen.

Vorgehen bei massiver Blutung (Tabelle 6)

Das eben skizzierte Standardvorgehen muß abgebrochen werden, wenn keine stabile Hämodynamik durch konservative Schockbehandlung erzielt werden kann [4]. Bei massiver Blutung aus offenen Beckenfrakturen oder aus verletzten großen Beckengefäßen mit einem Blutbedarf von mehr als 4 l/Std. empfielt sich die sofortige Laparatomie mit *Klemmen der Aorta* unter dem Abgang der Nierenarterien (Abb. 2). Es kann dann am offenen Bauch unter Bildwandlerkontrolle angiographiert und eine gezielte Gefäßversorgung versucht werden [10].

Die *Problematik der Blutstillung* bei Beckenverletzungen ist nach wie vor heißumstritten [8] (Tabelle 7): An die Selbsttamponade großer Retroperitonealhämatome mit größeren

Tabelle 5. Standardvorgehen

1. Schockbekämpfung
2. Klinische Untersuchung
3. Röntgen – Becken
4. Urologische Diagnostik
5. Angiographie
6. Abdominelle Diagnostik

Laparatomie – definitive Versorg.

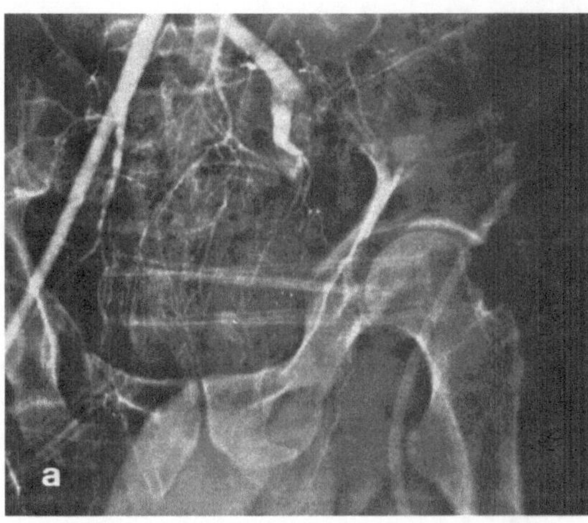

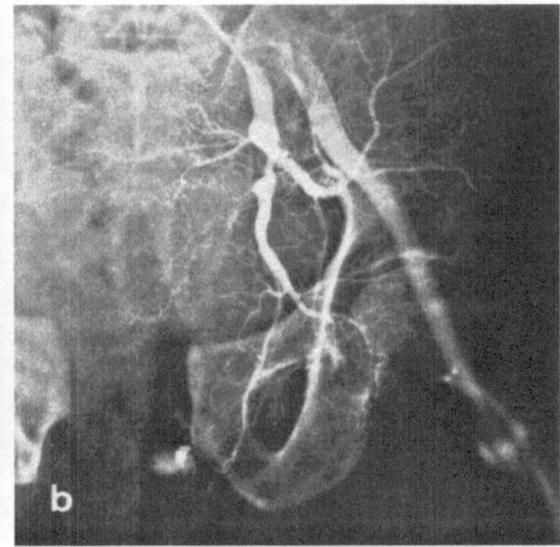

Abb. 1. a Transaxilläre Angiographie zeigt Stops der A. iliaca interna und der A. iliaca externa links; **b** Selektive Angiographie der linken A. iliaca interna zeigt Extravasate im Bereich der A. obturatoria und der A. pudenda interna

Tabelle 6. Vorgehen bei massiver Blutung: (Blutbedarf mehr als 4 l/Std.)

1. Sofortige Laparatomie
2. Klemmen der Aorta
3. Angiographie
4. Definitive Versorgung

Gefäßläsionen und die Wirksamkeit der blinden Ligatur der A. iliaca interna, wie sie Miller [6] 1963 angegeben hat, glauben wir nicht mehr. Das Konzept, *nach Angiographie eine selektive Gefäßversorgung* durchzuführen – evtl. mit temporärem Klemmen der Aorta – scheint erfolgversprechender: Fleming und Bowen [1] haben 1973 eine überzeugende Vergleichsserie aus dem Vietnam-Krieg vorgestellt, und Riska et al. [10] aus Helsinki berichteten kürzlich über eine Serie von 42 Patienten, die in dieser Weise versorgt worden waren.

In Einzelfällen kann auch die angiographische Occlusion durch Embolisation mit Fogarty-Kathetern oder geclottetem Eigenblut [3, 5, 9] versucht werden, wie sie die Gruppe um Ring [9] in Boston seit 1973 propagiert hat. Wir selbst haben mit diesem Verfahren keine Erfahrung. Auf die Bedeutung der Versorgung großer Beckenvenen bei der operativen Blutstillung haben besonders Motsay et al. [7] hingewiesen.

Weichteilversorgung

Die Problematik der Weichteilversorgung soll an einigen Beispielen diskutiert werden:

F.M. (Abb. 3): 8jähriger Junge von Panzertransporter überrollt: Offene Beckenfrakturen, Rectumperforation mit transanalem Dünndarmprolaps, Sigmadecollement, Ruptur der

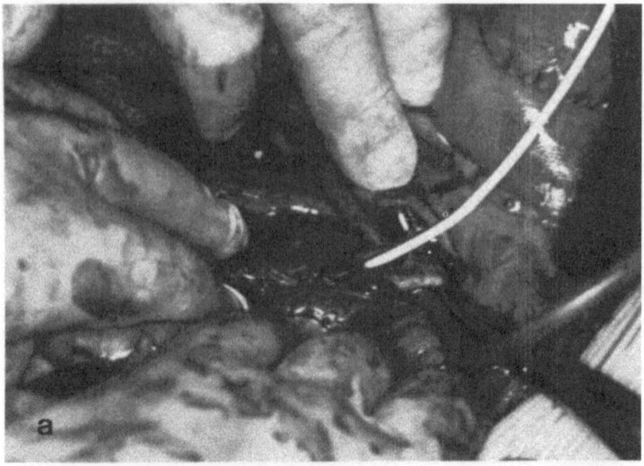

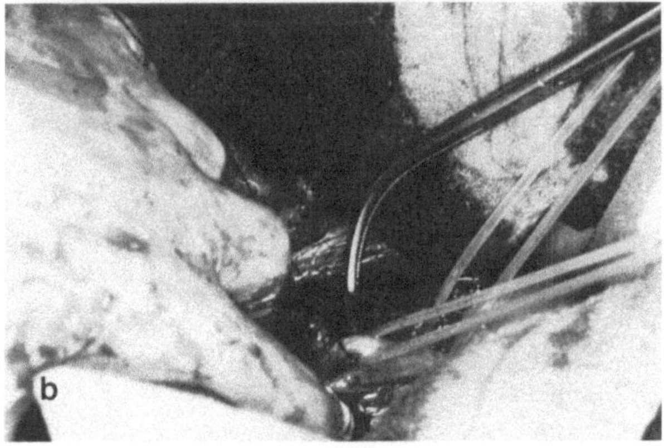

Abb. 2. a Bei massiver Blutung aus offener Beckenfraktur (Fall S.V.) sofortige Laparatomie, Klemmen der Aorta, Angiographie bei offener Bauchhöhle mit Bildwandler; **b** Angiographie der A. iliaca interna links, gezielte Ligatur der Arterie

Tabelle 7. Möglichkeiten der Blutstillung

1. Taponade
2. Ligatur A. iliaca interna
3. Selektive Gefäßversorgung nach Angiographie
4. Temporäres Klemmen der Aorta
5. Angiographische Occlusion

Vena iliaca externa links, Blasenruptur, ausgedehntes Decollement an Bauchwand, Becken und Oberschenkel. Versorgung aller Verletzungen mit ausgedehnter Darmresektion, Anlegen eines Anus praeter, der nach 5 Monaten rückverlagert wurde. Große Weichteildefekte und sekundäre Hautnekrosen machten umfangreiche plastische Deckungen erforderlich. Nach schwieriger Intensivphase mit Dauerbeatmung und Hämodialyse geheilt entlassen.

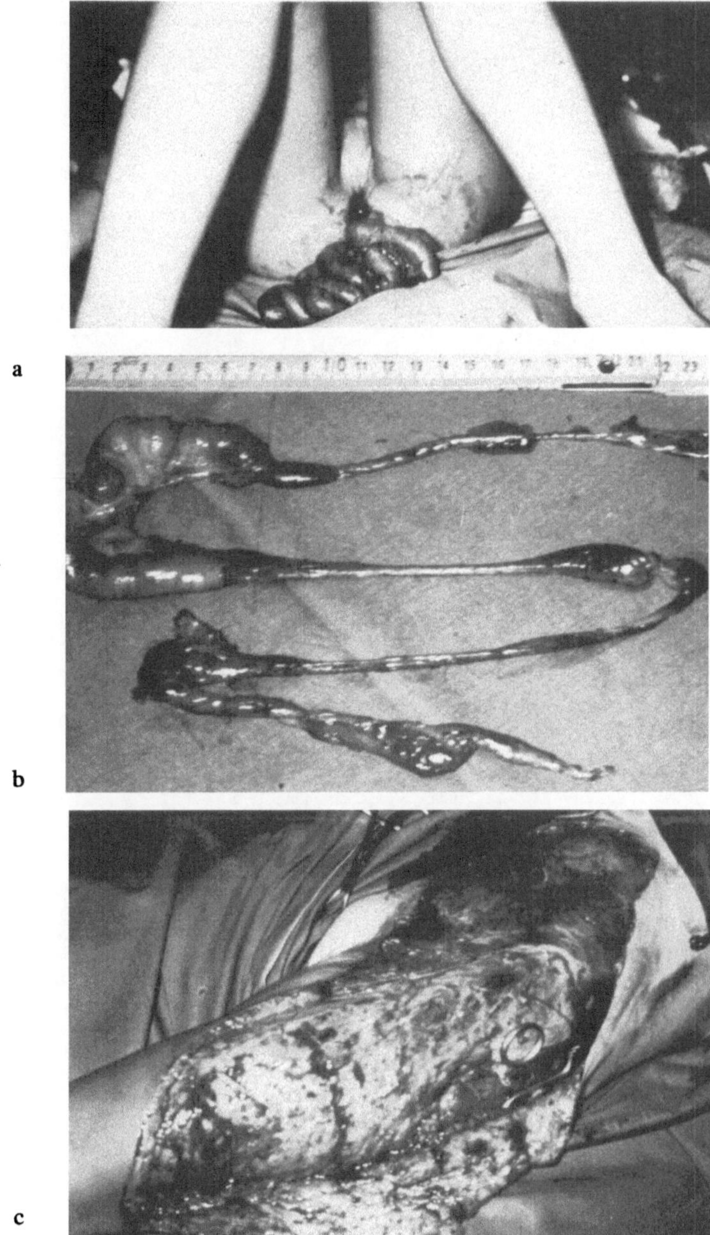

a

b

c

Abb. 3. a Fall F.M.: Transanaler Dünndarmprolaps; **b** Dünndarmresektionspräparat; **c** Decollement linker Oberschenkel und Beckenregion; **d** Drainage- und Weichteilverhältnisse nach der Versorgung; **e** Lokalbefund und Funktionsaufnahmen 2 Jahre nach Unfall

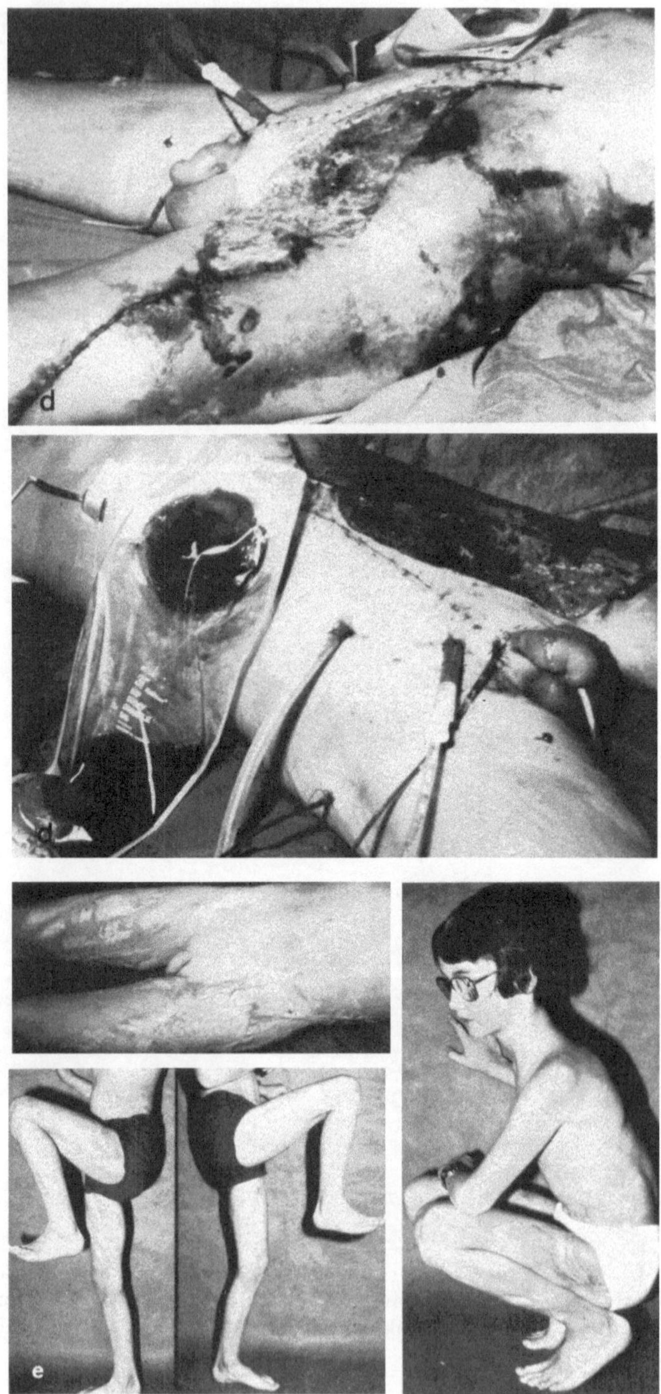

Abb. 3d, e

B.R. (Abb. 4): 11jähriger Junge von Erntemaschine überrollt: Offene Beckenfrakturen, breite Eröffnung der Bauchhöhle, Zerquetschung der Vasa iliaca externa. Versorgung der Bauchhöhle, Beckenosteosynthese, Gefäßrekonstruktion durch Veneninterponate, ausgiebige Fasciotomien an Ober- und Unterschenkel. Nach 8 Wochen Intensivbehandlung an Sepsis verstorben.

S.H.: 32jährige Frau von einem LKW gegen eine Mauer gequetscht: Offene Beckenfraktur, subtotale hohe Oberschenkelamputation, ausgedehnte Weichteildefekte am ventralen Becken, Dammregion und beiden Oberschenkel-Hüft-Arealen. Hohe Oberschenkelamputation, Debridement, Anus praeter. An Schockfolgen verstorben.

S.V. (Abb. 2): 21jähriger Mann von einem Müllwagen überrollt: Offene Beckenfraktur, Blasenruptur, Darmrupturen, Gefäßverletzungen im Bereich der linken A. iliaca interna, zirkuläres Decollement am Oberschenkel, semizirkuläres Decollement am Becken vom Scrotum bis zum Kreuzbein. Klemmen der Aorta, Angiographie, Ligatur der A. iliaca interna, Versorgung von Darm und Blase, Weichteildebridement, supracondyläre Femurextensionen zur Weichteilpflege. Verstorben an Schockfolgen.

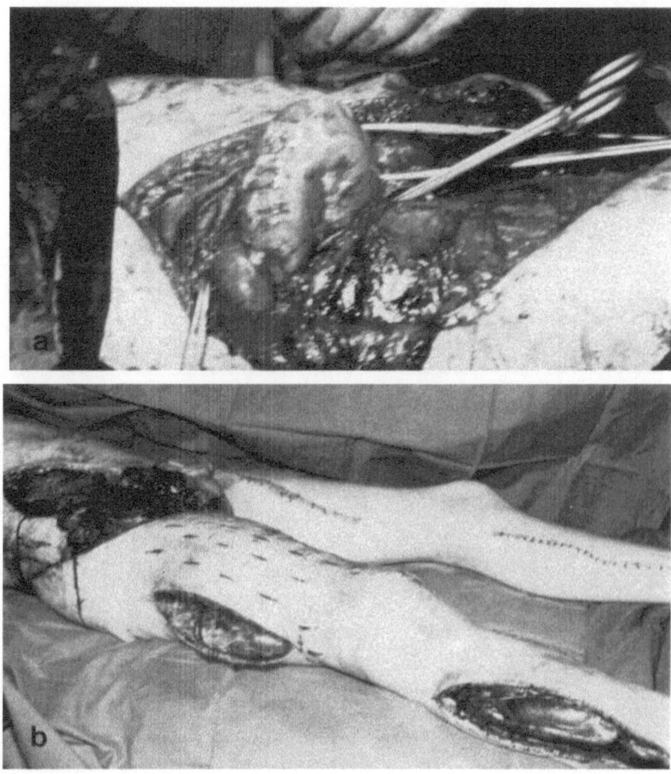

Abb. 4. a Fall B.R.: Aufnahmebefund mit offener Bauchhöhle und liegenden Gefäßklemmen; **b** 4 Tage nach Erstversorgung mit Rekonstruktion der Vasa iliaca externa und Fasciotomien

B.G.: 29jähriger Soldat auf einem Fliegerhorst von einer schweren Hangartür gequetscht: Offene Beckenfrakturen, Decollement und Quetschwunden an Scrotum und Damm, Urethra- und Blasenruptur, Dickdarmruptur, Zerreißung der vorderen Bauchwand und des Beckenbodens, Ruptur der A. iliaca interna und der V. iliaca communis, Intimariß der A. iliaca externa. Transaxilläre Angiographie, Versorgung von Darm-, Urogenital- und Gefäßverletzungen, Anus praeter, suprapubische Blasenfistel, Debridement, breite Drainage der Dammregion. An Schockfolgen verstorben.

Neben den chirurgischen Problemen bieten diese Verletzten auch erhebliche pflegerische Schwierigkeiten: Sekundäre Drucknekrosen und Decubitalulcera können an der hämatomimbibierten Beckenregion tödliche Sepsisverläufe einleiten. Alle größeren Weichteilverletzungen der Dammregion und der dorsalen Beckenregion erfordern eine freihängende offene Behandlung über aufwendige Extensionskonstruktionen (Abb. 5).

Schlußfolgerungen

Bei der Versorgung von Beckenkompressionstraumen sollten folgende Punkte besonders beachtet werden: Größzügige Indikation zur Angiographie – obligatorische Laparatomie

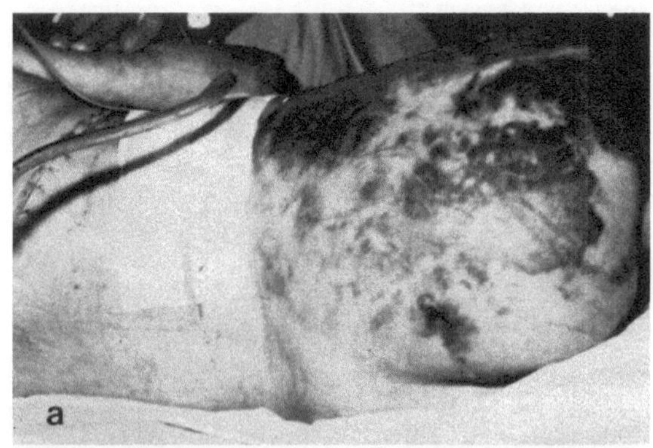

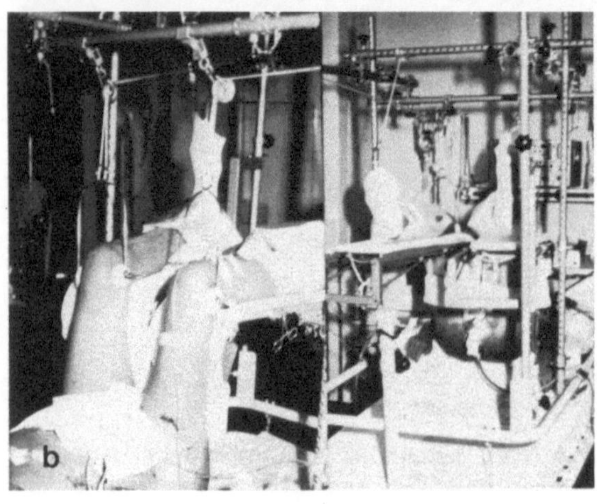

Abb. 5. a Hämatomibinierte Beckenregion nach Crushtrauma mit drohenden Hautnekrosen; **b** Freihängende Beckenregion mit Extension zur offenen Behandlung einer zertrümmerten Kreuzbeinhöhle, Zustand nach Rectumamputation

– aktiveres Vorgehen bei der gezielten Blutstillung – größte Sorgfalt bei der Weichteilversorgung.

Literatur

1. Fleming, W.H., Bowen III, J.C.: Control of Hemorrhage in Pelvic Crush Injuries. J. Trauma *13*, 567 (1973)
2. Hawkins, L., Pomerantz, M., Eiseman, B.: Laparotomy at the Time of Pelvic Fracture. J. Trauma *10*, 619 (1970)
3. Kadish, L.J., Stein, J.M., Kotler, S., Chien-Hsing Meng, Barlow, B.: Angiographic Diagnosis and Treatment of Bleeding Due to Pelvic Trauma. J. Trauma *13*, 1083 (1973)
4. Leitz, K.H., Trentz, O., Borst, H.G.: Retroperitoneale Gefäßverletzungen. Langenbecks Arch. Chir. *347*, 165 (1978)
5. Margolies, M.N., Ring, E.J., Waltman, A.C., Kerr Jr., W.S., Baum, S.: Arteriography in the Management of Hemorrhage from Pelvic Fractures. N. Engl. J. Med. *287*, 317 (1972)
6. Miller, W.E.: Massive Hemorrhage in Fractures of the Pelvis. South Med. J. *56*, 933 (1963)
7. Motsay, G.J., Manlove, C., Perry, J.F.: Major Venous Injury with Pelvic Fracture. J. Trauma *9*, 343 (1969)
8. Patterson, F.P., Morton, K.S.: The Cause of Death in Fractures of the Pelvis: With a Note on Treatment by Ligation of the Hypogastric (Internal Iliac) Artery. J. Trauma *13*, 849 (1973)
9. Ring, E.J., Athanasoulis, C., Waltman, A.C., Margolies, M.N., Baum, S.: Arteriographic Management of Hemorrhage Following Pelvic Fracture. Radiology *109*, 65 (1973)
10. Riska, E.B., Bonsdorff, H. von, Hakkinen, S., Jaroma, H., Kiviluoto, O., Paavilainen, T.: Operative Control of Massive Hemorrhage in Comminuted Pelvic Fractures. Abstracts XIV World Congress of SICOT 241 (1978)

Diskussionsbemerkungen und Empfehlungen aller Teilnehmer (Leitung: M. Jäger)

Zusammengefaßt und redigiert: A. Rüter und C. Burri

Anatomie und Pathophysiologie

Symphyse und Iliosacralgelenke stellen keine eigentlichen Gelenke, sondern sehr straffe Synchondrosen dar. Bei intaktem Bandapparat finden in diesen Verbindungen keine meßbaren Bewegungen statt. Die exzentrische Lage der lasteinleitenden Wirbelsäule zu den lastaufnehmenden Hüftgelenken führt dazu, daß die Symphyse vorwiegend auf Zug und Scherung beansprucht wird. Durch die schräge Orientierung der Iliosacralgelenke wirken hier vor allem Scherkräfte ein.

Isolierte Kontinuitätsunterbrechungen, bei denen ausschließlich eine Schädigung an dieser einen Stelle eingetreten ist, sind wegen der Ringstruktur des Beckens, wenn überhaupt, nur in seltenen mechanischen Ausnahmekonstellationen denkbar. Dieser Vorbehalt gilt auch gegenüber der sogenannten "isolierten Symphysenruptur." Eine Diastase der Symphyse ohne gleichzeitige Verschiebung in einem anderen Anteil des Ringes ist ausgeschlossen. Die Frage, ob bei geringeren Symphysendislokationen in der Horizontalebene zumindest die Ligamenta ilio sacralia posteriores erhalten sein und eine Art Scharnierfunktion für die Bewegung der Beckenhälfte übernehmen können, ist klinisch nicht geklärt. Das Muster der eingetretenen Verletzung ist wesentlich dadurch beeinflußt, ob das Trauma ein frei bewegliches, oder fixiertes Becken trifft.

Meist handelt es sich jedoch um eine komplexes Unfallgeschehen, das eine Korrelation der auslösenden mechanischen Situation mit dem eingetretenen Schaden nicht erlaubt.

Isolierte Ringbrüche oder Sprengungen einer Iliasacralfuge allein sind bei hoher lokaler Gewalteinwirkung, den sogenannten "Stanzverletzungen" jedoch möglich und klinisch beschrieben.

Diagnostik

Die Kenntnis der anatomischen und mechanischen Zusammenhänge zwingt dazu, bei jeder scheinbar isolierten Unterbrechung des Beckenringes, sei es durch Fraktur oder Symphysen- bzw. Iliosacralsprengung, begleitende knöcherne Verletzungen des Beckenringes röntgenologisch, begleitende ligamentäre Schäden klinisch und röntgenologisch auszuschließen. Neben der Beachtung von Spontanschmerzen in einer der Fugen gehören hierzu die Palpation dieser Gebiete und die Beachtung von Hämatomverfärbungen.

Sofern es die Gesamtsituation des Verletzten erlaubt, lassen sich durch Zielaufnahmen der Symphyse im abwechselnden Einbeinstand Instabilitäten nachweisen. Mitverletzungen des Iliosacralgelenkes, speziell seiner ventralen Bandstrukturen sind diagnostisch schwieriger zu erfassen. Sie sind jedoch nicht zuletzt versicherungstechnisch von erheblicher Bedeutung, da sich gutachterlich häufig die Frage des Zusammenhanges eines "Beckenbruches" mit später auftretenden Rückenbeschwerden ergibt.

Klinisch verwertbare Zahlen über Ausmaß und Häufigkeit solcher Schäden liegen nicht vor. Es wird daher angeregt, mittels Computer-Tomographie gemeinsame Untersuchungsreihen bezüglich sonst nicht objektivierbarer Verletzungen der Iliosacralgelenke durchzuführen, um die Bedeutung dieser Probleme sicherer abschätzen zu können.

Noch schwieriger ist die Diagnostik veralteter Verletzungen. Wie im lumbo-sacralen Übergang gibt es auch an den Iliosacralgelenken häufig anlagebedingte Anomalien, wobei beide Besonderheiten nicht selten parallel auftreten. Die klinische Erfahrung zeigt, daß in den Iliosacralgelenken posttraumatische Blockierungen auftreten können, analog den Verhältnissen an der Halswirbelsäule. Diese sind diagnostisch nicht objektivierbar und allenfalls durch chiropraktische Maßnahmen zu beheben.

Andererseits gilt zu bedenken, daß 60% bis 70% der älteren Patienten spontan zumindest partielle Synostosen der Iliosacralgelenke aufweisen.

Therapie

Die konservative Therapie einer Symphysenruptur oder halbseitigen Beckenluxation macht die Lagerung in Rauchfußscher Schwebe für mehrere Wochen notwendig. Hierbei werden von Diskussionsteilnehmern mit entsprechender Erfahrung minimal 8, maximal 12 Wochen gefordert. Ist die luxierte Beckenhälfte nach cranial verschoben, wird zusätzlich das Anlegen einer Längsextension am gleichseitigen Bein notwendig.

In Anbetracht dieser pflegerisch aufwendigen und bezüglich der lange dauernden Ruhigstellung des Patienten nicht problemlosen Maßnahmen sollte die Indikation zur operativen Stabilisierung großzügiger gestellt werden.

Zur Retension der reponierten Symphyse hat sich die schmale Unterschenkelplatte, von cranial aufgebracht, bewährt. Bei sicherem Schraubenhalt in den absteigenden Schambeinästen kann eine 2-Loch-Platte ausreichend sein. Diese bietet wesentlich weniger Probleme bezüglich der Biegung und Schränkung. Üblicherweise wird jedoch eine 4-Loch-Platte verwendet, die sorgfältig angepaßt werden muß.

Zur Ruhigstellung des verletzten Iliosacralgelenkes reichen 3 Schrauben, die in den cranialen Anteilen eher horizontal, in den caudalen unter 30° von dorso-cranial nach mediodistal eingebracht werden sollen.

Die verletzten Bandstrukturen heilen unter dieser Therapie belastungstabil aus. Primäre Arthrodesen sind kontraindiziert.

Von einigen Teilnehmern werden zur Versorgung der Symphyse 2 Schrauben mit Drahtumschlingung ihrer Köpfe bevorzugt. Dies wird damit begründet, daß üblicherweise diese Drähte nach 8–10 Wochen reißen und damit die Belastungsdynamik wieder freigegeben ist.

Einteilung der Acetabulumfrakturen

Die ausführlich dargelegte Einteilung der Acetabulumfrakturen bedarf nach Ansicht mehrer Teilnehmer einer Ergänzung. Die Verletzungen des cranialen Pfeilers stellen sowohl therapeutisch wie prognostisch besondere Probleme, und sollten daher als spezielle Gruppe geführt werden. Diese müßte dann sowohl bei den einfachen Frakturen wie bei den Kombinationsformen Berücksichtigung finden. Die Abgrenzung gegenüber den hohen Querfrakturen ist schwierig.

Die Diskussionsrunde einigt sich dahingehend, Möglichkeit und Sinn dieser erweiterten Unterteilung anhand der gerade beginnenden prospektiven Sammelstudie der Deutschen AO zu prüfen.

Acetabulumfrakturen im Kindesalter

Diese Bruchform ist sehr selten. In einer großen Sammelstatistik der Mainzer Klinik betrug sie weniger als 1% aller Acetabulumfrakturen. Das spezielle Problem dieses Bruches besteht darin, daß es sich um eine Epiphysenverletzung handelt, deren Versorgung entsprechende Konsequenzen verlangt. Diagnostisch besteht die Gefahr einer Fehlinterpretation der offenen Fugen. Daher sind bei klinischem Verdacht Schrägaufnahmen zum Ausschluß geringer Verschiebungen unerläßlich. Eine Plattenosteosynthese ist problematisch, da die Platte eine Wachstumsfuge überbrückt und zur Blockierung führen kann. Bei einer zu frühzeitigen Metallentfernung sind Sekundärverschiebungen nicht ausgeschlossen. Eine Spickdrahtosteosynthese mit anschließendem Beckenbeingips verhindert eine funktionelle Nachbehandlung.

Im Teilnehmerkreis liegen nur wenige eigene Beobachtungen dieser Verletzung vor. Verbindliche Aussagen zu ihrer Behandlung können daher nicht gemacht werden. Es wird angeregt, auch hier eine Sammelstudie in die Wege zu leiten.

Begleitverletzungen

Nervenverletzungen

Die Häufigkeit peripherer Nervenverletzungen bei Acetabulumfrakturen wird in der Literatur mit durchschnittlich 10%–12% angegeben. Eine Sonderstellung nehmen die Plexusausrisse bei Sprengungen des Iliosacralgelenkes ein. Es sind einige Fälle beschrieben, in denen myelographisch ein Plexusausriß diagnostiziert wurde, klinisch jedoch keine oder nur unvollständige Ausfälle bestanden. Offensichtlich besteht die Möglichkeit, daß die Wurzelscheide reißt und den Austritt des Kontrastmittels erlaubt, während die Wurzel selbst oder Teile von ihr, unbeschädigt blieben.

Gefäßverletzungen

Bei Verdacht auf begleitende Gefäßverletzungen hat die Stabilisierung der Kreislaufsituation zunächst absoluten Vorrang vor invasiven diagnostischen Maßnahmen. Läßt sich der Volumenverlust jedoch nicht beherrschen, oder liegt der Blutbedarf bei 4 Litern/Stunde, muß ohne weitere Diagnostik laparotomiert werden. In diesen verzweifelten Situationen erleichtert eine intraoperatives kurzfristiges Abklemmen der Aorta die Übersicht. Die einfache Ligatur der A. iliaca bei Massenblutungen des Beckens hat enttäuscht. Eine präoperative Angiographie ist speziell in den Fällen wichtig, in denen ein hämorrhagischer Schock zunächst konservativ beherrscht werden konnt und nun, bei ausreichend stabiler Kreislaufsituation, die Blutungsquelle angiographisch gesucht werden kann. Gleichzeitig erlaubt dieses Vorgehen eine Übersichtsangiographie der visceralen Gefäße und der Nierenarterien.

Die gezielte Embolisation ist in der Hand einiger Experten ein sehr elegantes Verfahren. In der Tumorbehandlung setzt sie voraus, daß die Katheterspitze direkt in dem zu embolisierenden Gefäß liegt. Dies ist zeitlich häufig aufwendig und einem traumatisierten Patienten daher nur unter Vorbehalt zuzumuten. Von Untersuchern mit größerer Erfahrung wird darauf hingewiesen, daß die Embolisation bei Gefäßzerreißungen einfacher sei, da in diesen Gefäßen durch Wegfall des peripheren Widerstandes ein wesentlich höherer Flow bestehe. Hierdurch würde der Embolus automatisch in das richtige Gefäß gespült, auch wenn die Katheterspitze nicht superselektiv liegt. Eigene Erfahrungen zu diesem Thema liegen im Teilnehmerkreis nicht vor.

Für die überwiegende Mehrzahl der Fälle stellt die Peritoneallavage das geeignetste Vorgehen zur Diagnose einer intraperitonealen Blutung dar. Erst wenn diese bei sicherem Anhalt für abdominalen Blutverlust negativ ausfällt, muß angiographiert werden. Schwierigkeiten ergeben sich in den Fällen, bei denen sowohl intra- wie retroperitoneale Gefäßverletzungen vorliegen. Hierbei wird nachdrücklich darauf hingewiesen, daß die probatorische Freilegung eines ausgedehnten retroperitonealen Hämatoms fast ausnahmslos als schwerwiegender Fehler angesehen werden muß. Meist liegen diesem Geschehen erhebliche venöse Blutungen zugrunde, die durch Selbsttamponade zum Stillstand gekommen sind. Wird das Peritoneum eröffnet, kommt die Blutung, die meist chirurgisch nicht beherrscht werden kann wieder in Gang. In entsprechenden Situationen ist vielmehr die intraoperative Angiographie das Vorgehen der Wahl.

Urogenital-Verletzungen

Handelt es sich hierbei nur um eine Harnröhrenruptur, wird empfohlen, zunächst lediglich eine suprapubische Fistel mit einem Katheter von Ch 12 bis 18 anzulegen, die Harnröhrenverletzung selbst zunächst nicht anzugehen.

Besteht jedoch gleichzeitig eine Blasenruptur, sollte die Harnröhre bei der ohnehin notwendigen Freilegung über einem Katheter aufgefädelt werden.

Es sind Fälle bekannt, in denen nach Symphysenverletzung ohne Harnröhrenruptur später Strikturen der Urethra aufgetreten sind. Hierbei muß es sich um submucöse Einrisse gehandelt haben, die unter Narbenbildung verheilt sind. Eine generelle Antibioticaprophylaxe wird auch bei Urogenitalverletzungen abgelehnt. Es erscheint aber richtig Antibiotica in den Fällen zu geben, in denen Urin in ein Hämatom gelangt ist, da dieses dann nicht nur als kontaminiert, sondern als infiziert angesehen werden muß.

Intestinalverletzungen

Bei Vorliegen von offenen Darmverletzungen soll eine notwendige Osteosynthese der Beckenfraktur – zumindest bis zur infektfreien Wundheilung – wenn möglich mit dem äußeren Spanner erfolgen. Auch offene Darmverletzungen erfordern keine generelle Antibioticaprophylaxe. Die Erfahrungen der Kriegschirurgie haben gezeigt, daß diese Zusatzmaßnahme ohne Einfluß auf die Infektionsrate ist, zumindest wenn die chirurgische Versorgung innerhalb der ersten 6 Stunden erfolgte.

Beckenkompressionen

Die Prognose dieser Verletzung wird durch die begleitende Blutung bestimmt. Daher ist eine Verlegung solcher Patienten in ein großes unfallchirurgisches Zentrum auf dem schnellsten Wege anzustreben.

Die Versorgung der meist komplexen Schäden macht die Hinzuziehung entsprechender Spezialisten notwendig.

Neben den akut lebensbedrohlichen arteriellen Blutungen finden sich meist ausgedehnte subcutane Hämatome, die sekundär die bedeckenden Weichteile gefährden. Weiterhin ist zu bedenken, daß auch im Bereich des Beckens Kompartmentsyndrome auftreten können, die ausgedehnte Fascienspaltungen erforderlich machen.

II. Therapie und Ergebnisse bei Beckenfrakturen

Zugänge zur Versorgung von Beckenfrakturen

G. Muhr

Es ist meist schwierig, die tiefgelegenen knöchernen Strukturen des Beckens für eine chirurgische Versorgung übersichtlich und ausreichend darzustellen. Ein dickes Weichteilpolster mit kräftiger Muskulatur muß durchdrungen werden, ohne die eingebetteten Gefäß-Nervenstränge zu verletzen. Erfolgreich ist dies nur unter bestimmten Voraussetzungen möglich. An erster Stelle steht langjährige chirurgische Erfahrung, gepaart mit fundiertem anatomischen Wissen. Der anaesthesiologische Partner muß durch Relaxation und Schockprophylaxe den Eingriff erleichtern und letztlich ist neben der technischen und instrumentellen Ausrüstung ein Beckenpräparat bei Orientierungsschwierigkeiten oft hilfreich.

Differenziert man nach den Bruchformen, so sind die einzelnen Abschnitte unterschiedlich schwierig darzustellen.

1. Unproblematisch zu erreichen sind die Beckenränder. Der Darmbeinkamm ist in ganzer Länge unter der Haut zu tasten, er kann jederzeit auf direktem Wege freigelegt und die Darmbeinfläche von innen unter Abschieben des M. iliopsoas oder von außen unter Abschieben des M. tensor fasc. lat. bzw. der Glutealmuskulatur dargestellt werden. Von den beiden vorderen Darmbeinstacheln ist der obere ebenfalls einfach zu erreichen. Zu beachten ist der Ansatz der M. sartorius und der Verlauf des N. cutaneus femoris lateralis. Zwischen M. sartorius und M. tensor fasc. lat. stößt man in der Tiefe auf die untere Spina, die Gelegenheit zur isolierten Darstellung ist ausgesprochen selten.

Zur Freilegung des Sitzbeines ist eine Steinschnittlage notwendig. Durch eine direkte Incision, wobei die ischiocrurale Muskulatur abgeschoben werden muß, kann der Knochen freigelegt werden.

2. Wesentlich häufiger wird die Freilegung der Beckenfugen notwendig werden.

Die Symphyse mit den zentralen Schambeinpartien ist direkt unter der Haut tastbar. Die Darstellung erfolgt von einer queren Incision aus. Während in nicht traumatischen Fällen die Rectusmuskulatur, selten die Adductorenansätze desinseriert werden müssen, stößt man nach Verletzungen unmittelbar unter Haut und Subcutis in eine Höhle, in der die Knochenfragmente skeletiert frei liegen. Repositionsmanöver und Fixationsmaßnahmen sind unschwer durchzuführen. Die Freilegung der Kreuzbein-Darmbeinfuge ist praktisch nur in Fällen chronischer Instabilität, arthrotischer Beschwerden aber auch bei gewissen frischen Verletzungen notwendig. Die Präparation erfolgt von einem, über den hinteren Darmbeinkamm liegenden, bogenförmigen Hautschnitt. Nach Abschieben des eingekerbten Ansatzes vom M. gluteus maximus kann die hintere Darmbeinkante und damit der Hinterrand des Gelenkes freigelegt werden. Transfixierende Implantate werden nun senkrecht auf die äußere Corticalis durch den Gelenkspalt in das Kreuzbein eingebracht. Der Zugang ist unproblematisch.

3. Schwierig dagegen ist die Darstellung der Hüftpfanne und der sie umgebenden, tragenden ventralen und dorsalen Elemente. Entsprechend der Preferenz des Bruchtypes ist auch der Zugangsweg zu wählen. Eine ventrale Incision kann bei dislocierten vorderen Pfeilerbrüchen, die isoliert oder kombiniert auftreten, gewählt werden. Aber auch bei hohen Pfannendachquerfrakturen ist eine vordere Incision möglich. Vom lateralen Zugang aus können ebenfalls hohe Pfannendachquerbrüche, aber auch Frakturen mit Verletzung des dorsocranialen Pfannenabschnittes dargestellt werden. Der dorsale Weg ist die Standardincision zur Versorgung hinterer Hüftverrenkungsbrüche, von Pfannendachquerbrüchen und hinteren Pfeilerbrüchen, die isoliert oder kombiniert vorliegen.

Nur bei ausschließlichem vorderen oder hinteren Zugang sollte die Rücken- oder Bauchlage gewählt werden. Die günstigste Lagerung bildet die Seitenposition durch den Vorteil kombinierter Zugangswege und ungehinderter Manipulation mit der Extremität. Präoperativ sollten Luxationen behoben, bei der Abdeckung Hilfsschnitte eingeplant, das Bein beweglich gelagert und intraoperative Röntgenkontrollen eingeplant werden.

a) Für hohe ventrale Pfeilerbrüche oder Frakturen, die lateral der Eminentia ilio-pectinia liegen, empfielt sich der ilio-crurale Zugang nach Smith-Peterson (Abb. 1). Der Hautschnitt folgt der Christa iliaca bis zur Spina ventralis superior und führt weiter nach distal etwas medial des M. sartorius. Entlang der Darmbeinkante werden an der Innenseite die Bauchdeckenmuskeln, der M. sartorius und das Leistenband abgetrennt. Die innere Darmbeincorticalis wird subperiostal dargestellt. Bei leichter Hüftgelenksbeugung entspannt sich der M. iliopsoas und kann dadurch weggehalten werden. Nach dorsal hin sind durch Abschieben der Muskulatur das Ilio-Sacralgelenk, nach zentral hin die Linia terminalis ohne Mühe frei zu legen.

b) Der ilio-inguinale Zugang, von Judet und Letournel, zieht entlang des Darmkeinkammes über die Spina iliaca ventralis cranialis und folgt dem Leistenband hin bis zur Symphyse (Abb. 2). Die Bauchdeckenmuskeln werden an der Darmbeinkannte eingeschnitten, die Aponeurose des M. obliquus externus wird oberhalb des Leistenbandes gespalten. Bevor die Bauchdeckenmuskulatur vom Leistenband abgeschoben wird, muß der Samenstrang dargestellt sein. Auf dem M. iliopsoas werden nun Arterie, Vene und N. femoralis freigelegt und angeschlungen. Der M. iliopsoas wird isoliert und ebenfalls angeschlungen, wenn notwendig, kann er durchtrennt werden. Dabei ist vor allem medial auf die Lymphstränge zu achten. Insgesamt ergeben sich 3 Abschnitte, ein großer lateral des M. iliopsoas liegender, ein mittlerer zwischen M. iliopsoas und Gefäß-Nervenstrang und ein medial des Gefäß-Nervenstranges gelegener Abschnitt.

Hilfsmaßnahmen zur Incisionserweiterung sind beim iliocruralen Zugang die Incision des M. iliopsoas im lateralen Drittel. Muß das Pfannendach oder die Darmbeinaußenseite freigelegt werden, können M. tensor fasc. lat. und M. gluteus medius desinseriert werden. Komplikationen sind Verletzungen des N. cutaneus femoris lateralis (Meralgia paraesthetica!) sowie des Samenstranges und des femoralen Gefäß-Nervenbündels.

c) Das Becken und der craniale Hüftpfannenbereich können auch von einem seitlichen Zugang aus erreicht werden. Der Patient liegt dazu in Schräg- oder Seitenlage. Die Incision beginnt knapp unterhalb der Spina iliaca anterior superior und zieht bogenförmig um den Trochanter major in Richtung Spina iliaca posterior. Dorsal vom M. tensor fasc. lat. wird der Vorderrand des M. gluteus medius freigelegt, hinter dem Trochanter werden die Fasern des M. gluteus maximus gespalten. Der Trochanter wird nun osteotomiert und mit der inserierenden Muskulatur nach cranial geklappt. Nun kann oberhalb des Pfannendaches nach ventral und dorsal eine Bruchzone freigelegt werden. Eine Erweiterung ist nach ventral durch

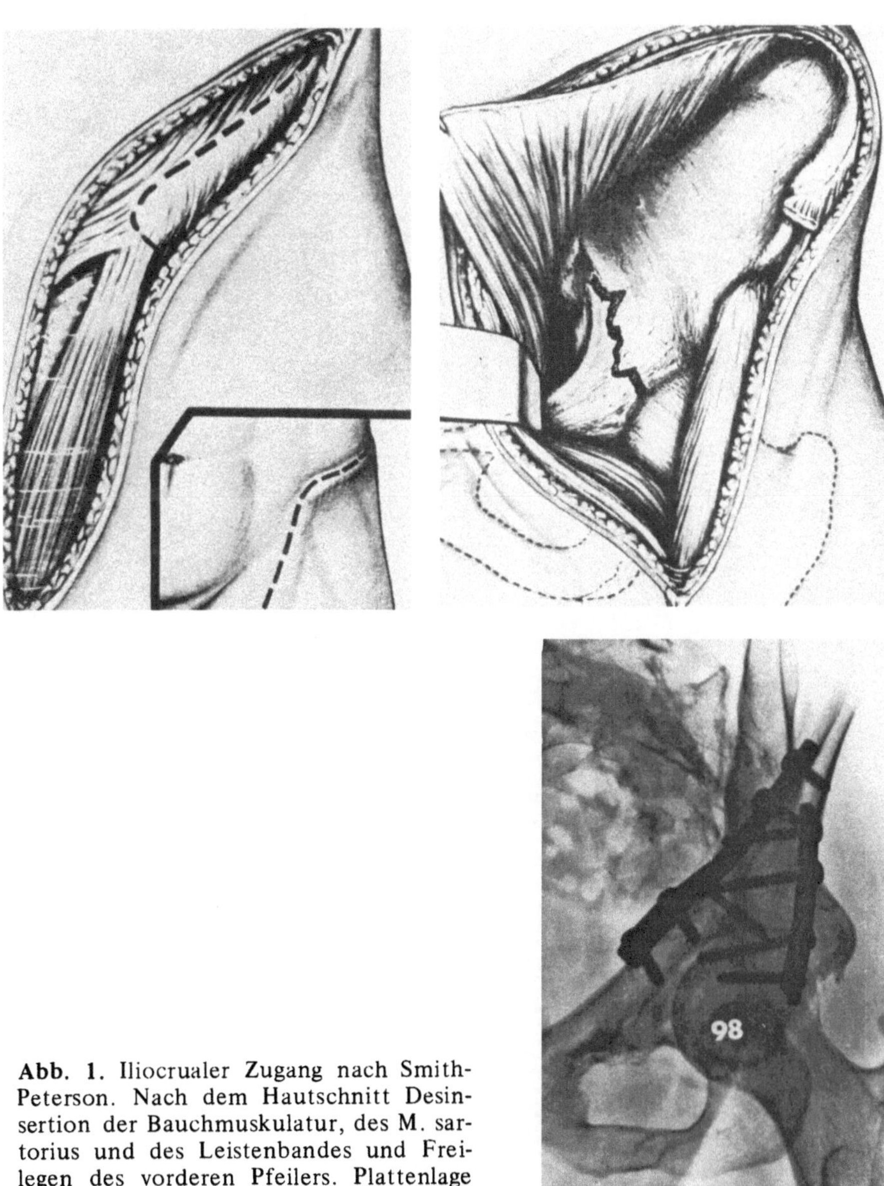

Abb. 1. Iliocrualer Zugang nach Smith-Peterson. Nach dem Hautschnitt Desinsertion der Bauchmuskulatur, des M. sartorius und des Leistenbandes und Freilegen des vorderen Pfeilers. Plattenlage 96 Wochen nach kombinierter Versorgung

Einkerben des M. tensor fasc. lat. und des Rectusansatzes möglich. Nach dorsal hin muß bei einer Schnittverlängerung auf eine Verletzung des N. gluteus cranialis geachtet werden. Komplikationen sind Verletzungen des N. ischiadicus, des N. cutaneus femoris lateralis, des N. gluteus cranialis und bei zu tiefer Osteotomie die Schädigung der Femurkopfgefäße.

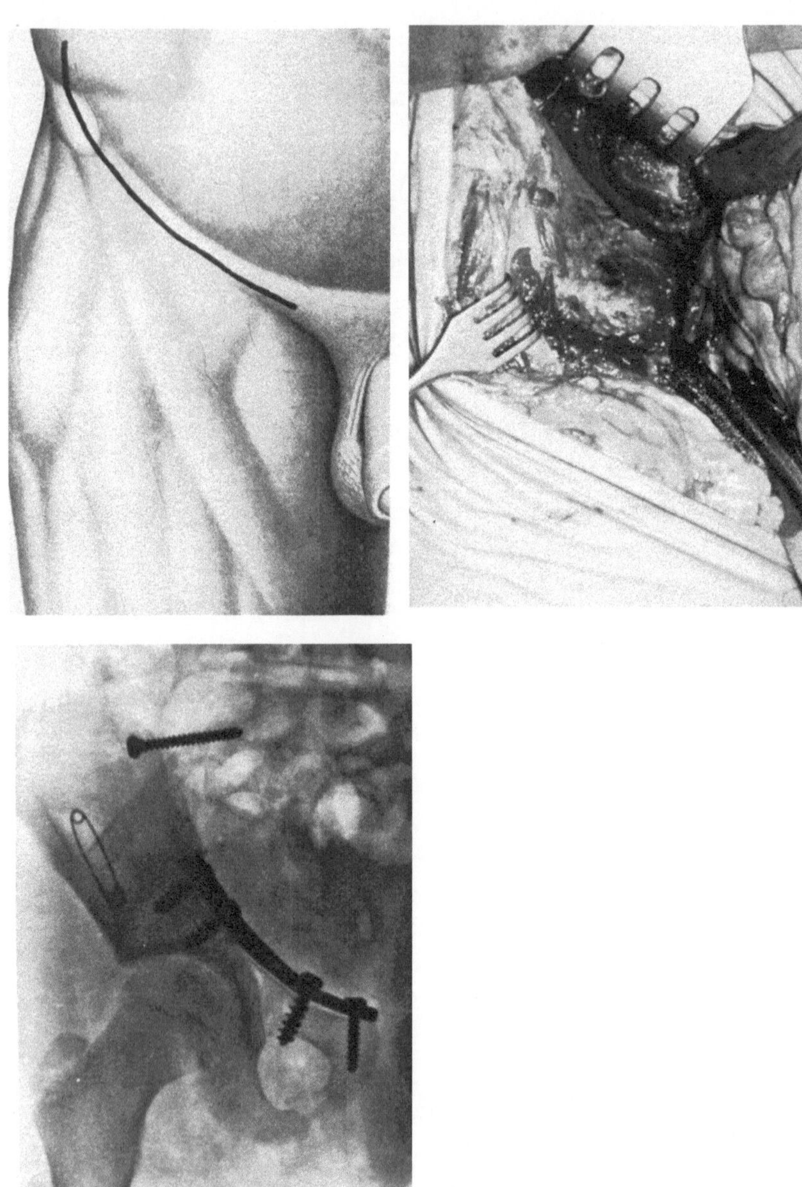

Abb. 2. Ilioinguinaler Zugang nach Judet-Letournel. Nach Desinsertion und Retraktion der Bauchdeckenmuskulatur unter Schonung des Samenstranges wird das femorale Gefäß-Nervenbündel angeschlungen. Wenn notwendig, wird der M. iliopsoas incidiert. Plattenlage nach tiefer Pfeilerfraktur und Transfixation des rupturierten Iliosacralgelenkes

Die Standardzugänge zur Versorgung zentraler Hüftpfannenbrüche liegen dorsal. Die Darstellung kann entweder isoliert oder kombiniert mit einem vorderen Zugang ein- oder zweizeitig vorgenommen werden.

d) Der Zugang nach Langenbeck-Kocher beginnt etwas proximal der vermuteten Höhe der Spina ischiadica und zieht zum Trochanter hin, um dort nach distal abzubiegen. In Richtung der Hautincision werden die Fasern des M. gluteus maximus gespalten, über dem Trochanter wird die Fascie incidiert. Nach Auseinanderdrängen der Muskelfasern erscheint in der Tiefe Fett und Bindegewebe, unter dem die Außenrotatoren liegen. Die Leitstruktur, die Sehne des M. piriformis wird aufgesucht und angeschlungen. Ca. 5 cm weiter zentral zieht aus dem Foramen infrapiriforme der N. ischiadicus über die Mm. gemelli, den M. obdurator internus und den M. quadratus femoris in die Tiefe. Aus dem Foramen suprapiriforme entspringen A.V. und N. gluteus superior. Ob der N. ischiadicus freigelegt, aufgesucht und angeschlungen wird, bleibt dem Temperament des Operateurs überlassen. Je nach Ausdehnung der Fraktur müssen neben dem M. piriformis alle Außenrotatoren durchtrennt und zurückgeklappt werden. In dieser Muskelhülle liegt geschützt der N. ischiadicus, das ganze Pfannendach und der hintere Pfeiler bis Incisura ischiadica und Sitzbein können durch Homan-Hebel freigehalten werden.

e) Ist bei Trümmerbrüchen oder verspäteten Rekonstruktionen eine ausgedehnte Freilegung der hinteren Beckenpartie notwendig, kann der Zugang nach Marcy, Fletcher und Mueller (Abb. 3) genommen werden. Der Hautschnitt beginnt steil oben an der Darmbeinkante und zieht schräg nach unten zum Trochanter major. Nach Spalten von Haut und Subcutis wird der laterale Rand des M. gluteus maximus aufgesucht und präpariert. Großer und mittlerer Glutealmuskel werden stumpf getrennt, die Insertionen können an der Darmbeinkante abgelöst werden. Nach medialseitigem Zurückklappen des M. gluteus maximus liegen auch hier die Außenrotatoren mit Gefäßen und Nerven frei. Proximal der Sehne des M. piriformis kann das obere Gluteal-Gefäßnervenbündel präpariert und angeschlungen werden. Durch weiteres Abschieben der Gefäßmuskulatur und Zurückklappen der Außenrotatoren kann nun die gesamte hintere Beckenhälfte von der Darmbeinkante bis hin zum Sitzbeinhöcker übersichtlich dargestellt werden (Abb. 4). Wenn notwendig, kann über die Darmbeinkante nach innen gehend, auch von dort aus eine Bruchfreilegung vorgenommen werden. Sind intraoperativ Erweiterungsnotwendigkeiten gegeben, so kann durch Osteotomie des Trochanter major der M. gluteus medicus weiter nach außen geklappt werden. Judet empfielt zur Verbesserung die Osteotomie der Spina ischiadica und damit digital den Kontakt zum zentralen Pfannenboden herzustellen. Weiter distal kann durch Einkerben der Sehne des M. gluteus maximus eine zusätzliche Erweiterung erreicht werden. An Komplikationen finden sich Läsionen des N. ischiadicus, von A.V. und N. gluteus cranialis, bei der Trochanterosteotomie können die Schenkelkopfgefäße verletzt werden.

Bei brüsken Operationsmanövern mit Erzeugung von Muskelnekrosen, vor allem bei Sekundäreingriffen, finden sich nicht selten Spätkomplikationen in Form von Verkalkungen. Die Excision sämtlichen nekrotischen Muskelgewebes verringert bzw. verhindert diese unliebsame Erscheinung.

4. Selten, vor allem bei irreponiblen Luxationen, bei Fragmentinterpositionen oder bei Femurkopfkalottenbrüchen muß der Schenkelkopf dargestellt werden. Die Incision ist auf 3 Wegen möglich, von ventral nach Smith-Peterson, von lateral nach Watson-Jones und von dorsal nach Langenbeck-Kocher. Der ventrale Zugang wurde vorher beschrieben, in Ergänzung ist anzumerken, daß nach Medialverziehung des M. sartorius und lateral vom M. tenso fasc. lat. in der Tiefe die Rectussehne eingeschnitten werden muß. Auf den lateralen Zugang nach Watson-Jones braucht nicht näher eingegangen werden, die Technik entspricht dem Standardzugang bei Hüftprothesen. Der dorsale Zugang nach Kocher-

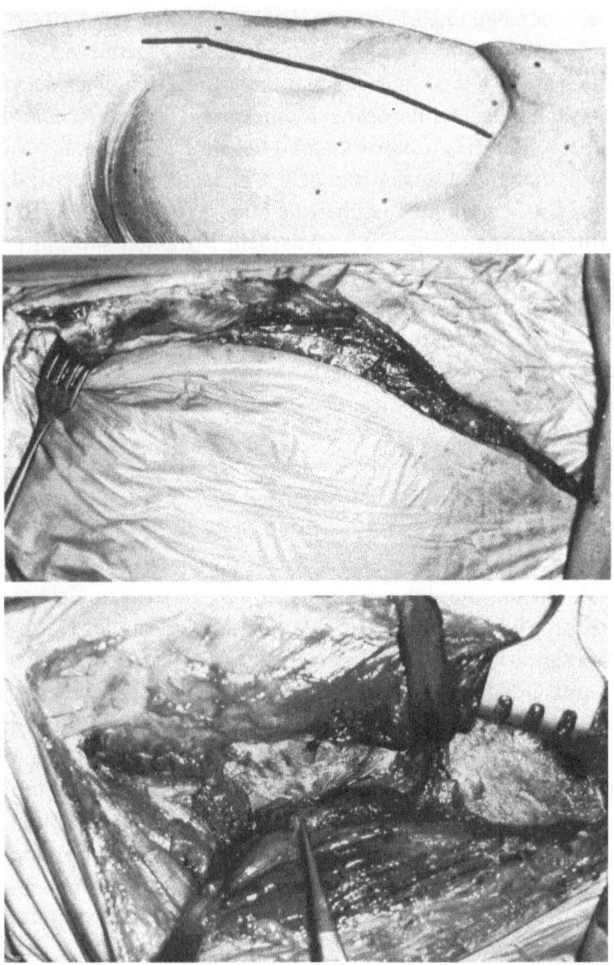

Abb. 3. Zugang nach Marcy-Fletcher-Mueller zwischen den Rändern des M. gluteus max. medial und M. glut. med. et min. lateral. Durch Wegklappen von A.V. N. glut. cran. kann die hintere Beckenhälfte dargestellt werden

Langenbeck wurde ebenfalls besprochen. Als Komplikationen aller 3 Zugänge sind in erster Linie postoperative Ernährungsstörungen des Schenkelkopfes zu nennen.

Das Problem der operativen Behandlung von Beckenbrüchen ist damit in erster Linie ein Problem der Zugangswege und der Darstellung. Einen guten Ansatz zur Lösung bilden Kenntnisse der Anatomie, der operativen Hilfsmaßnahmen und der möglichen Komplikationen. Dennoch ist es oft schwierig genug, ein form- und funktionsgerechtes Resultat zu erzielen.

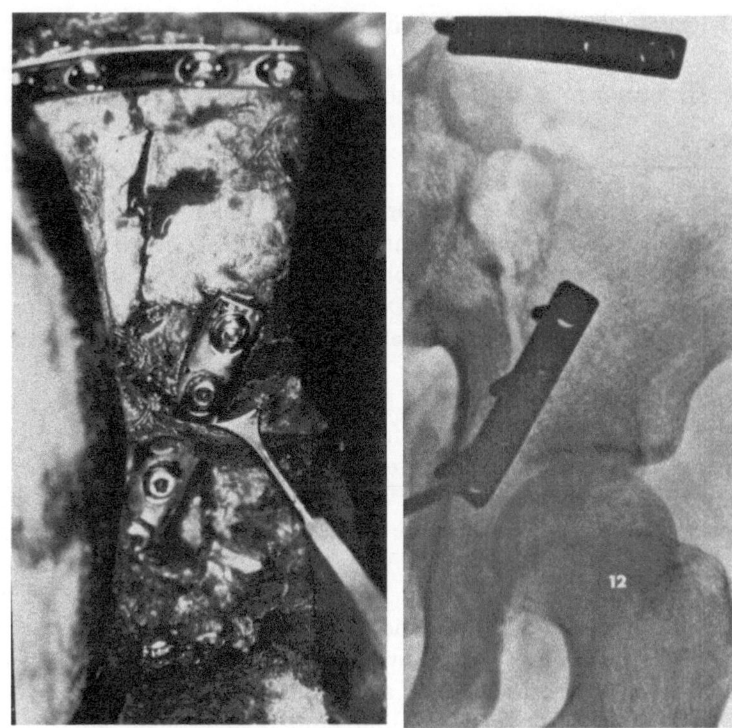

Abb. 4. Versorgung eines Darmbeinbruches mit Hüftgelenksbeteiligung vom Zugang nach Marcy-Fletcher-Mueller aus. Über die distale Platte ziehen A.V. N. sup

Literatur

Beck, E.: Die Verletzungen des Beckens und komplizierende Verletzungen. In: Chirurgie der Gegenwart, Bd. IV, Zenker, R., Deucher, F., Schink, W. (Hrsg.). München-Berlin-Wien: Urban und Schwarzenberg 1976

Judet, R., Judet, J., Letournel, E.: Fractures of the Acetabulum: Classification and Surgical Approaches for open Reduction. J. Bone Jt. Surg. *46-A*, 1615 (1964)

Judet, R., Letournel, E.: Surgical Management of Fractures of the Acetabulum. In: Surgery of the Hip Joint. Trouzo, R. (Hrsg.), Philadelphia: Lea and Febiger 1973

Lanz, T. v., Wachsmuth, W.: Praktische Anatomie, Bd. 1/IV: Bein und Statik. Berlin-Heidelberg-New York: Springer 1972

Nicola, T.: Atlas operativer Zugangswege in der Orthopädie. München-Berlin-Wien: Urban und Schwarzenberg 1971

Therapie der Beckenringbrüche

E.H. Kuner und W. Schlickewei

Die Unterbrechung des Beckenringes, sei es durch Fraktur oder Ruptur der Bändern (Symphyse/Sacro-Iliacal-Gelenk) führt zu einer mehr oder weniger starken Störung im Gefüge des Beckenskelets. Somit gehören die Beckenringfrakturen per definitionem zu den möglichen instabilen Frakturen. Die ligamentären Verletzungen im vorderen und hinteren Beckenbereich sollen hier ausgeklammert werden, da ihnen eine ausführliche Besprechung an anderer Stelle gewidmet ist.

Ziel bei der Behandlung von Beckenringfrakturen ist die Wiederherstellung der Kontinuität durch knöcherne Heilung unter Erhaltung einer möglichst guten Symmetrie. Dieses Ziel kann durch funktionelle, konservative und operative Maßnahmen erreicht werden. Da in etwa 2/3 der Fälle zusätzliche Verletzungen anderer Körperregionen bestehen und in etwa einem Viertel der Gesamtzahl der weitere Ausgang durch Zusatzverletzungen bestimmt wird (Feldkamp [2]), wird die Verfahrenswahl ganz wesentlich durch das Ausmaß der Gesamtverletzung und die lokale Komplikationen mitbestimmt. Dabei sind an erster Stelle urologische Komplikationen, die profuse retroperitoneale Blutung und das Polytrauma zu nennen. So stehen bei der Erstversorgung von Beckenringfrakturen die Schockbehandlung, die Erfassung aller und speziell auch weiterer Verletzungen im Beckenbereich (Harnröhrenabriß, Blasenverletzungen usw.) im Vordergrund. In vereinzelten Fällen müssen große Gefäße (A. iliaca interna) nach vorangegangener Angiographie notfallmäßig ligiert (Watson-Jones [7]) oder embolisiert werden.

Da die Begleitverletzungen in Diagnostik und Therapie bereits in den vorausgegangenen Referaten abgehandelt sind, können wir uns rein auf die Frakturen des Beckenringes konzentrieren. Für die Wahl des geeigneten Behandlungsverfahrens sind einige beachtenswerte Gesichtspunkte zu erwähnen. Ein ganz wesentlicher ist das qualitativ gute Röntgenbild, welches eine exakte Analyse der Frakturlokalisation und der Frakturenkombination zuläßt. Auch Schräg- (Ala- und Obturator-Aufnahmen) und Schichtaufnahmen sowie Computer-Tomographie für spezielle Fälle gehören in das Repertoir. Obwohl selbstverständlich, soll hier auch an die gewissenhafte klinische Untersuchung erinnert werden. Darüber hinaus leistet die Einteilung in drei Typen, wie sie Watson-Jones für die Frakturen mit Unterbrechung des Beckenringes herausgearbeitet hat, gute Dienste. Zu jeder Frakturlokalisation und -kombination kann ein spezielles Behandlungsverfahren zugeordnet werden.

Typus I: Isolierte Frakturen (und Luxationen) des Beckenringes ohne wesentliche Dislokation.

Typus II: Unterbrechung des Beckenringes durch vordere Doppelfrakturen (und Symphysenruptur).

Typus III: Kombinierte vordere und hintere Unterbrechung des Beckenringes.

Für die *isolierten Frakturen* (und Luxationen) ohne Dislokation (Abb. 1), gleichgültig, ob vorne oder hinten gelegen, eignet sich besonders die funktionelle Therapie nach Magnus [4]. Diese Behandlung gestaltet sich folgendermaßen:

Der Patient wird zunächst flach im Bett gelagert. Nachdem die ersten Verletzungsschmerzen abgeklungen und die Darmtätigkeit in Gang gekommen sind, wird mit vorsichtiger aktiver Bewegungstherapie begonnen. Dabei werden die Gelenke der unteren

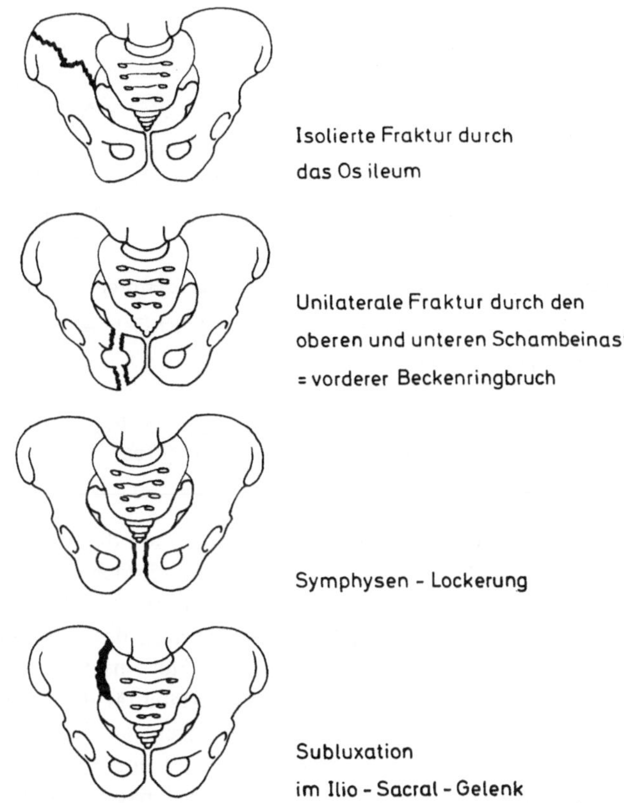

Abb. 1. Beckenringfraktur vom Typus I (oder ligamentäre Unterbrechung). *Behandlungsvorschlag:* funktionell (n. Magnus)

Extremitäten in zunehmendem Maße von der Peripherie zum Körperstamm hin aktiv bewegt und die Oberschenkelmuskulatur durch isometrische Spannungsübungen trainiert. Für die Steigerung der Gymnastik ist der spontane Schmerz die beste Richtschnur. Nach etwa 3–4 Wochen kann die Thermalbadebehandlung und die zunehmende Mobilisation begonnen werden. Röntgenkontrollen erfolgen nach 10 Tagen und vor der Aufnahme der Belastung sowie 2 Wochen nach Belastungsbeginn.

Bei der funktionellen Behandlung nach Magnus [4] steht nicht die frühzeitige Belastung im Vordergrund, sondern die dosierte aktive Bewegung der verletzungsnahen Gelenke. Hoppe [3] hat anläßlich einer Nachuntersuchung festgestellt, daß bei zu früher Belastung in einem hohen Prozentsatz (84%) noch nach einem Jahr Beschwerden bestehen und die Erwerbsfähigkeit gemindert ist.

Die vorderen Doppelfrakturen mit Unterbrechung des Beckenringes (Abb. 2) werden dann funktionell behandelt, wenn keine wesentliche Dislokation besteht. Bei Vertikalbrüchen durch das Sitz- und Schambein kann es je nach der Gewalteinwirkung zu einer Verkürzung (= Stauchung) oder zu einer Diastase mit Höhenverschiebung kommen. Verkürzungen können in der Regel durch reine Rückenlagerung gut korrigiert werden. Liegt eine stärkere Verschiebung und insbesondere eine Diastase vor, so erfolgt konservative Behand-

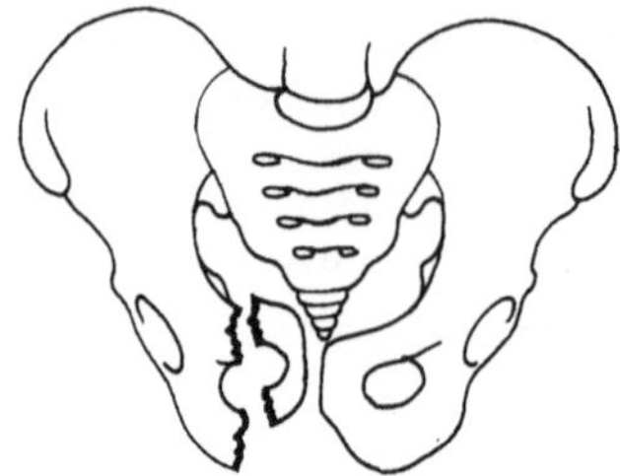

Unilaterale Fraktur des oberen und unteren Schambeinastes mit Symphysen-Ruptur

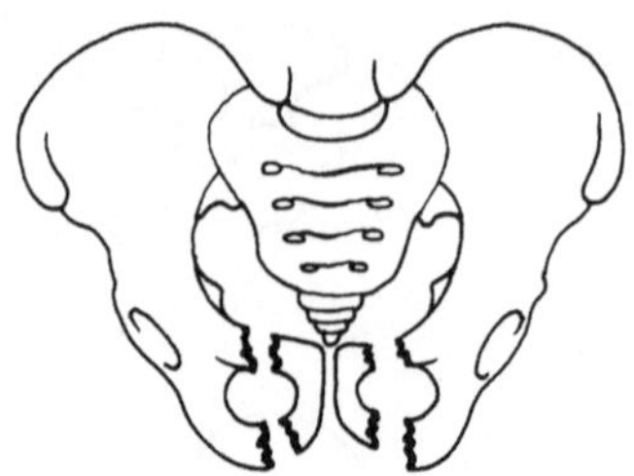

Bilateraler vorderer Beckenringbruch (Schmetterlingsfraktur)

Abb. 2. Doppelte vordere Unterbrechung des Beckenringes. *Behandlungsvorschlag:* funktionell/konservativ (Beckenschwebe n. Rauchfuß)

lung mit Reposition und Retention. Dabei muß das Hauptaugenmerk auf die Retention der Frakturen gelegt werden. Hierfür gibt es einfache und wirkungsvolle Maßnahmen. Die Beckenschwebe mit überkreuztem Zug von etwa 70° und einer Extension von 3–6 kg auf jeder Seite ist ein ausgezeichnetes Verfahren, das auch eine ausreichende Pflege des Verletzten zuläßt. Die Behandlung muß sehr früh einsetzen, wenn damit nicht nur eine Reposition erzielt, sondern auch eine haltbare Stabilität durch Heilung erreicht werden soll. Dies gilt vor allem für kombinierte Verletzungen, an denen das Skelet und der Bandapparat beteiligt sind. Die Krankengymnastik setzt ebenfalls sehr früh ein, wobei vor allem die Beweglichkeit der Zehen und der Sprunggelenke sowie die Oberschenkelmuskulatur durch Spannungsübungen trainiert werden.

Die Dauer der Behandlung in der Beckenschwebe liegt zwischen 4 und 6 Wochen. Vor Abnahme der Beckenschwebe sind Röntgenaufnahmen erforderlich, um sowohl die Frakturstellung als auch die Heilungsfortschritte zu verfolgen. Die knöcherne Durchbauung erfolgt verhältnismäßig rasch. Callusbildung ist am Becken bereits nach 3–5 Wochen deutlich im Röntgenbild erkennbar. Später unter der Belastung wird nicht selten eine erstaunlich gute Wiederherstellung auch der Symmetrie durch Umbauvorgänge festgestellt. Pseudarthrosen im Bereich des Beckens sind selten (Zotter und Titze [8]) (Abb. 3).

Eine weitere Möglichkeit für die Behandlung von Doppelfrakturen mit Unterbrechung des vorderen Beckenringes ist der Fixateur externe, besonders, wenn größere Dislokationen vorliegen. Wesentlich hierbei ist die exakte und sichere Position der Schanzschen Schrauben in der oft sehr dünnwandigen Ala. Die Frage, wieviele Schanzschen Schrauben an jeder Beckenseite angebracht werden sollen, um eine möglichst große Stabilität zu erzielen, wird unterschiedlich beurteilt. Bonnel [1] zeigte in seiner Studie die möglichen Kompressionswerte an zwei unterschiedlichen Verletzungskombinationen. Die Untersuchungen wurden an konservierten Leichenbecken durchgeführt. Bei Verwendung von nur einer Kompressionsstange betrug der in der Symphyse gemessene Druck 3 kg und im Ilio-Sacral-Gelenk 1 kg. Wurden dagegen zwei bzw. drei Stangen (2 bzw. 3 Schanzsche Schrauben pro Beckenhälfte) montiert, lagen die Druckwerte in der Symphyse bei 8 bzw. 11 kg und dorsal in den Ilio-Sacral-Gelenken bei 5 bzw. 8 kg.

Wenn diese primär erzeugten vorderen und hinteren Drucke für die Dauer der Heilung aufrechterhalten werden können, sind u.E. 1 oder 2 Fixateure völlig ausreichend. Es hat

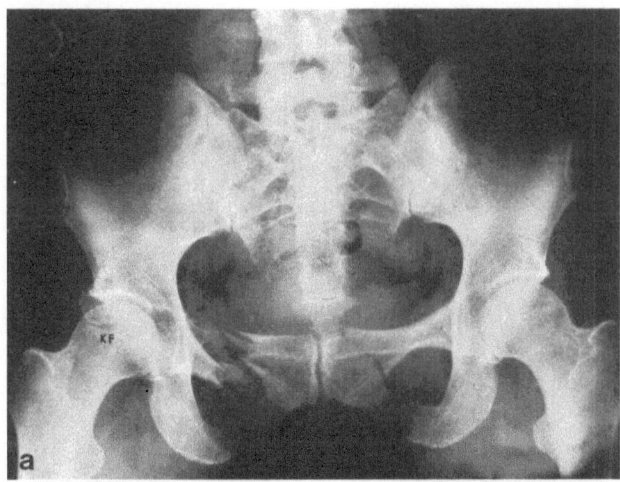

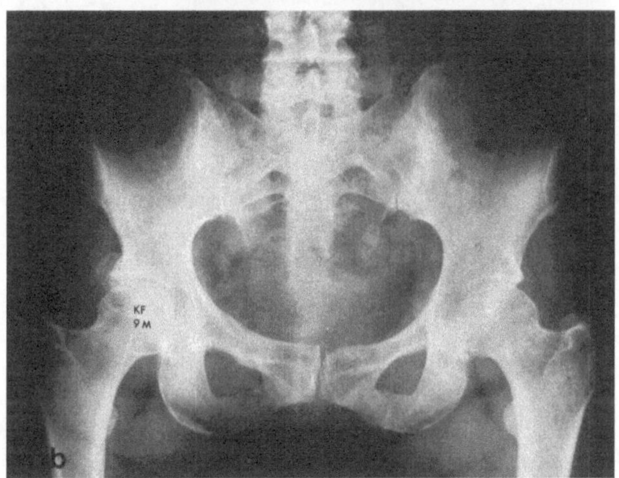

Abb. 3. a O.G., 44 J., weibl. Sturz vom Pferd. Doppelseitiger vorderer Beckenringbruch (Schmetterlingsfraktur) mit Teilruptur bes. der rechten Iliosacralfuge. Behandlung in der Beckenschwebe für 6 Wochen, **b** Klinische und röntgenologische Kontrolle nach 9 Monaten. Restitutio ad integrum. Pat. beschwerdefrei. Läuft bereits wieder Ski in alpinem Gelände. Auch Langlauf ohne jegliche Beschwerden

sich dabei sehr bewährt, den Fixateur von Zeit zu Zeit etwas nachzuspannen. Erstmalig sollte dies in der ersten Woche erfolgen.

Die kombinierte vordere und hintere Unterbrechung des Beckenringes (Abb. 4) ist die schwerste Verletzungsform am Beckenskelet. Die unterschiedlichsten Kombinationen sind möglich:

a) rein ligamentär (Symphyse und Ilio-Sacral-Gelenk);
b) Symphyse und Vertikalfraktur durch die Ala;
c) Vorderer Beckenringbruch mit Vertikalbruch der Ala (Malgaigne);
d) Vorderer Beckenringbruch und Fraktur durch die Pars lateralis auf der gleichen Seite;
e) Gekreuzter vorderer und hinterer Beckenringbruch.

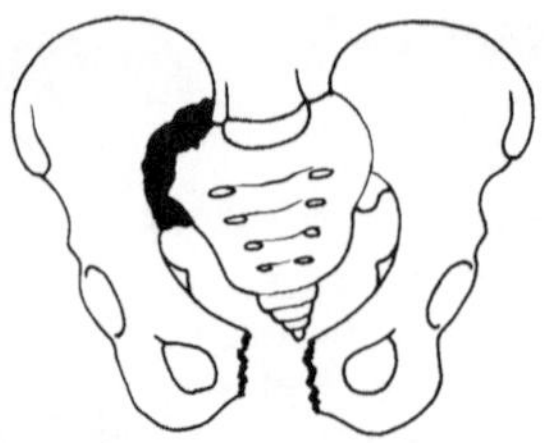

Symphysenruptur und Sprengung des Ilio-Sacral-Gelenkes mit Dislokation

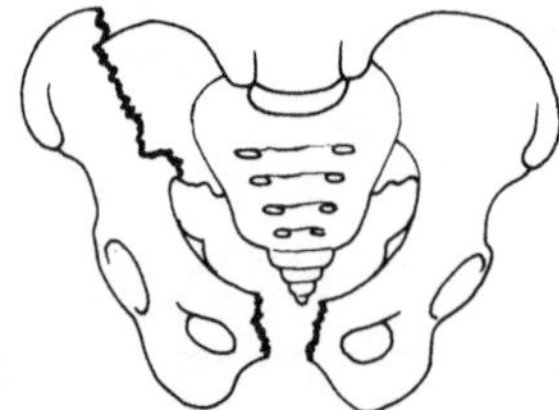

Symphysenruptur und Fraktur durch das Os ileum mit Dislokation

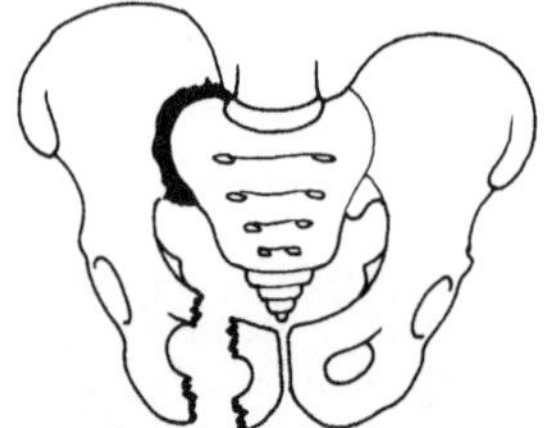

Unilateraler vorderer Beckenringbruch mit Ruptur des gleichseitigen Ilio-Sacral-Gelenkes (Malgaigne)

Abb. 4. Vorderer und hinterer Beckenringbruch (oder ligamentäre Unterbrechung). Instabiler Bruch. *Behandlungsvorschlag:* konservativ (Beckenschwebe) / operativ (Plattenosteosynthese)

Für die Therapiewahl der kombinierten vorderen und hinteren Unterbrechung des Beckenringes ist das Ausmaß der Dislokation entscheidend. Im Vordergrund steht für den wenig dislocierten vorderen und hinteren Beckenringbruch die konservative Behandlung mittels Beckenschwebe. Besteht eine Dislokation der betreffenden Beckenhälfte nach cranial, so erfolgt möglichst früh die Reposition und die Retention durch eine supracondyläre Drahtextension mit relativ hohen Gewichten (8–12 kg und mehr) für kürzere Zeit. Dabei ist darauf zu achten, daß für die Extremität der unverletzten Seite ein Widerlager zur Verfügung steht. Die Dauer der Behandlung beträgt in diesen Fällen etwa 6–10 Wochen, wobei die Längsextension nach etwa 5–6 Wochen entfernt werden kann und lediglich noch die Beckenschwebe verbleibt.

Auch die Kombination von Fixateur externe und Längsextension kann einmal erforderlich sein (Abb. 5). Eine spezielle Form des Fixateur externe ist der sog. Beckenbügel nach Richter [6], den Weller verbessert hat. Richter [6] hat ihn für die transacetabuläre Querfraktur angegeben. Er leistet aber auch bei Beckenringfrakturen (Symphysenruptur usw.), insbesondere, wenn erhebliche Dislokationen bestehen, hervorragende Dienste. Das Prinzip des Richterschen Beckenbügels beruht darauf, daß oberhalb des Hüftgelenks beidseits an der Ala je ein Metallbolzen eingesetzt wird, der vorne eine Zähnelung aufweist und so gegen Verschiebungen auf dem Knochen gesichert ist. Beide Metallbolzen werden über einen Bügel verbunden. Je nach Bedarf kann stärkere oder geringere Kompression ausgeübt werden.

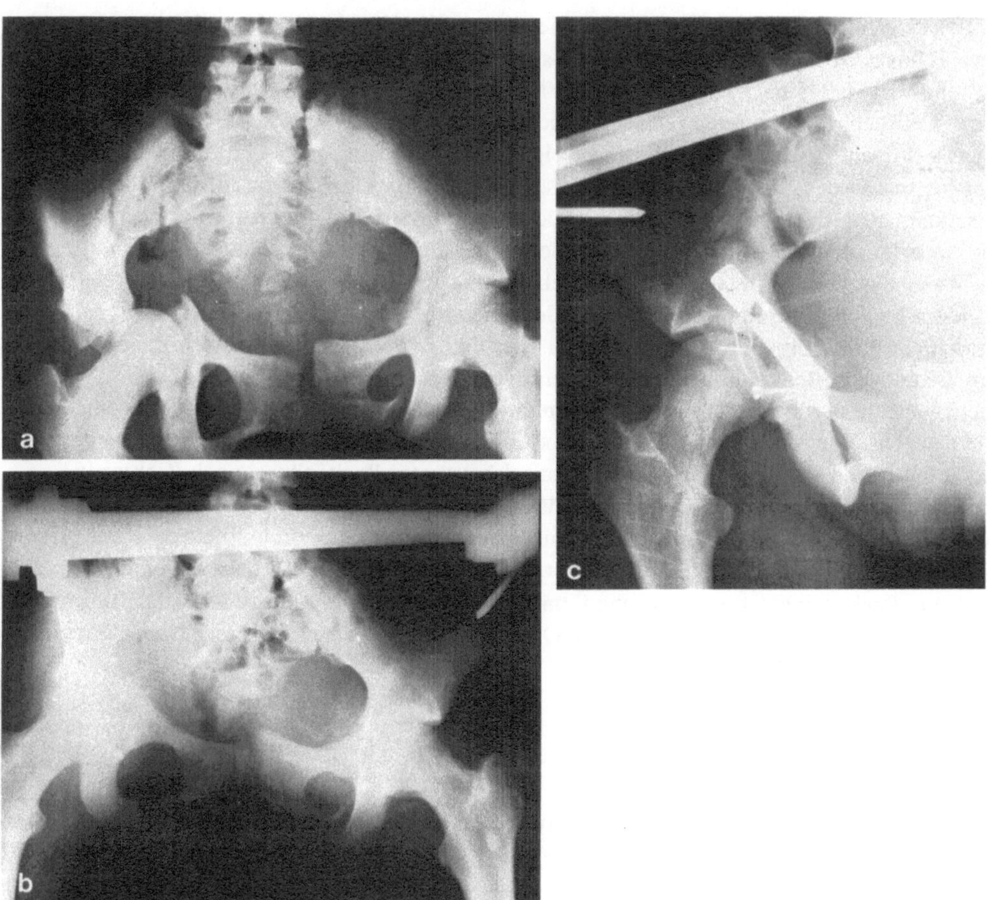

Abb. 5. a W.B., 16 J., weibl. Als Beifahrerin Frontalkollision mit PKW. Acetabulum- und Beckenringfraktur, stumpfes Bauchtrauma, Unterschenkelfraktur rechts. Commotio cerebri und Peronaeusparese beidseits, **b** Therapie: Osteosynthese der Acetabulumfraktur und Fixateur externe am Becken. Probelaparotomie und Osteosynthese der Unterschenkelfraktur rechts, **c** Röntgenkontrolle (Ala-Aufnahme) der Acetabulumfraktur nach Platten- und Schraubenosteosynthese (Zuggurtung)

Die operative Behandlung von Beckenringfrakturen ist u.E. dann in folgenden Fällen in Erwägung zu ziehen:

1. bei breit offenen Frakturen oder drohender Perforation;
2. bei vorderem Beckenringbruch mit Blasen- bzw. Urethraverletzungen;
3. bei primär oder sekundär sich entwickelnden neurologischen Ausfällen (N. ischiadicus);
4. wenn keine befriedigende Reposition durch konservative Behandlung erzielt wird.

In der Literatur besteht weitgehende Übereinstimmung und Zurückhaltung bezüglich der Indikation zur operativen Frakturbehandlung der Beckenringbrüche (Poigenfürst [5]). Dabei sind möglicherweise das bekannlich höhere Infektionsrisiko der Osteosynthese im vorderen Symphysenbereich sowie Schwierigkeiten bei der stabilen Verankerung einer oder zweier Platten durch Schrauben im ilio-sacralen Bereich beeinflussend. Hinzu kommt die Erkenntnis, daß eine frühere Belastung bei operativ versorgtem vorderem und hinterem Vertikalbruch im allgemeinen nicht möglich ist.

Als Implantat für die Osteosynthese eignet sich die schmale DC-Platte, die entsprechend der Form des Beckens sowohl im vorderen wie im hinteren Bereich gut anmodelliert werden kann. Die durch Osteosynthese erreichte Stabilität ist, wie gesagt, mit Zurückhaltung zu bewerten. Je nach Situation ist eine Liegebehandlung von 4–8 Wochen notwendig.

Wesentlich erscheint uns bei der Behandlung dieser schweren Verletzungen, daß besonders beim Polytrauma die instabile Beckenfraktur möglichst frühzeitig behandelt wird und nicht über Tage oder gar Wochen in erheblicher Fehlstellung belassen bleibt. Ist man am Beginn der Behandlung mit der operativen Versorgung zurückhaltend, so muß wenigstens eine konsequente konservative Therapie mit Reposition und Retention eingeleitet werden. Die Verwendung des Fixateur externe ist u.E. ein Verfahren, welches sich gerade in diesen Fällen als Mittel der Wahl anbietet. Ebenso der Beckenbügel nach Richter [6].

Zusammenfassend ist festzuhalten, daß die Behandlungsform bei Beckenringbrüchen abhängig ist von der Schwere der Gesamtverletzung, des weiteren spielt der Frakturtyp, wie er von Watson-Jones [7] in drei Schweregraden herausgearbeitet wurde, eine Rolle. Die meisten Beckenringfrakturen können mit guten Resultaten konservativ und funktionell behandelt werden. Die Indikation zur Osteosynthese wird in ganz bestimmten Fällen gestellt.

Literatur

1. Bonnel, F.: Biomechanische Betrachtungen über Beckenverletzungen und die Anwendung des Fixateur externe bei Zerreißung der Symphyse und des Sacro-Iliacalgelenkes. Hefte z. Unfallheilk. *124*, 161 (1975)
2. Feldkamp, F., Krebs, H., Schäfers, W.: Beckenringbrüche und ihre Komplikationen. Hefte z. Unfallheilk. *124*, 200 (1975)
3. Hoppe, O.: Über Beckenringbrüche und deren Dauerergebnisse mit besonderer Berücksichtigung bergmännischer Verletzungen. Inaugural-Dissertation (Köln) 1932
4. Magnus, R.: Beckenbrüche, Behandlung und Resultate. Arch. klin. Chir. *17*, 667 (1931)
5. Poigenfürst, J.: In: Spezielle Frakturen- und Luxationslehre. Nigst, H. (Hrsg.). Stuttgart: Thieme 1972
6. Richter, H.: Die transacetabuläre Beckensprengung und ihre Behandlung mittels percutaner Schraubenzugkompression. Mschr. f. Unfallheilk. *67*, 109 (1964)
7. Watson-Jones, R.: Fractures and Joint Injuries. Edinburgh-London-New York: Livingstone 1976
8. Zotter, K., Titze, A.: Welche Schambein- und Sitzbeinbrüche machen Beschwerden. Hefte z. Unfallheilk. *124*, 203 (1975)

Therapie der Beckenrandbrüche

G. Friedebold, H. Zilch und P. Wilke

Unter "Beckenrandbrüchen" sind heute prinzipiell alle Frakturen im Bereich des knöchernen Beckens zu verstehen, die die Kontinuität des Beckenringes nicht unterbrechen. Sie machen im eigenen Krankengut einen relativ hohen Prozentsatz von 57% aller Beckenverletzungen aus. Dies ist aus Tabelle 1 ersichtlich, die die einzelnen Bruchformen aufgliedert. Die Verteilung der Randbrüche bzw. Abrißfrakturen auf die einzelnen Beckenknochen zeigen Tabelle 2 und 3. Das ungewöhnliche Verhältnis der Abrißfrakturen von 20% zu den Brüchen des Acetabulums spiegelt den hohen Anteil der Sportverletzungen gegenüber den durch die Lage der Klinik bedingten Verkehrsverletzungen wieder. Sie stellen an sich seltene Verletzungen am Becken dar.

Die Beckenrandbrüche stellen uns hinsichtlich der Diagnostik und Therapie vor keine großen Schwierigkeiten. Auch die Prognose ist allein von der Verletzung her als günstig anzusehen, da eine Beeinträchtigung der Statik nicht gegeben ist. Stets ist jedoch nach Mit- und Nebenverletzungen zu fahnden, die in der Regel schwerer wiegen als die Knochenverletzungen des Beckens.

Brüche des auf- oder absteigenden *Schambeinastes* entstehen im allgemeinen durch direkte Gewalt, wobei in erster Linie der Ramus superior einer seitlich auf das Becken auftreffenden Gewalt nachgibt (Voigt [10]). Die hier zur Diskussion stehenden isolierten Schambeinfrakturen ohne Unterbrechung des knöchernen Ringes sind als stabile Frakturen anzusehen. Die Belastung erfolgt nicht auf Druck, sie folgt vorzugsweise Zugkräften. Eine oft schwer zu diagnostizierende Mitbeteiligung der Iliosacralfuge muß jedoch sicher ausgeschlossen werden, damit sie therapeutisch nicht vernachläßigt und für spätere Folge-

Tabelle 1. Beckenfrakturen 1974–1978

Beckenrandbrüche	81
Ringbrüche (mit "isolierter" Symphysensprengung)	45
Hüftpfannenbrüche	17
	143

Tabelle 2. Beckenrandbrüche

Schambein	20
Sitzbein	7
Steißbein	28
Kreuzbein	4
Darmbeinschaufel	6
Abrißfrakturen	16
	81

Tabelle 3. Abrißfrakturen

Spina iliaca ant. superior	4
Spina iliaca ant. inferior	7
Tuber ossis ischii	4
Trochanter minor	1
Trochanter major	7

zustände erfaßt ist. Die Behandlung wird ausschließlich konservativ sein; eine Entlastung bis zum Abklingen des Frakturschmerzes ist erstrebenswert; die maximale Dauer der Bettruhe wird bei 3 Wochen liegen. Alte Patienten werden zur Vermeidung von Immobilisierungsschäden am Herz-Kreislaufsystem sofort ohne besondere Rücksicht auf die Frakturbeschwerden unter krankengymnastischer Anleitung mobilisiert. Gelegentlich wird über die Ausbildung eines Falschgelenkes berichtet; unter den 20 isolierten Schambeinastbrüchen ließ sich in diesem Untersuchungszeitraum keine Pseudarthrose nachweisen.

Isolierte Brüche des *Sitzbeines* sind auch im eigenen Krankengut seltener als die eines Schambeinastes. Sie entstehen meist durch direktes Trauma, z.B. Sturz auf das Gesäß bei Glatteis. Die Behandlung ist wie die der übrigen isolierten Brüche des Obturatorringes problemlos. Wenn möglich sollte jedoch auch hier eine dreiwöchige Bettruhe eingehalten werden, vor allem um die zunächst bestehenden Sitzbeschwerden zu vermeiden. Anhaltende Kreuzbeschwerden fanden Zotter und Titze [11] nur in Fällen, bei denen nachträglich eine Mitbeteiligung des Iliosacralgelenkes wahrscheinlich war.

Die Brüche des freien Teiles des *Kreuzbeines* – nur diese gehören zu den Randbrüchen – sind auch im eigenen Krankengut seltene Ereignisse. Sie entstehen durch direkte Gewalt beim Sturz auf das Kreuz oder indirekt bei seitlicher Gewalteinwirkung auf die Hüfte. Denn die akute Drucksteigerung im kleinen Becken kann durch Ausbiegung nach rückwärts zu Querfrakturen des Kreuzbeines führen (Voigt [10]). Diese sind dann jedoch meist mit schweren Acetabulumfrakturen kombiniert. Die Behandlung richtet sich nach den Beschwerden, meist sind 2–3 Wochen Schonung angezeigt. Um Kreuzbeinbreite verschobene Brüche sind sehr selten, sie können vom Rectum her digital reponiert werden. Komplikationen stehen im Vordergrund: Zerreißung retroperitonealer Venen mit Ausbildung größerer Hämatome bis zur Entstehung einer Schocksymptomatik sowie ein Decollement des Unterhautfettgewebes.

Die Brüche des *Steißbeines* sind harmlos. Gelegentlich bleiben langanhaltende Beschwerden im Sinne einer Coccygodynie zurück. Die Steißbeinresektion führt selten zur Beseitigung der Beschwerden und sollte daher zu den Ausnahmeeingriffen gehören.

Darmbeinschaufelbrüche, in der Regel durch direkte Gewalt entstanden, sind sofort auf mögliche Mit- und Nebenverletzungen zu untersuchen. Sie sind häufig kombiniert mit begleitenden Ringbrüchen unter Beteiligung der Kreuzdarmbeinfuge; weitere Mitverletzungen sind die der intraperitonealen Organe und der ableitenden Harnwege, die Arzinger [1] bei jedem 7. Verletzten fand. Auch kann durch Zerreißung des Beckenvenengeflechtes ein Volumenmangelschock auftreten. An Nebenverletzungen sind am häufigsten Verletzungen der unteren Extremitäten, des Schädels und des Thorax gesehen worden. Die Behandlung der Beckenschaufelfrakturen beginnt erst nach Abklärung und Behandlung der möglichen Mit- und Nebenverletzungen. Die unverschobenen Brüche wurde nach Böhler noch 2–3 Wochen ruhig im Bett gelagert. Wir bevorzugen jedoch die funktionelle Behandlung unter krankengymnastischer Anleitung, da eine sekundäre Dislokation durch den kräftigen Muskelmantel verhindert wird. Die seltenen verschobenen Schaufelbrüche können manuell reponiert werden. Eine Lagerung auf Braunscher Schiene unter Abduktion des Beines zur Entlastung des Muskelzuges für 2–3 Wochen ist angezeigt, evtl. sogar eine Extension. Eine operative Indikation besteht nur bei schwerwiegenderen begleitenden Verletzungen des Acetabulum, wobei an der Schaufel eine schmale AO-Platte angebracht werden kann. Eine Notwendigkeit, den Fixateur externe zur Stabilisierung verschobener Beckenschaufelbrüche zu verwenden, wurde im eigenen Krankengut bisher nicht gesehen.

Bei den *Abrißfrakturen* handelt es sich um Apophysenverletzungen, die fast ausschließlich bei jugendlichen Sportlern auftreten. Das Becken ist dabei jedoch nur etwa mit 2%–3% beteiligt. Diese Abrißfrakturen treten am häufigsten vor Abschluß des knöchernen Anschlußes des separaten Knochenkernes an den Zentralknochen auf. Das Maximum dieser Verletzungen liegt demnach zwischen dem 14.–16. Lebensjahr; nach dem 24. Jahr sind diese Ereignisse selten (Krahl [7]). Diese Phase ist besonders disponiert, da der Muskel- und Kraftzuwachs noch nicht voll zum Bewegungsablauf koordiniert wird (Cotta und Krahl [4]). Dies trifft vor allem bei Sprint- und Sprungphasen und bei spagatähnlichen Bewegungsabläufen zu, wenn diese durch äußere Einflüsse (Boden-Gegner) gestört werden, so daß nach Krahl [7] ein ruckartiges explosives Bewegungsmuster plötzlich unterbrochen wird. Charakteristischerweise sind Muskeln befallen, die über zwei Gelenke ziehen.

Am längsten bekannt und im eigenen Krankengut auch am häufigsten vertreten (7 von 16) ist der Abriß der *Spina iliaca anterior inferior* (Abb. 1), der bereits 1893 als “Sprinter's fracture” erwähnt wird. Der Abriß erfolgt durch den Zug des M. rectus femoris, dessen zweigeteilte Ursprungssehne mit dem geraden Zipfel an der Spina und mit dem querverlaufenden am oberen Rand der Hüftgelenkspfanne und Gelenkknorpel inseriert. Der Unfallmechanismus ist gekennzeichnet durch ruckartige Streckung des gebeugten Hüft- und Kniegelenkes (Startphase des Stemmbeines beim Sprinter) oder beim drohenden Sturz mit gleichem Bewegungsablauf, wobei reflektorisch die Streckung des Kniegelenkes durch Rückwärtsfallen des Oberkörpers verhindert werden soll (Poigenfürst [9]). Die Behandlung ist immer konservativ, da die knöcherne Heilung dieser meist jugendlichen Sportler problemlos und die resultierende Änderung der Längendimension unerheblich ist. Sie wird durch das Anpassungsvermögen des zugehörigen Muskels voll kompensiert (Friedebold [5]). Einige Tage Ruhe in Hüftbeugung bis zum Abklingen der akuten Schmerzsymptomatik ist erstrebenswert. Nach etwa 5 Wochen kann wieder mit leichtem Training begonnen werden. Differentialdiagnostisch muß eine normale offene Apophysenfuge durch Vergleichsaufnahme der Gegenseite ausgeschlossen werden. Auf einer Beckenübersichtsaufnahme

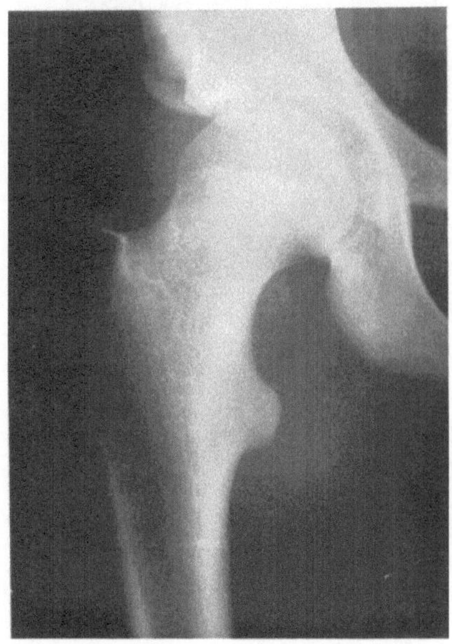

Abb. 1. Ausriß der Spina iliaca ant. inferior bei jugendlichem Sprinter

kommt die Apophyse nicht immer gut zur Darstellung, eher bei leicht angehobenem Becken. Der Apophysenkern tritt um das 13.–15. Lebensjahr auf, verschmilzt aber relativ rasch im 16.–18. Jahr (Köhler und Zimmer [6]). Weitere differentialdiagnostische Abgrenzungen gegenüber dem Os acetabuli sind erforderlich.

Der Abriß der *Spina iliaca anterior superior* (Abb. 2 und 3) erfolgt durch Zug der Mm. tensor fasciae latae und sartorius während einer ruckartigen Überstreckung im Hüftgelenk, wenn gleichzeitig ein seitliches Abkippen des Beckens zum Spielbein korrigiert werden soll (Poigenfürst). Dies tritt am häufigsten beim Laufen und Springen, aber auch beim Sprung aus der Höhe auf, oder durch Ausweichen vor einem Boxhieb. In der Regel reicht

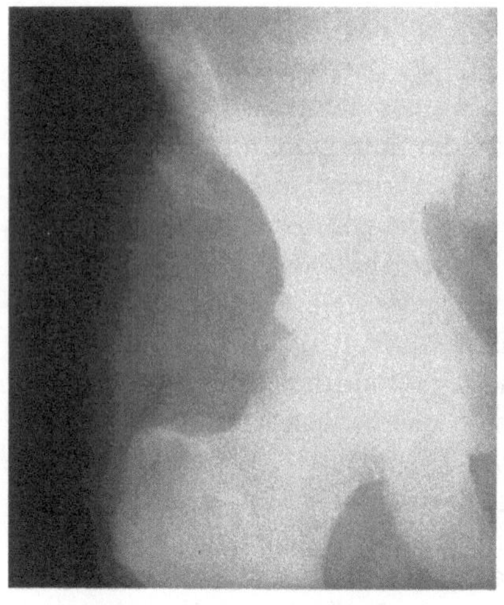

Abb. 2. Frischer Ausriß der Spina iliaca ant. superior

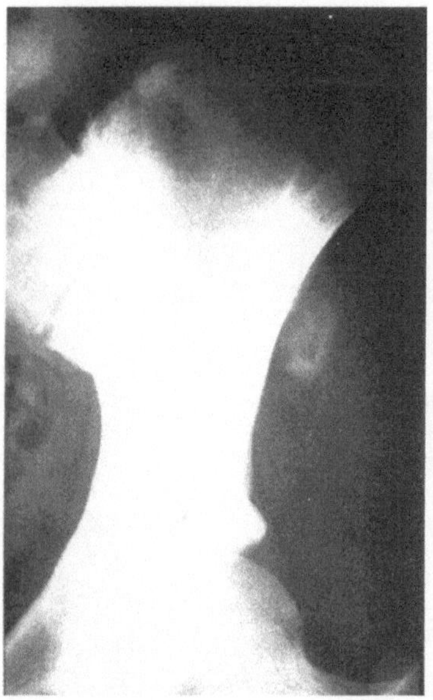

Abb. 3. 4 Monate alter Ausriß der Spina iliaca ant. superior

konservative Behandlung mit Lagerung des Beines in Entlastungsstellung für einige Tage bis 2 Wochen aus. Nachteilige Folgen auch im Hinblick auf die sportliche Aktivität wurden hierdurch nicht gesehen. O'Donoghue [8] empfielt allerdings bei seinen aktiven Sportlern eine operative Fixierung mit Hilfe einer Zugschraube oder von Nähten, die durch Bohrlöcher gezogen werden. Bei guter Fixierung dürfe der Verletzte mit Gehstützen und einem Spicaverband bereits 1–2 Tage postoperativ aufstehen und durch isometrische Spannungsübungen die verletzten Muskeln trainieren. Nach 2 Wochen sei Belastung des Beines erlaubt und frühestens nach 6 Wochen aktives Lauftraining.

Abrißfrakturen am *Tuber ischiadicum* entstehen durch Zug der ischiocruralen Muskelgruppe, insbesondere des langen Kopfes des Bicepsmuskels und des M. semitendiosus, am häufigsten als Apophysenlösung. Sie stellt eine typische Verletzung beim Hürdenlauf und Weitsprung dar, da sie eine forcierte Beugung im Hüftgelenk bei gestrecktem Kniegelenk voraussetzt. Sie entsteht weiterhin bei stark abduciertem, im Kniegelenk gestreckten Bein, wenn reflektorisch ein Überfallen des Körpers auf die abducierte Beinseite verhindert werden soll.

Krahl [7] konnte bis 1973 40 Fälle aus der Literatur sammeln und zusammen mit Cotta [4] bis 1975 8 eigene Fälle hinzufügen. Die klinische Symptomatik ist charakterisiert durch einen sofort einsetzenden heftigen Schmerz in der Gefäßgegend, einer akuten Ischias-Symptomatik nicht unähnlich. Kennzeichnend ist eine nicht unerhebliche schmerzhafte Bewegungseinschränkung der Hüfte mit positivem Lasegue Zeichen; das Bragardsche Zeichen ist dagegen immer negativ (Becker und Krahl [3]). Diagnostische Schwierigkeiten ergeben sich röntgenologisch bei jungen Sportlern vor Anlegen des knöchernen Apophysenkernes, da dann nur das knorpelige Gewebe traumatisiert wurde (Cotta und Krahl [4]; Becker und Krahl [3]). Im weiteren Verlauf bilden sich mitunter Umbauvorgänge mit spicula ähnlichen Ausziehungen, die an ein proliferierendes Chondrom erinnern. Die genaue Kenntnis der Vorgeschichte schützt vor unsachgemäßem Vorgehen.

Nach Ausbildung des Apophysenkernes zeigen die Röntgenbilder typische Befunde. Die Behandlung wird weitgehend eine konservative sein. Eine Lagerung in entlastender Stellung mit gestreckter Hüfte und gebeugtem Kniegelenk läßt sich durch Unterlegen eines größeren Kissens unter das Gesäß erreichen. Die Entlastung sollte 2–3 Wochen dauern. Pseudotumoröse Verdickungen sind nach Ausheilung keine Seltenheit (Abb. 4), gelegentlich wird darüber hinaus über Sitzbeschwerden geklagt. Deshalb finden sich in der deutschsprachigen Literatur Hinweise zur operativen Intervention nur nach unbefriedigendem konservativem Behandlungsergebnis, wie Entfernung pseudarthrotischer Fragmente. O'Donoghue [8] reponiert jedoch ausgerissene größere osteochondrale Fragmente, wenn sie eine größere Diastase aufweisen.

Eine extrem seltene Verletzung sah O'Donoghue [8] mit einer Abrißfraktur der *Beckenkammapophyse* einschließlich einer Ablösung der Bauchdeckenmuskulatur am vorderen und mittleren Beckenkamm. Die Verletzung ereignete sich durch eine kräftige Kontraktion der Bauchwandmuskulatur, während der Rumpf zur kontralateralen Seite geschleudert wurde. In diesem Fall war eine operative Revision erforderlich.

Die Ausrißfrakturen an den Trochanteren seien am Rande erwähnt. Der kräftige Hüftbeuger Ileopsoas inseriert am *Trochanter minor* und kann ihn abreißen (Abb. 5). Dann kann der Verletzte den Oberschenkel im Sitzen nicht mehr anheben, wohl aber mit Hilfe der intakten Spinamuskeln im Liegen (Ludloffsches Zeichen). Die Therapie wird konservativ sein.

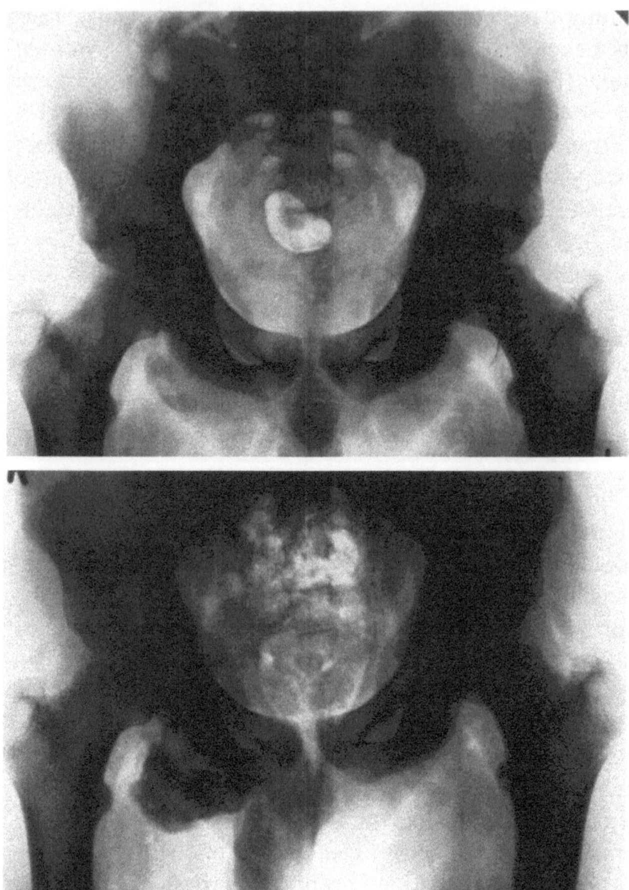

Abb. 4. Frischer Ausriß des Tuber ischiadicum mit pseudotumoröserer Ausheilung

Brüche des Beckenringes beeinträchtigen die Stabilität dieses wichtigen Stützorgans; Brüche des Acetabulums bestimmen das Schicksal des Hüftgelenkes. Beckenrandbrüche – wenn sie ohne Komplikationen der Beckenorgane einhergehen – sind als relativ harmlose Verletzungen anzusehen, die nur geringe therapeutische Probleme aufwerfen. Selbst beim Leistungssportler, der höhere Anforderungen an die Wiedergewinnung seines Leistungsvermögens stellt, ist operatives Vorgehen nur als Ausnahme anzusehen.

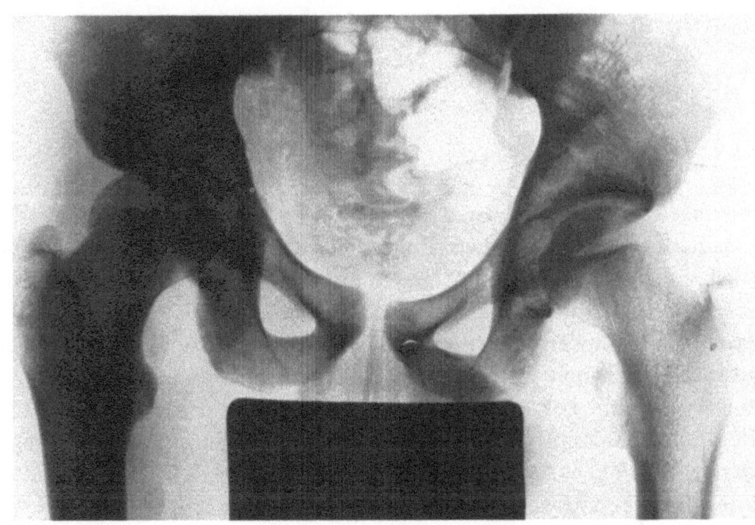

Abb. 5. Ausriß des Trochanter minor bei einem jugendlichen Fußballspieler

Literatur

1. Arzinger, H.: Beckenschaufelbrüche. H. Unfallheilk. *124*, 204–206 (1975)
2. Beck, E.: Beckenfrakturen und Luxationen. H. Unfallheilk. *124*, 156–160 (1975)
3. Becker, W., Krahl, H.: Die Tendopathien. Stuttgart: Thieme 1978
4. Cotta, H., Krahl, H.: Apophysenverletzungen jugendlicher Fußballspieler. Sportarzt u. Sportmedizin *12*, 266–271 (1975)
5. Friedebold, G.: Verletzungen und Schäden an den Sehnen beim Sport. In Schriftenreihe: Unfallmedizinische Tagungen der Landesverbände der gewerblichen Berufsgenossenschaften. Im Druck
6. Köhler, A., Zimmer, E.A.: Grenzen des Normalen und Anfänge des Pathologischen im Röntgenbild des Skeletts. S. 381. Stuttgart: Thieme 1967
7. Krahl, H.: Sportverletzungen und Sportschäden am knöchernen Becken. Orthop. Praxis *4*, 145–148 (1973)
8. O'Donoghue, D.H.: Treatment of Injuries to Athletes, p. 471–504. Philadelphia, London, Toronto: Saunders 1976
9. Poigenfürst, J.: Beckenbrüche. In: Spezielle Frakturen und Luxationslehre, Nigst, H. (Hrsg.), Bd. I/2
10. Voigt, G.: Über einige Entstehungsweisen der Beckenfrakturen. H. Unfallheilk. *124*, 153–156 (1975)
11. Zotter, K., Titze, A.: Welche Schambeinast- und Sitzbeinbrüche machen Beschwerden? H. Unfallheilk. *124*, 203–204 (1975)

Verlaufsformen von Apophysenverletzungen am Becken

H. Cotta und H. Krahl

Verletzungen des Fugenknorpels der Epiphysen von langen Röhrenknochen werden in der orthopädisch-traumatologischen Praxis relativ häufig beobachtet, dementsprechend sind dem behandelnden Arzt auch deren mögliche Komplikationen geläufig, die zu charakteristischen Verlaufsformen führen können. Seltener dagegen sind die Läsionen des apophysären Wachstumsknorpels, speziell am Becken, so daß deren Folgezustände mitunter diagnostische und auch therapeutische Schwierigkeiten machen können.

Apophysen sind bekanntlich sekundäre Ossifikationszentren, die sich in der Regel im zweiten Lebensjahrzehnt, hauptsächlich an Wirbelsäule und Becken ausbilden und bei der endgültigen Formgebung der zugehörigen Skeletanteile mitwirken. In der Regel nehmen sie die Insertionen von Muskeln und Sehnen auf.

In früheren Untersuchungen konnten wir feststellen, daß Apophysenläsionen am Becken typische Verletzungen jugendlicher Sportler in der zweiten puberalen Phase sind, deren Entstehung durch ein Muskelzugtrauma charakterisiert ist (Tabelle 1 und Abb. 1). Die be-

Tabelle 1. Ursachen von 33 Apophysenverletzungen

Fußball	14
Sprint	3
Weitsprung	2
Turnen	1
Wasserski	1
Gymnastik	1
Skilauf	1
keine Angaben	10

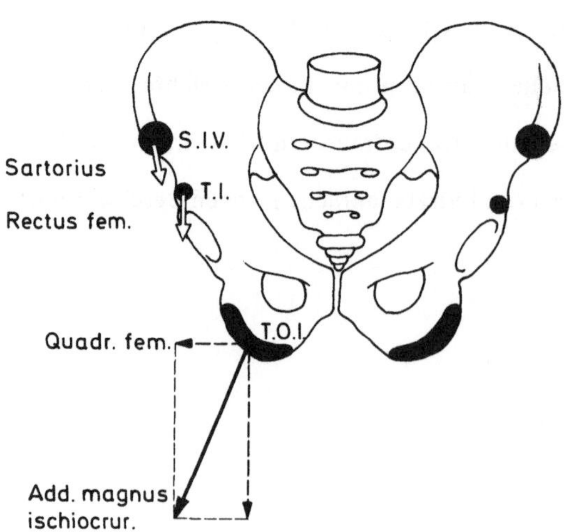

Abb. 1. Zugrichtung der an den Beckenapophysen inserierenden Muskeln. (S.I.V. = Spina iliaca ventralis; T.I. = Tuberculum ilicum; T.O.I. = Tuber ossis ischii). Die dislocierende Wirkung des Quadratus femoris ist schematisch dargestellt

treffenden Muskel sind in der Regel zweigelenkig wirksam, ihr Spannungszustand bedarf also einer besonderen Regelung. Ihre reflektorische Sollwerteinstellung, besonders für bestimmte dynamische Bewegungsabläufe wie Sprint, Sprung, Spagat nimmt in Anbetracht der plötzlichen Vermehrung der Muskelmasse dieser Lebensphase einen längeren Zeitraum in Anspruch, bis der damit verbundene Kraftzuwachs in ökonomische Bewegungsmuster eingearbeitet ist. Dieser Zeitraum ist in der Regel mit der "zweiten puberalen Phase" nach Neumann [9] identisch, in der sich die Gestalt im Anschluß an das verstärkte Längenwachstum der ersten puberalen Phase infolge der Zunahme der Muskelmasse reharmonisiert. Die verminderte Festigkeit des Wachstumsknorpels (Morscher, [8]) gewinnt im Hinblick auf den in dieser Lebensphase gesteigerten Bewegungsdrang eine entscheidende Bedeutung für die Entstehung eines Mißverhältnisses zwischen der Belastungstoleranz und der erhöhten Beanspruchung. Je explosiver die Muskelanspannung, um so leichter wird die knorpelige Apophysenfuge verletzt – Gutschank [4] beurteilte diese Situation durchaus zutreffend, indem er vom Verlust der Elastizität des kindlichen Knorpels bei gleichzeitig noch nicht erreichter Festigkeit des Erwachsenen-Knochens sprach.

Wir haben 33 Verletzungen von Beckenapophysen beobachtet und ihre Verläufe durchschnittlich 7 Jahre lang aufgezeichnet.

Die *Spina iliaca anterior superior* wird erst um das 13. Lebensjahr knöchern angelegt, hier inserieren Tensor fasciae latae und Sartorius. In unseren 5 Fällen handelte es sich um männliche Jugendliche. Sie wurden sämtlich als Zerrung bzw. Prellung beim Fußballspielen und beim Skilaufen subjektiv wahrgenommen, primär jedoch nicht diagnostiziert. Schonung und lokale Maßnahmen führten in kurzer Zeit zur Beschwerdefreiheit. Nachuntersuchungen im Erwachsenenalter zeigten jeweils breitbasige bis pflaumengroße homogene Deformierungen der Spina, in einem Fall mit einer minimalen Rotationseinschränkung des Hüftgelenkes einhergehend (Abb. 2).

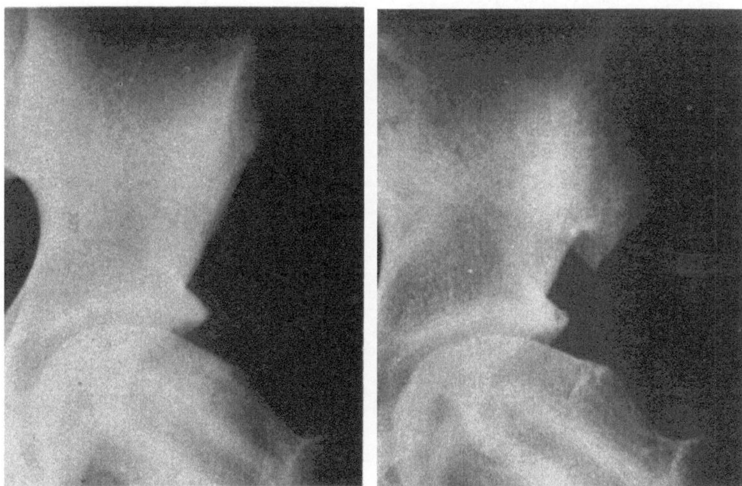

Abb. 2. Zarter, schalenförmiger Ausriß der Spina iliaca ventralis. Ausheilungsergebnis nach 8 Jahren

Auch die *Spina iliaca anterior inferior*, auch als Tuberculum ilicum bekannt, wird während der ersten puberalen Phase knöchern angelegt und verschmilzt zu Ende des Wachstumsalters.

Durch den Muskelzug des hier inserierenden Rectus femoris kommt es zur typischen Dislokation der ausgesprengten Apophyse. Es handelt sich um 6 Fußballspieler und 4 Leichtathleten, jeweils männlichen Geschlechts, die in den meisten Fällen einen sprintähnlichen Bewegungsablauf anamnestisch angeben konnten. Diese Tatsache hatte bereits Whitelocke 1893 bewogen, von der Sprinter-Fraktur zu sprechen.

Subjektiv wurde ein Rißgefühl, manchmal auch ein knallartiges Geräusch, angegeben. Die schmerzhafte Bewegungseinschränkung besserte sich meist nach kurzfristiger Bettruhe in Hüftbeugung, mitunter genügte bereits eine Schonung von wenigen Tagen.

In allen Fällen fanden sich bei der Nachuntersuchung radiologisch breitbasige Pseudotumoren, d.h. die abgesprengten apophysären Fragmente wurden in allen Fällen wieder eingebaut (Abb. 3 und 4). Bei zwei Drittel der Patienten bestanden geringgradige Bewegungseinschränkungen der Innenrotation und der Beugung, wobei in Einzelfällen ein sogenanntes "Drehmannsches Zeichen" beobachtet werden konnte, das sonst als Charakteristikum der Epiphysiolysis capitis femoris gilt. Subjektiv bestand Beschwerdefreiheit, die Bewegungseinschränkung war nicht bekannt.

Unterschiedliche Verlaufsformen haben wir bei der Verletzung der *Sitzbeinapophyse* beobachtet. Diese wird bekanntlich um das 14. Lebensjahr knöchern angelegt, spätestens 10 Jahre später ist sie mit dem Sitzbein verschmolzen. Phylogenetisch der Ursprung von Reptilienschwanzmuskeln, gibt sie beim Menschen Raum für den Ansatz kräftiger Muskelgruppen: im dorso-lateralen Anteil entspringen die ischiocruralen Muskeln Semimembranosus, Semitendinosus und Caput longum des M. biceps sowie der Quadratus femoris. Der mediale Anteile nimmt den breitbasigen Ursprung des Adductor magnus auf.

Wir beobachteten 18 Verletzungen, ausnahmslos beim Sport, davon entstanden 8 beim Fußball, 6 bei der Leichtalhletik, je 1 bei Hockey, Wasserski, Turnen und Gymnastik. Nur in 2 Fällen waren Mädchen betroffen.

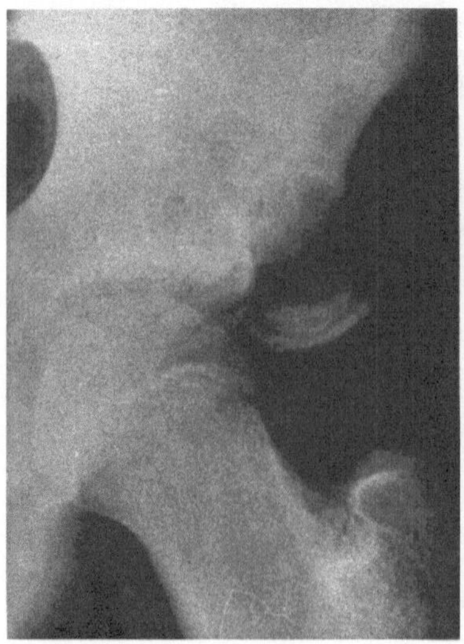
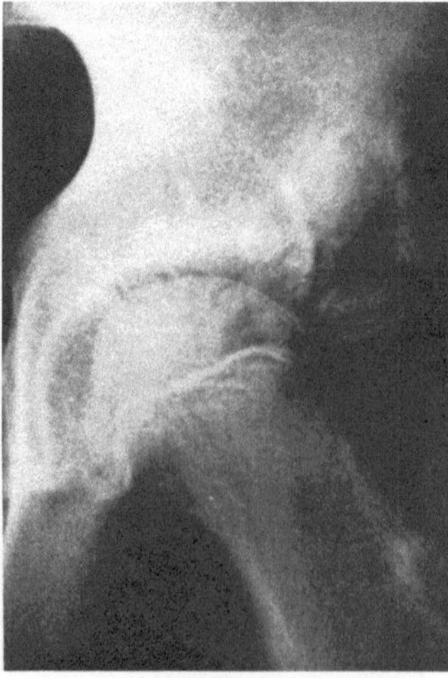

Abb. 3. Abriß des Tuberculum ilicum. Unvollständiger Einbau nach 2 Monaten

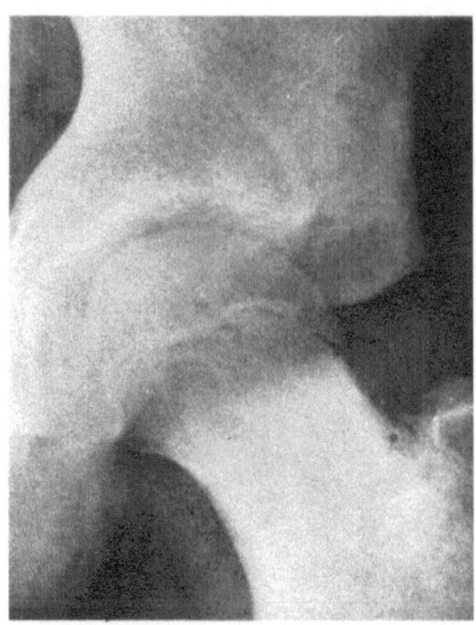

Abb. 4. Gleicher Fall wie Abb. 3, 10 Monate nach Unfall

Subjektiv wurde ein schlagartig einsetzender Schmerz in der betroffenen Gesäßhälfte bei Sprint- und Sprungbewegungen oder in der Schußphase beim Fußball angegeben, nicht selten war damit auch ein Rißgefühl und ein Geräusch verbunden. In der Regel wurde bei positivem Lasegue-Phänomen ein Muskelriß diagnostiziert. Je nach Befund kam es unter entsprechender Schonung nach Tagen bis Monaten zu Beschwerdefreiheit und voller Belastbarkeit. Allerdings konnten wir bei der Nachuntersuchung in 40% der Fälle Funktionseinschränkungen bei Hüftbeugung und Rotation feststellen, wobei in Einzelfällen auch ein positives Laseguesches Phänomen als Ausdruck der funktionellen Verkürzung der Ischiocruralmuskulatur auffiel. Sitzbeschwerden wurden von 4 Patienten angegeben, in 1 Fall in Verbindung mit Sensibilitätsstörungen.

Besonders bemerkenswert ist der röntgenologische Verlauf dieser Verletzungsformen: in einem Drittel der Fälle war zum Zeitpunkt des Muskelzugtraumas die Apophyse noch nicht knöchern angelegt. Dementsprechend stellten sich röntgenologische Veränderungen primär nicht dar, erst einige Wochen später entstanden in der lädierten Knorpelfuge scheinbar regellose Ossifikationen und Osteolysen, die histologisch als "traumatisch-lädiertes Chondrom" imponierten und in einigen Fällen den Verdacht auf einen Tumor nahelegten. Die Strukturberuhigung nimmt einen mehrjährigen Zeitraum in Anspruch, letztlich resultiert eine meist uniforme Vergrößerung des Sitzbeins. Wir sprechen vom Typ I der Deformierung des Sitzbeins, den wir in einem Drittel der Fälle fanden [6] (Abb. 5 und 6).

Die häufigste Form mit 44,4% entsteht nach Ausbildung der Apophyseninsel. Primär wird eine osteoapophysäre Fraktur diagnostiziert, die innerhalb einiger Monate bis zu mehreren Jahren knöchern ausheilt. Wir finden dann wiederum das Bild eines Pseudotumors, der im Gegensatz zum Typ I aber multiformen Charakter zeigt, wobei das Ausmaß davon abhängt, welche Knochen- und Knorpelläsionen primär vorgelegen haben (Typ II) (Abb. 7).

In einem Viertel der Fälle, ebenfalls nach Ausbildung der Apophysensichel, war ebenfalls eine osteo-apophysäre Fraktur zu diagnostizieren. Bei ihnen findet das abgerissene Fragment aber keinen Anschluß, wächst aber, trotz manchmal zunehmender Dislokation, weiter und führt so zum Typ III der posttraumatischen Sitzbeindeformation (Abb. 8). Der

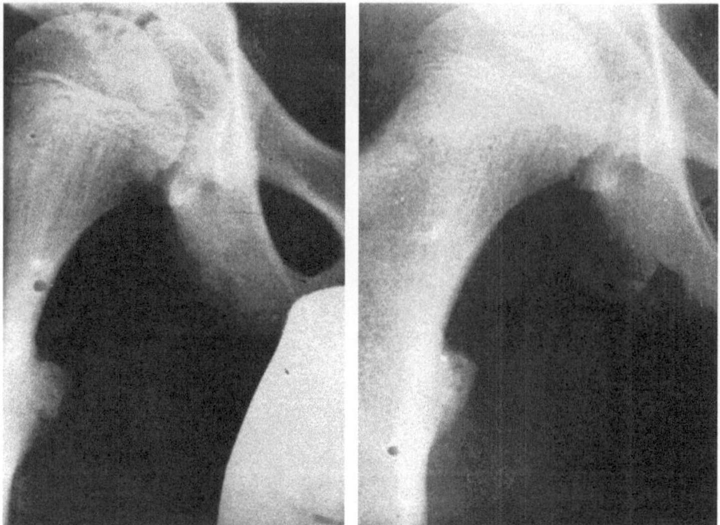

Abb. 5. Frische Läsion der Tuber ossis ischii vor Auftreten der knöchernen Apophysensichel. 4 Wochen später wolkige Strukturveränderungen und PE

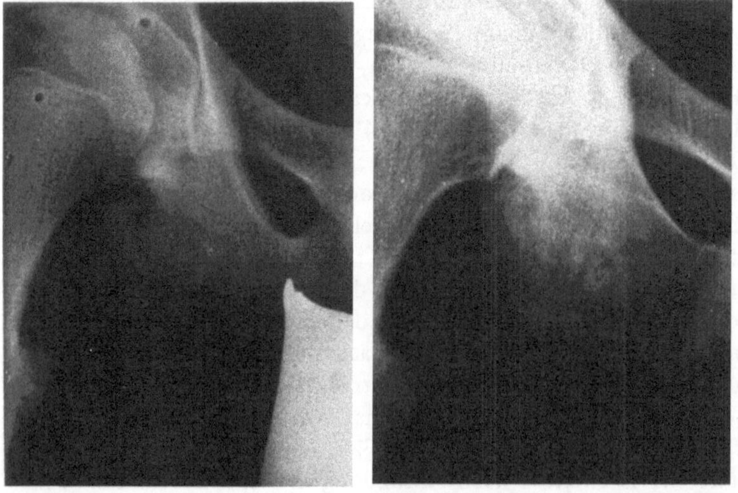

Abb. 6. Gleicher Fall wie Abb. 5, nach 8 Monaten und nach 6 Jahren (uniformer Pseudotumor)

Defekt am Tuber ossis ischii läßt sich röntgenologisch mit der Spezialaufnahme nach Göb [3] darstellen, die ursprünglich für die Pfannendach-Diagnostik angegeben wurde.

Zusammenfassend läßt sich feststellen, daß die Verletzungen der Apophysen am Becken unterschiedliche Verläufe zeigen: während die Läsionen der Spina iliaca anterior

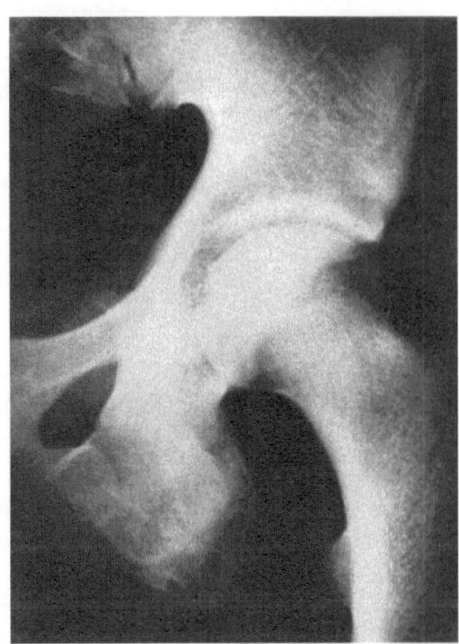

Abb. 7. Ausheilungsergebnis 4 Jahre nach Ausriß der Sitzbeinapophyse (multiformer Pseudotumor)

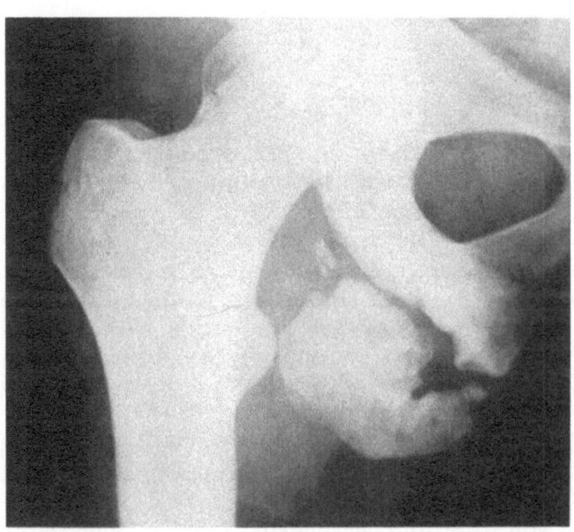

Abb. 8. Ausbleibende knöcherne Verschmelzung 4 Jahre nach Ausriß der Sitzbeinapophyse

superior und des Tuberculum ilicum zu breitbasigen Pseudotumoren der Darmbeindornen führen, finden wir uneinheitliche Bilder nach Läsionen des Sitzbeinhöckers. Verletzungen der Apophysenfuge vor Ausbildung des knöchernen Kerns führen zunächst zum Röntgenbefund eines osteolytisch-osteoplastischen Tumors, der schließlich im weiteren Verlauf unter uniformer Vergrößerung des Sitzbeins zur Ausheilung kommt (Typ I). Osteo-apophysäre Frakturen führen entweder zu multiformen Pseudotumoren (Typ II) oder aber es finden die ausgerissenen Fragmente keinen knöchernen Anschluß und vergrößern sich noch bis zum Ende des Wachstums (Typ III) (Abb. 9). Die Kenntnis dieser unterschiedlichen Verlaufsformen kann nach unserer Ansicht insbesondere im Hinblick auf die nicht seltenen echten Knorpel- und Knochentumoren dieser Region differentialdiagnostisch nützlich sein.

VERLAUFSFORMEN (N = 18)			
	Rö. Primärbefund	Rö. Endergebnis	Schema
TYP I (33,3%)	Negativ	Uniformer Pseudotumor	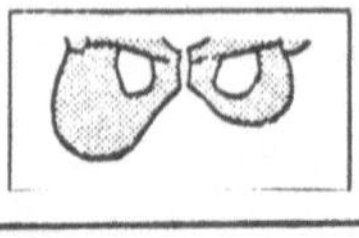
TYP II (44,4%)	Osteoapophysäre Fraktur	Multiformer Pseudotumor	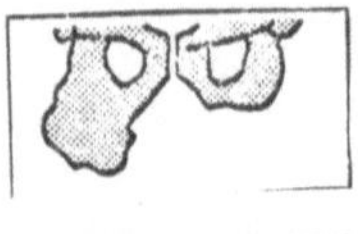
TYP III (22,2%)	Osteoapophysäre Fraktur	Ausbleibende knöcherne Verschmelzung Fragmenthypertrophie	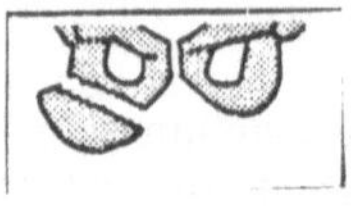

Abb. 9. Verlaufsform der Apophysenverletzungen des Sitzbeines

Literatur

1. Barnes, S., Hinds, R.: Pseudotumor of the ischium. J. Bone Jt. Surg. *54 A*, 645 (1972)
2. Cotta, H., Krahl, H.: Apophysenverletzungen jugendlicher Fußballspieler. Sportarzt u. Sportmed. *26*, 266 (1975)
3. Göb, A.: Die Diagnostik von Verletzungsfolgen und Entwicklungsstörungen am hinteren Pfannendach. Z. Orthop. *89*, 528 (1958)
4. Gutschank, A.: Doppelseitige Abrißfraktur des tuber ossis ischii. Arch. Orthop. Unfall-Chir. *33*, 256 (1933)
5. Krahl, H.: Die Apophysiolysis ossis ischii. Z. Orthop. *111*, 210 (1973)
6. Krahl, H., Steinbrück, K.: Verlaufsformen von Verletzungen der Wachstumsfuge am Becken. Z. Orthop. *115*, 582 (1977)
7. Luschnitz, E., Rother, P.: Die Röntgenographie der Ursprungsflächen von Adduktoren und ischiocruraler Muskelgruppe. Beitr. Orthop. Traum. *19*, 4 (1972)
8. Morscher, E., Desaulles, P.A.: Die Festigkeit des Wachstumsknorpels in Abhängigkeit von Alter und Geschlecht. Schweiz. med. Wschr. *17*, 582 (1964)
9. Neumann, O.: Die leibseelische Entwicklung im Jugendalter. München: Barth Verlag 1964

Operative Behandlung der Acetabulumfrakturen

A. Rüter und C. Burri

Die zu Beginn dieses Jahrhunderts noch als seltene Verletzung angesehene Fraktur der Hüftpfanne hat speziell in den letzten beiden Jahrzehnten eine sprunghafte Zunahme erfahren, wobei vor allem Verkehrsopfer betroffen sind. Bezeichnend für diesen Anstieg ist eine Angabe Wechselbergers [28] aus dem Unfallkrankenhaus Wien-Webergasse, in das in den Jahren 1926 bis 1951 57 frische zentrale Hüftgelenksverrenkungen eingeliefert wurden, während von 1952 bis 1955 bereits 35 derartige Frakturen zur Behandlung kamen. Trojan und Perschl [24] berichteten, daß in der Zeit von 1926 bis 1949 schwere Hüftverletzungen 0,2% der stationär behandelten Patienten des Unfallkrankenhauses Wien umfaßten, während Gögler [8] aus Heidelberg für die Jahre 1952 bis 1958 hier bereits einen Prozentsatz von 0,7 nennt.

Eine Aussage zur operativen Behandlung der Acetabulumfrakturen muß sich mit folgenden Fragen beschäftigen:
- Indikation zur Osteosynthese,
- Operationszeitpunkt,
- Vorbehandlung,
- Operationstechnik,
- Nachbehandlung,
- Sekundäreingriffe.

Indikation

Aus den Angaben der Literatur läßt sich die Frage, ob "die Acetabulumfraktur" besser operativ oder konservativ behandelt werden kann nicht beantworten. Die mitgeteilten Prozentzahlen über die auf beiden Wegen erreichbaren guten oder auch nur befriedigenden Ergebnisse divergieren vollständig (Tabelle 1). Dies resultiert nicht nur aus unterschiedlichen Kriterien der einzelnen Untersucher, sondern auch aus einem nicht einheitlichen Krankengut, in dem zum Teil nur spezielle Bruchformen berücksichtigt wurden. Die zunehmende Erfahrung zeigt jedoch, daß es falsch ist diese Frakturen als eine einheitliche Verletzung zu betrachten. Weiterhin ist es vor allem bei älteren Literaturstellen zu beachten, daß bei insgesamt konservativer Einstellung nur ein selektioniert schlechtes Krankengut verspätet operiert wurde. So gibt z.B. Stewart [22], der von Gegnern einer operativen Therapie immer wieder zum Kronzeugen gemacht wird, an, daß in der Gruppe der operativ behandelten, in der sich später 71% Arthrosen fanden, der durchschnittliche Zeitpunkt auch nur der Reposition des Gelenkes 33 Tage nach dem Unfall lag.

Die Zusammenstellung der von ihm behandelten Fälle zeigte auch bezüglich der Nekroserate den häufig zitierten negativen Effekt einer Osteosynthese. Dies wird bei Aufschlüsselung seiner Angaben aus den oben erwähnten Gründen verständlich und kann somit der Methode selbst nicht oder nur mit großen Vorbehalten angelastet werden (Tabelle 2).

Tabelle 1. Gute Behandlungsergebnisse nach Acetabulumfrakturen

Autor	Jahr	Konservativ	Operativ
Thompson	1951	18%	12%
Stewart	1954	55%	25%
Waller	1955	18%	65%
Letournel	1966		82%
Merle d'Aubigne	1968		78%
Nerubay	1973	66%	25%
Martinek	1974	90%	92%
Ender	1974	73%	
Weller	1978		60%

Tabelle 2. Nekrose- und Arthrose-Häufigkeit

		Konservativ	Operativ
Stewart	Nekrose	15,5%	40,0%
	Arthrose	60,0%	60,0%

Auch die gegen eine operative Behandlung angeführten Argumente der Allgemeinbelastung des Patienten und eines möglichen Infektes können die Frage nicht stichhaltig klären. Zwar gibt Letournel [13] in seiner operativen Statistik eine Infektrate von 3% an. Mazas [17] beschrieb aus den Anfangszeiten 9% für den vorderen Zugang. Auf der anderen Seite stehen jedoch die allgemeinen Folgen einer konservativen Behandlung. Frisee [7] berichtet aus den Arbeiterunfallkrankenhäusern Österreichs von 3% Infekten an der Eintrittsstelle des Extensionsdrahtes, aller frischer, 12% derjeniger veralteter Luxationsfrakturen der Hüfte. Nerubay [19] fand bei den konservativ Behandelten in 2% Thrombophlebitiden, in weiteren 2% Lungenembolien.

Da das Acetabulum physiologischerweise exzentrisch belastet wird (Abb. 1) muß die Indikationsstellung von der Frakturlokalisation beeinflußt werden. Die verschiedenen Bruchformen sind in einer gesonderten Arbeit abgehandelt. In entsprechenden Publikationen (Letournel [14]; Weller [30]) schwanken die prozentualen Angaben für die einzelnen Verletzungstypen, lassen jedoch insgesamt die Schwerpunkte bei den Brüchen des Hinterrandes und den Kombinationsformen erkennen (Tabelle 3).

Eine Aufschlüsselung der publizierten Behandlungsergebnisse entsprechend den verschiedenen Frakturtypen läßt keine sicheren Rückschlüsse auf die Frage zu, ob operativ oder konservativ die besseren Resultate erreicht werden können. Insgesamt finden sich in allen belasteten Anteilen der Pfanne, also dem hinteren Pfeiler, dem Pfannendach und dem Pfannengrund prozentual in etwa dieselben Schwierigkeiten.

Das spezifische Problem dieser Verletzung ist die Nekrose des Femurkopfes und die posttraumatische Coxarthrose. Die wenigen Literaturangaben, die diese Frage im Hinblick auf die erlittene Frakturform aufschlüsseln zeigen übereinstimmend, daß die Nekrosehäufigkeit bei den Verletzungen des hinteren Pfannenrandes kleiner ist als bei den zentralen Frakturen. Insgesamt findet sich hierbei eine Nekrosehäufigkeit von ca. 30% und eine Arthroserate von etwa 50% (Tabelle 4).

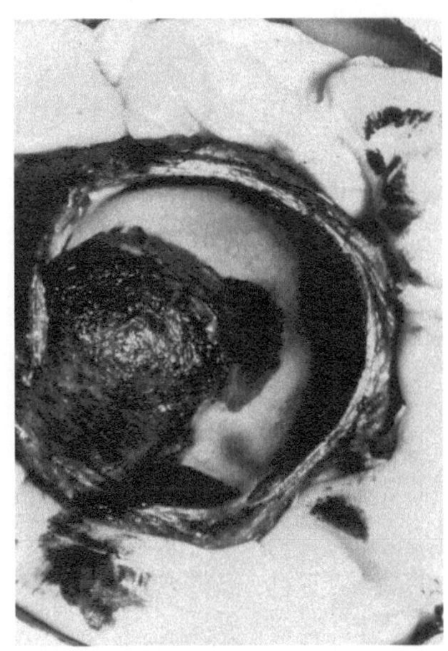

Abb. 1. Belastete Flächen des Acetabulums, bestimmt im Tuschierverfahren. Die Abdrücke des eingefärbten Kopfes im Acetabulum zeigen die Belastungszonen am dorsalen und cranialen Pfeiler sowie am Pfannengrund (dunkelgefärbte Zone)

Tabelle 3. Verteilung der Frakturformen

	Weller (n = 219)	Letournel (n = 280)
Hinterrand	45%	30%
Dorsaler Pfeiler	13%	7%
Ventraler Pfeiler	2%	8%
Quer	18%	15%
Kombinationen	32%	40%

Die klassische Theorie von der Entstehung der Kopfnekrose durch Zerreißung der lateralen Epiphysengefäße kann diese Befunde nicht erklären. Böhler [2] sah aufgrund experimenteller Untersuchungen die Ursache der posttraumatischen Kopfnekrose nach diesen Verletzungen in einer Zerrüttung des subchondralen Spongiosagerüstes. In letzter Zeit mehr sich jedoch aufgrund vergleichender Untersuchungen über Nekrosehäufigkeit und Dauer der Luxation die Ansicht, daß ursächlich doch eine Gefäßstörung angenommen werden muß. Hierbei ist der Schaden jedoch primär im venösen Schenkel zu suchen, dessen Funktion weniger durch eine Gefäßzerreißung als durch eine anhaltende Stase zum Erliegen kommt. Auf diese Zusammenhänge hat Hulth [10] eindrücklich hingewiesen. Weigand [29] konnte diese Theorie durch eine exakte Analyse der zeitlichen Zusammenhänge zwischen Luxationsdauer und späterer Nekrose erhärten.

Auch wenn aufgrund der bisher publizierten vergleichbaren Ergebnisse eine zwingende Indikation zur operativen Behandlung der Frakturen des Acetabulums nicht statistisch gesichert nachgewiesen werden kann – wobei u.E. diese Unsicherheit nur durch eine nicht ausreichende Differenzierung der Bruchformen, des Zeitpunktes und der Qualität der Osteosynthese entsteht, so steht doch aufgrund heutiger Kenntnisse der Knorpel- und

Tabelle 4. Bruchformen – Nekrose – Arthrose

Autor	Jahr	Dorsaler Rand		Dorsaler Pfeiler		Grund		Kombinationen	
		N	A	N	A	N	A	N	A
Thompson	1951		26%	40%			40%	55%	
Armstrong	1948			20%				100%	
Stewart	1954		17%	60%			20%	80%	
Schramm	1965		26%	33%			12%	62%	
Jungbluth	1967		25%	50%		50%	50%	0%	33%
Neburay	1973	14%	22%			3%	31%	17%	50%

Gelenkphysiologie außer Frage, daß einem verletzten hochbelasteten Gelenk wie der menschlichen Hüfte die größte Chance einer Restitutio durch eine möglichst exakte Reposition der Bruchstücke in den lasttragenden Arealen mit anschließender übungsstabiler Osteosynthese gegeben wird. Nekrosebedingte Spätkomplikationen belasten auch neuere operative Statistiken (Letournel [14]; Merle d'Aubigne [18]; Ecke [5]; Trojan [25]; Weller [30]) in einem erheblichen Prozentsatz, der wohl eher durch eine frühzeitigere Operation als durch weitere Verfeinerung der Operationstechnik gesenkt werden kann.

Operationszeitpunkt

Das Spätergebnis nach Luxationsfrakturen der Hüfte wird wegen der Störung der Kopfzirkulation wesentlich vom Zeitpunkt der Gelenksreposition beeinflußt. Die in Tabelle 5 zusammengestellten Literaturangaben belegen diesen Zusammenhang.

Die Einrichtung der Luxation hat also zum frühestmöglichen Zeitpunkt zu erfolgen. Hierzu ist eine tiefe Muskelentspannung des narkotisierten Patienten notwendig. Üblicherweise wird das Becken des auf dem Boden liegenden Patienten von einem Helfer fixiert, während der Arzt, notfalls unterstützt durch einen Flaschenzug, bei gebeugtem Hüftgelenk und geringer Adduction die Reposition vornimmt. Einige Autoren bevorzugen die Technik nach Stimson oder Dshanelidze in Bauchlage des Patienten.

Beim narkotisierten und ausreichend relaxierten Patienten muß die Reposition dann jedoch ohne größere Gewaltanwendung gelingen. Kraftvollere Manipulationen sind zu ver-

Tabelle 5. Gute Ergebnisse – Zeitpunkt der Reposition

	Unter 24 Std	Über 24 Std
Creyssel	80%	75%
Merle d'Augibne	95%	60%
Brav	79%	48%
Stewart	82%	0%

Tabelle 6. Nebenverletzungen bei Hüftgelenkstraumen. Schramm 1975 n = 197

Beckenbrüche	77
Wirbelbrüche	24
Unterschenkelbrüche	22
Oberschenkelbrüche	11
Kniescheibenbrüche	3
Brüche der oberen Gliedmaßen	10
Schädelbrüche	3
Schwere Weichteilverletzungen	23
Nervenverletzungen	12
Blasen- und Harnröhrenverletzungen	5
Darmverletzungen	1

meiden, da über den langen Arm des Beines bei fixiertem Schenkelkopf leicht Schenkelhalsfrakturen gesetzt oder Knorpelscherungen bewirkt werden können.

Stellt auch die Reposition der Luxationsfraktur einen chirurgischen Notfall dar, so richtet sich der Zeitpunkt der endgültigen operativen Versorgung nicht zuletzt nach den häufig anzutreffenden Nebenverletzungen. Tabelle 6 zeigt eine Zusammenstellung von Schramm [21] aus der BG-Klinik Bergmannsheil Bochum. Zahlreiche andere Literaturangaben entsprechen etwa diesen Verhältnissen und belegen die Häufigkeit von gleichzeitigen Verletzungen anderer Organe, deren Diagnostik und Versorgung aus vitaler Indikation Vorrang haben kann. Eine frühzeitige Reposition der Luxation sollte jedoch fast ausnahmslos möglich sein. Bis zum Zeitpunkt der Operation muß das Gelenk durch Extension ruhiggestellt werden. Für die notwendigen geringen Gewichte von 2–3 kg reicht eine Schaumstoff-Manschetten-Bandage.

Operationstechnik

Das operative Vorgehen richtet sich nach dem spezifischen Frakturtyp. Dieser läßt sich nur durch ausreichende Röntgenaufnahmen in 3 Ebenen mit genügender Sicherheit beurteilen.

Frakturen des hinteren Pfannenrandes und des hinteren Pfeilers

Diese Brüche werden in Seitenlage des Patienten von einem hinteren Zugang aus versorgt. Hierbei verwenden wir nicht die Schnittführung entsprechend dem "Southern approach", die nicht selten zu Störungen der Innervation und Durchblutung der ventralen Anteile des längsgespaltenen Gluteus maximus führt und nur begrenzte Erweiterungsmöglichkeiten bietet. Vielmehr bevorzugen wir den Zugang zwischen Gluteus maximus und medius, der von Henry [9] und Marcy und Fletcher [15] angegeben wurde. Durch diesen Zugang kann nötigenfalls die Beckenschaufel bis zur Christa freigelegt werden. Bei dieser Ausdehnung ist jedoch auf die A. glutea media und den N. gluteus superior zu achten.

Bei ausreichender Qualität der Spongiosa reicht es aus, Abbrüche des hinteren Pfannenrandes durch 2 Spongiosaschrauben zu fixieren (Abb. 2). Gelegentlich findet sich eine eiförmige Auswalzung der Pfanne nach cranial-dorsal durch Einstauchung der subchondralen Spongiosa. Durch diese Kompression des verbleibenden Pfannenanteiles wird die Bruchfläche am Beckenrand kleiner als diejenige am abgesprengten Fragment. Die Verletzung gibt sich hierdurch zu erkennen, kann auf Röntgenaufnahmen jedoch meist nicht diagnostiziert werden (Abb. 3). In diesen Fällen ist es notwendig, den imprimierten Anteil der Pfanne durch einen breiten Meißel unter Belassen einer ausreichenden subchondralen Brücke anzuheben und den Defekt zunächst durch Spongiosa aufzufüttern. Danach kann das nun wieder passende Randfragment aufgebracht und in typischer Weise fixiert werden (Abb. 4).

Finden sich mehrere Fragmente oder liegt ein Ausbruch des gesamten hinteren Pfeilers vor, muß die Osteosynthese durch eine Platte übungsstabil gesichert werden. Häufig wird es hierbei notwendig, zusätzliche Einzelfragmente durch isolierte Schrauben zu fassen (Abb. 5).

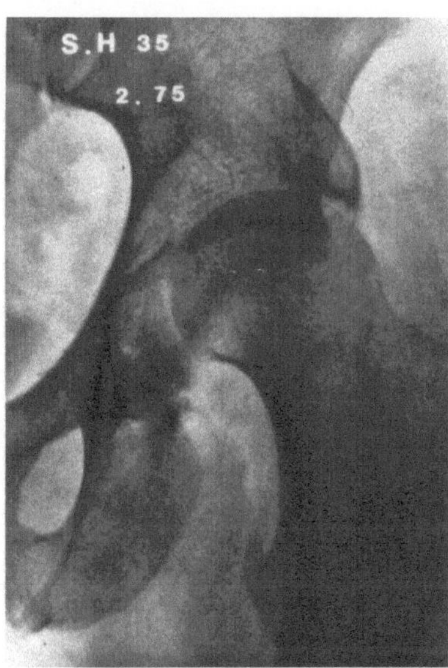

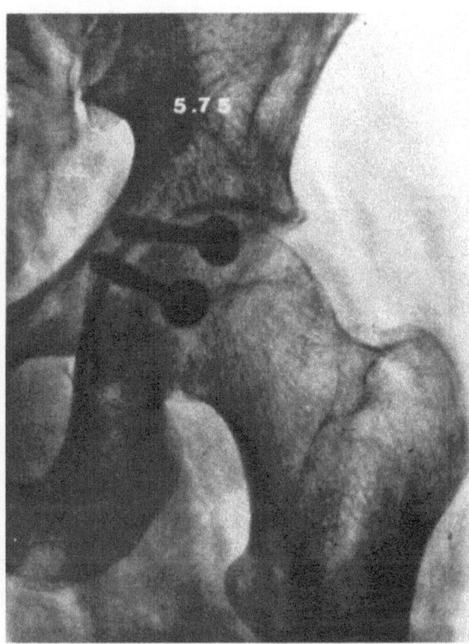

Abb. 2a, b. Dorsale Luxationsfraktur mit Abbruch des hinteren Pfannenrandes. **a** Unfallbild, **b** Kontrolle nach Osteosynthese mit 2 Spongiosaschrauben

Nicht selten findet sich bei Frakturen des hinteren Randes und des hinteren Pfeilers die Interposition eines oder mehrerer osteochondraler Fragmente. Ender [6] gibt die Häufigkeit dieser Interposition bei dorsalen Verletzungen mit 15% an. Zeigen sich im Frakturgebiet mehrere Trümmer, und besteht der geringste Zweifel an der exakten Reposition der Luxation ist es ratsam, den Kopf intraoperativ nochmals zu luxieren um zentrale Interpositionen ausschließen zu können.

Die einfachste Form der zentralen Luxationsfraktur ist die hohe Fraktur des hinteren Pfeilers bei intakten vorderen Strukturen. Der Kopf weicht hierbei nach zentral-cranial-dorsal ab. Diese Frakturen werden ebenfalls durch eine Plattenosteosynthese auf dem hinteren Pfeiler versorgt.

Bei den einfachen Querfrakturen der Pfanne werden die hohen von den tiefen Formen unterschieden. Auch diese Bruchformen lassen sich am einfachsten in der oben erwähnten Weise stabilisieren (Abb. 6).

Die Plattenlänge richtet sich danach, ob Trümmerzonen im Bereich der Hauptfraktur überbrückt bzw. interfragmentäre Zugschrauben eingebracht werden können. Die Reposition dieser Frakturen wird durch Verwendung einer Repositionszange – wie von Jungbluth [12] und in einem Modell der eigenen Klinik angegeben – wesentlich erleichtert. Das technische Vorgehen ist in dem anschließenden Kapitel ausführlich dargelegt. Geht die hohe Querfraktur mit einem Stückbruch des cranialen Pfeilers einher oder zieht Y-förmig bis in die Ala, wird die Rekonstruktion der cranialen Pfannenanteile zum wichtigsten Schritt, der häufig das Anbringen einer zweiten Platten, zumindest jedoch zusätzlicher Zugschrauben notwendig macht (Abb. 7).

Die Zentrierung der Schrauben im hinteren Pfannenrand erfordert Sorgfalt und Erfahrung, da das Acetabulum leicht tangential eröffnet werden kann. Abbildung 8 zeigt

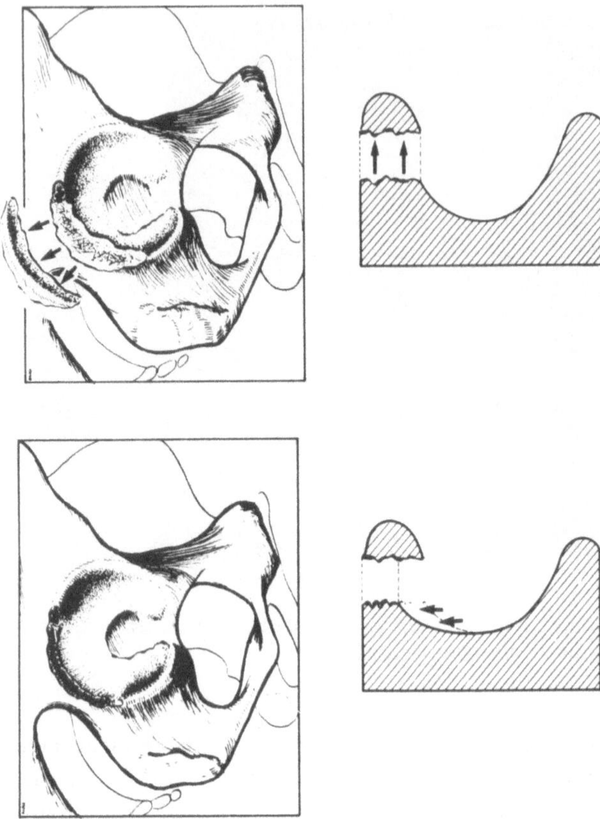

Abb. 3. Eiförmige Auswalzung der Pfanne bei dorsaler Luxationsfraktur mit Abbruch des hinteren Pfannenrandes. Die Verletzung gibt sich dadurch zu erkennen, daß die Frakturfläche am abgesprengten Fragment größer ist als diejenige am verbliebenen Pfannenrand

diese Komplikation bei einem Wiedereingriff zur Schalenprothese wegen "unerklärlich" rasch einsetzender Arthrose nach Fraktur des hinteren Pfeilers bei einer 25jährigen Patientin.

Einige Operateure ziehen es vor, auch diese Querfrakturen von einem vorderen Zugang aus anzugehen (Ecke [2]). Zwar kann dieses Vorgehen durch das Beckenrepositorium erleichtert werden, einfacher erscheint jedoch das oben skizzierte Vorgehen vom dorsalen Zugang aus.

Isolierte Frakturen des ventralen Pfeilers, die operativ versorgt werden müssen, sind äußerst selten. Häufig finden sich jedoch Kombinationsverletzungen mit Beteiligung des vorderen Pfeilers. Die Wahl des operativen Vorgehens richtet sich hier nach dem Schwerpunkt der Verletzung. Da jedoch auch bei diesen Formen die exakte Rekonstruktion der dorsalen und cranialen Segmente aufgrund der hier liegenden Hauptbelastungszonen vorrangig ist, werden in aller Regel auch diese Bruchformen zunächst in Seitenlage des Patienten vom hinteren Zugang angegangen. Meist stellt sich danach die Verletzung der ventralen Strukturen ausreichend ein, so daß eine zusätzliche operative Versorgung des vorderen Pfeilers nicht nötig wird.

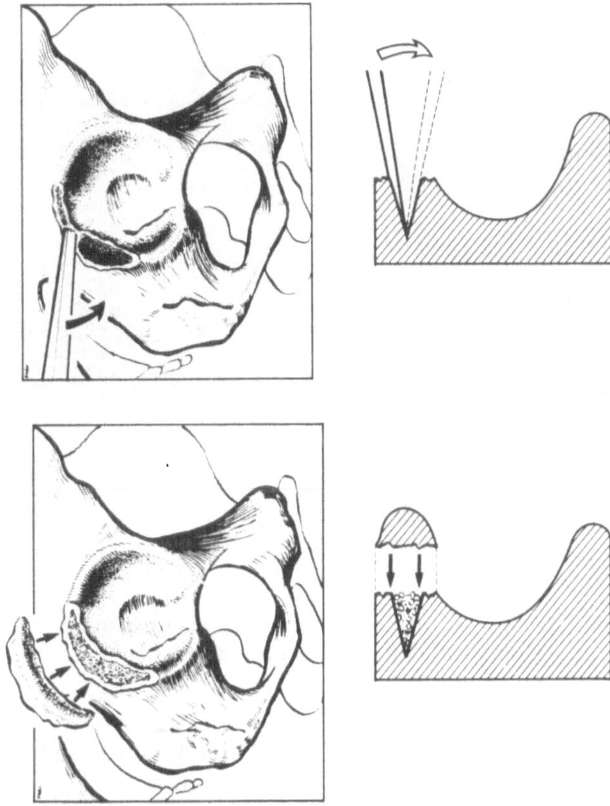

Abb. 4. Rekonstruktionstechnik bei dorsaler Auswalzung der Pfanne

Bleibt dieser jedoch bei großen Fragmenten verschoben, oder läßt sich die Reposition dorsal bei verhakten Bruchstücken nicht durchführen, können nun durch einen zusätzlichen vorderen Zugang – ohne Veränderung der Lagerung – die ventralen Bruchstücke aufgesucht und koordiniert mobilisiert und reponiert werden.

Bei ausgedehnten Zertrümmerungen beider Pfeiler mit zentraler Luxation des Oberschenkelkopfes ist eine anatomische Wiederherstellung der Gelenkkongruenz aufgrund der Größe und Lage der Einzelfragmente nicht immer möglich. Zeichnen sich diese Schwierigkeiten der Reposition und Osteosynthese auf den Unfallbildern bereits ab, muß bei Trümmerfrakturen des Pfannenbodens eine konservative Behandlung durch Längs- und Querextension, wie sie von Putti und Leveuf [20] vorgeschlagen und im deutschen Sprachraum von Veihelmann und Weller [26] propagiert wurde in Erwägung gezogen werden.

Die Wundverhältnisse an der Eintrittsstelle der Trochanterschraube verbieten jedoch meist eine Osteosynthese des hinteren Pfannenrandes durch Blockierung des hierfür notwendigen Zuganges. Diese Schraube sollte also nur eingebracht werden, wenn der Plan einer operativen Versorgung endgültig aufgegeben wurde.

Der primär prothetische Ersatz des Hüftgelenkes bei der Behandlung von Acetabulumfrakturen muß auf seltene Ausnahmesituationen beschränkt bleiben. Abbrüche des hinteren Pfannenrandes und einfache Frakturen des dorsalen Pfeilers haben eine so gute Prognose,

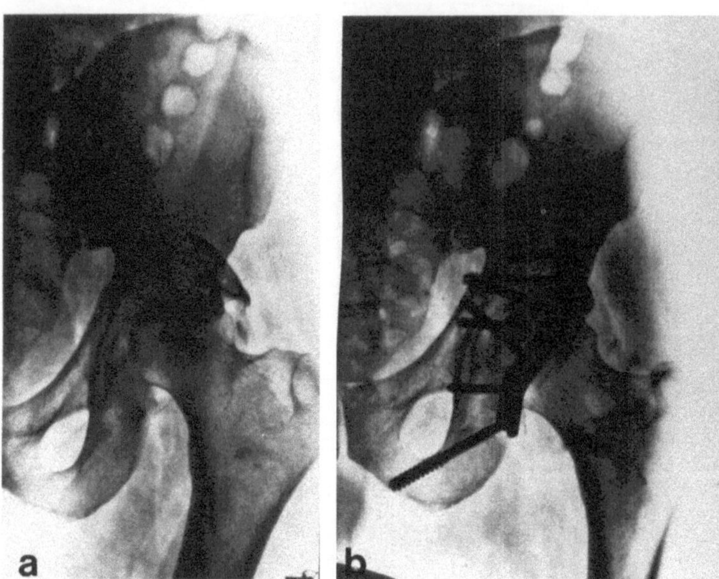

Abb. 5a, b. Fraktur des hinteren Pfeilers mit zusätzlichem Abbruch vom hinteren Pfannenrand. **a** Unfallbild, **b** Kontrolle nach 8 Wochen

daß ein Kunstgelenk nicht in die Überlegungen einbezogen werden muß. Schwerere Zerstörungen des Acetabulums machen auch bei Implantation der Kunststoffpfanne sorgfältige Repositionen notwendig, deren Erfolg zunächst abgewartet werden kann.

Häufiger ist dieses Vorgehen jedoch bei älteren Patienten gerechtfertigt, bei denen die Fraktur ein arthrotisch deutlich vorgeschädigtes Gelenk traf (Abb. 9).

Nachbehandlung

Sofern es die Begleitverletzungen erlauben, können alle Patienten mit stabil versorgten Acetabulumfrakturen am Ende der ersten Woche aufstehen und unter Teilbelastung gehen. Frühzeitige Bewegungsübungen unter krankengymnastischer Anleitung oder durch spontanen, entlasteten Gebrauch verbessern Knorpelernährung und funktionelles Endergebnis. Ein positiver Einfluß der häufig noch geübten postoperativen Extensionsbehandlung auf die Knorpelheilung erscheint zumindest fraglich. Bei allen Frakturformen muß die Teilbelastung bis zur Bruchheilung durch Gehen an 2 Unterarmstützen beibehalten werden. Je nach Lokalisation und Ausdehnung der Verletzung sind hierfür 10–14 Wochen notwendig. Längere Entlastungszeiten können die Rate posttraumatischer Nekrosen nicht beeinflussen (Brav [3]). Inwieweit dagegen bei ersten Zeichen einer Kopfnekrose eine weitere konsequente Entlastung das Gelenkschicksal richtungsweisend günstig verändern kann ist umstritten. Zwar mögen in Einzelfällen reparative Vorgänge in der Lage sein, belastungsfähige subchondrale Schichten wieder aufzubauen. Dieser Prozeß nimmt jedoch bis zu 2 Jahre

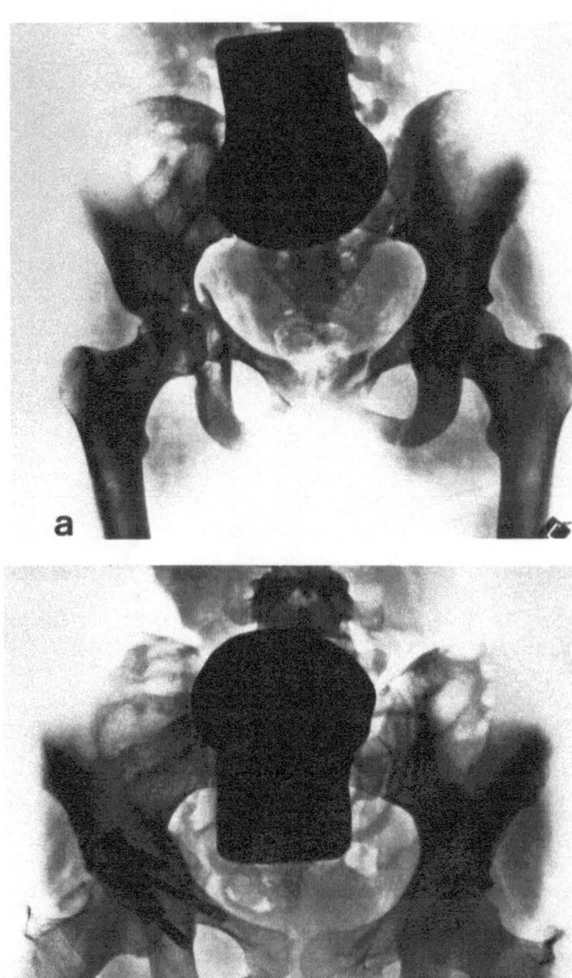

Abb. 6a, b. Querfraktur der Pfanne. **a** Unfallbild, **b** Kontrolle nach 4 Monaten

in Anspruch. Meist wird eine weitere Entlastung jedoch den endgültigen Kopfeinbruch nur bis zur Aufnahme der Vollbelastung hinauszögern.

Durch die skizzierten Behandlungsrichtlinien lasssen sich auch bei Mehrfachfrakturen der unteren Extremität mit Beteiligung des Acetabulums bzw. Mehrfragmentbrüchen der Hüftpfanne eine weitgehende Wiederherstellung der normalen Anatomie und Funktion erreichen. Abb. 10 zeigt ein entsprechendes Beispiel nach offenem Mehrfragmentbruch des Acetabulums.

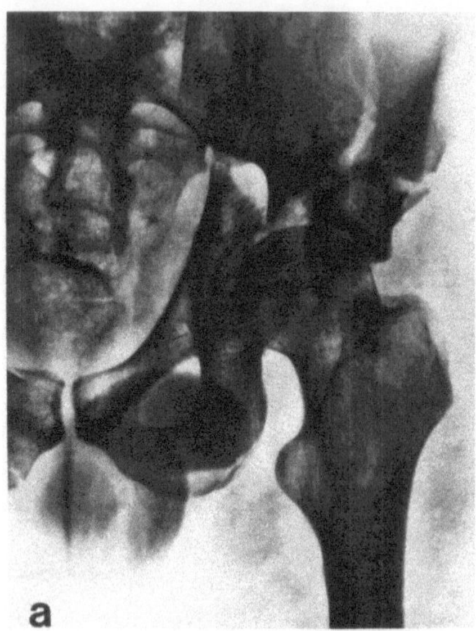

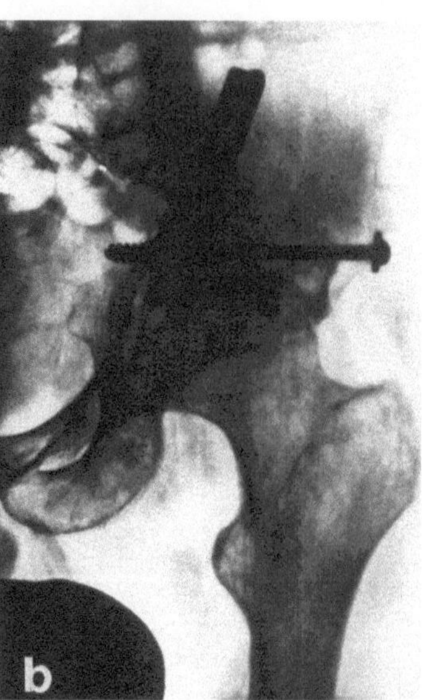

Abb. 7a, b. Fraktur des cranialen Pfeilers, Y-förmig in die Ala ziehend mit begleitender Pfannenquerfraktur. **a** Unfallbild, **b** Kontrolle nach 3 Monaten

Sekundäreingriffe

Führen Frakturen des Acetabulums zu Störungen des Hüftgelenkes, die Sekundäreingriffe notwendig machen, muß die Wahl dieses Eingriffes entsprechend dem Ort der primären Schädigung und dem aktuellen Gesamtzustand der Hüfte ausgerichtet werden. In entsprechenden Situationen kommt das ganze Repertoire der operativen Coxarthrosebehandlung – Intertrochanterer Osteotomie, Arthrodese, Schalenprothese, Totalprothese – in Betracht. Hierbei bedürfen die sonst typischen Techniken häufig entsprechend der vorliegenden posttraumatischen Deformierung eines oder beider Gelenkpartner situationsspezifischer Modifikationen. Die Erörterung der komplexen Problematik dieser Eingriffe ist einem weiteren Workshop vorbehalten.

Zusammenfassung

Eine sorgfältige Aufschlüsselung der erreichbaren Ergebnisse sowie die Kenntnisse der Gelenkmechanik läßt die operative Behandlung bei allen verschobenen oder instabilen Brüchen in den belasteten Anteilen des Acetabulums – hinterer Pfeiler, cranialer Pfeiler, Pfannengrund – als das Vorgehen der Wahl erscheinen.

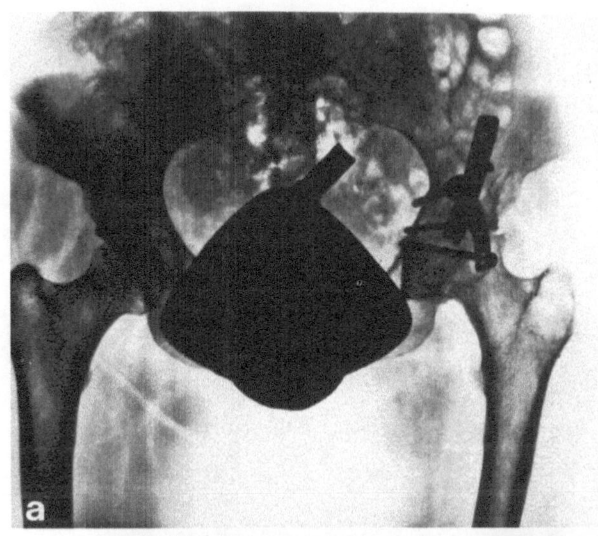

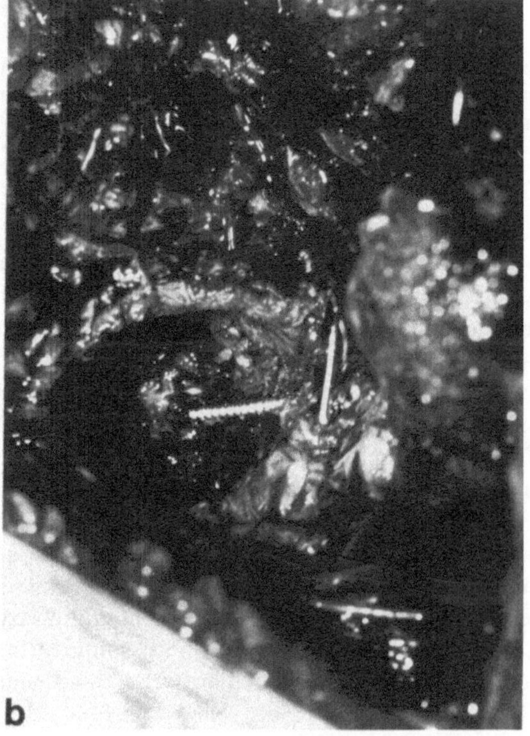

Abb. 8a, b. Fortgeschrittene Nekrose und Arthrose, wenige Wochen nach operativer Versorgung einer Fraktur des hinteren Pfeilers. **a** Röntgenbild, **b** Intraoperativer Situs bei Wiedereingriff zur Schalenprothese. Eine der Schrauben liegt tangential frei im Acetabulum

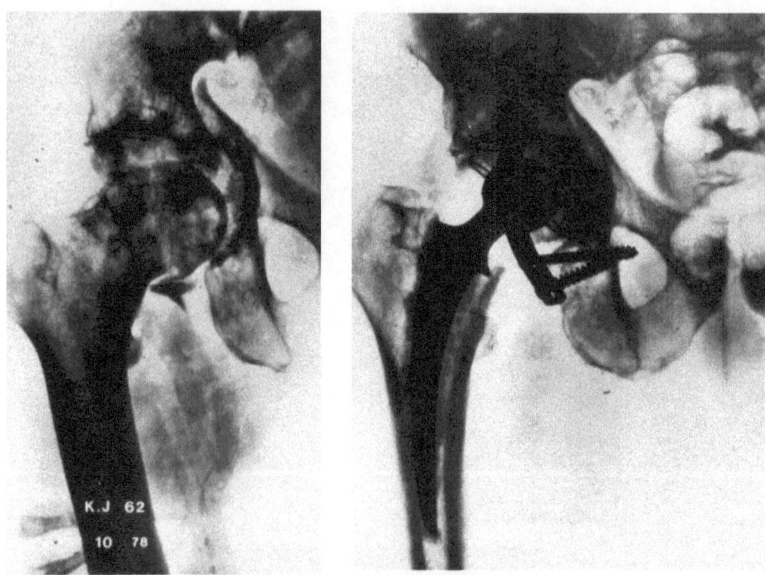

Abb. 9a, b. Primäre Totalprothese mit Osteosynthese des hinteren Pfeilers zur Versorgung einer Acetabulumfraktur bei erheblich vorgeschädigtem Gelenk eines 62jährigen Patienten. Links: Unfallbild, rechts: postoperative Kontrolle

Der Operationszeitpunkt richtet sich nach dem Gesamtzustand des Patienten und der Erfahrung des Operationsteames. Die technisch nicht einfachen Osteosynthesen können die Verlegung in ein unfallchirurgisches Zentrum erfordern. Dagegen ist die Reposition der Luxationsfrakturen des Hüftgelenkes als Notfall anzusehen. Sie sollte wenn irgend möglich innerhalb der ersten 6 Std erfolgen.

Die Operationstechnik richtet sich nach dem aktuellen Verletzungsbild. In den meisten Fällen ist es angezeigt, die Fraktur in Seitenlage des Patienten zunächst über den hinteren Pfeiler anzugehen und in entsprechenden Situationen die Freilegung des Bruches durch einen vorderen Zugang zu erweitern.

Eine stabile Osteosynthese erlaubt die Aufnahme einer frühzeitigen Übungsbehandlung unter Teilbelastung des Gelenkes. Diese muß bis zur Bruchheilung aufrecht erhalten werden. Längere Entlastungszeiten können das Gelenkschicksal allenfalls in Einzelfällen richtungsweisend verbessern. Sie sind daher nicht grundsätzlich zu vertreten.

Eine möglichst exakte Wiederherstellung der normalen Anatomie bietet auch die besten Voraussetzungen für eventuell notwendig werdende Sekundäreingriffe.

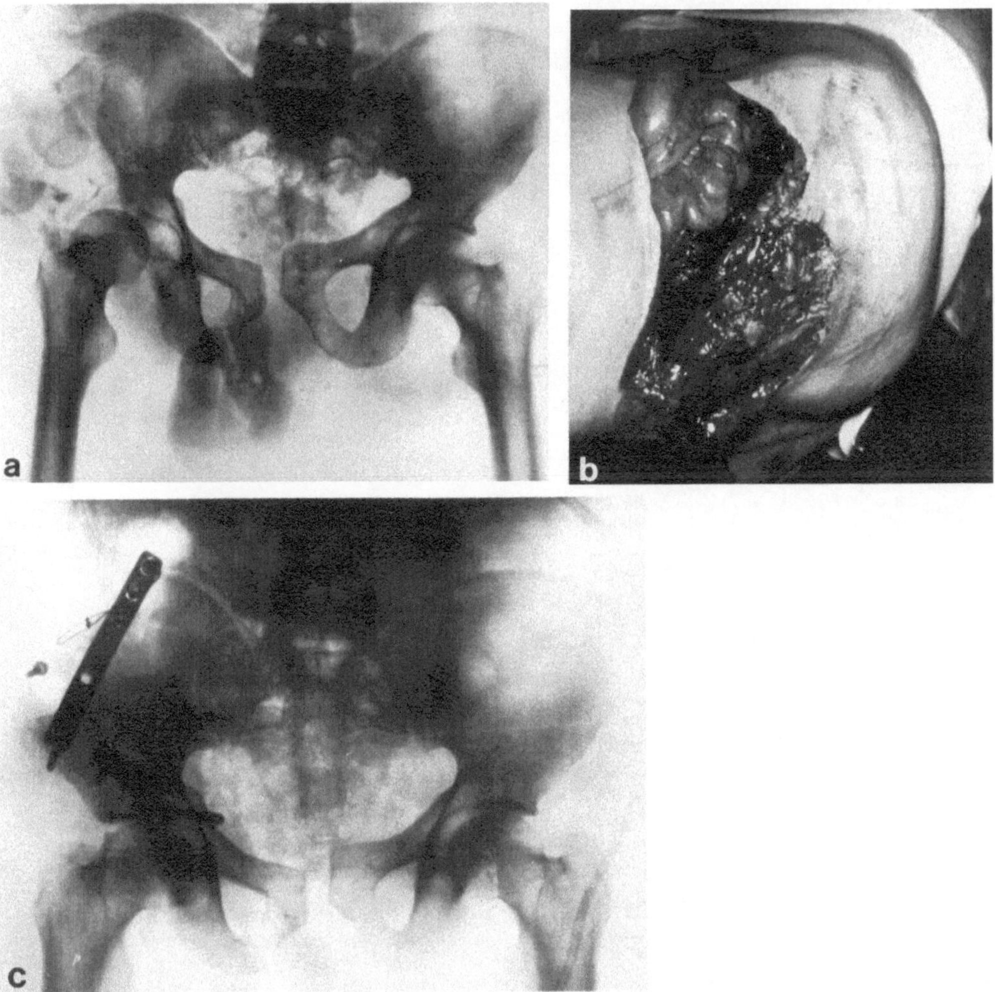

Abb. 10a–e. Offene Mehrfragmentenfraktur des Acetabulums mit halbseitiger Beckenluxation. **a** Unfallbild, **b** Weichteilsituation, **c** Röntgenkontrolle nach 3 Monaten, **d** Beweglichkeit, **e** Belastbarkeit

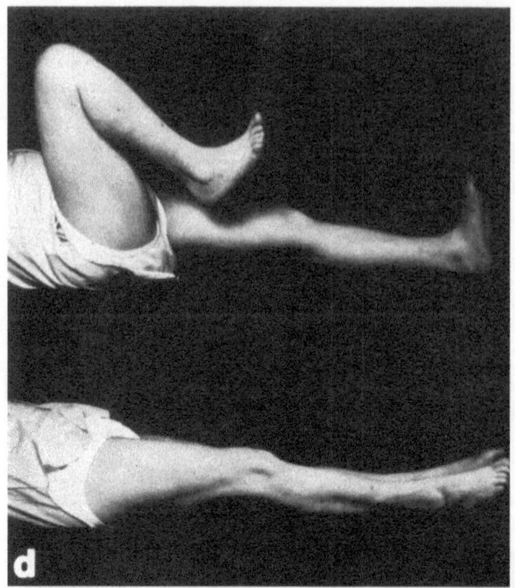

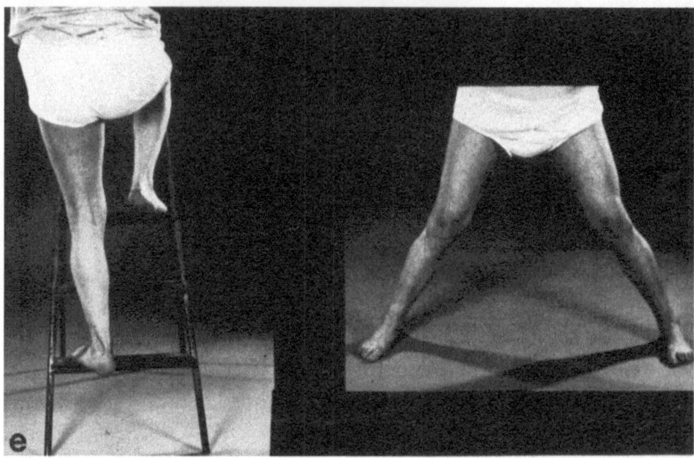

Abb. 10d, e

Literatur

1. Armstrong, J.R.: Traumatic dislocation of the hip joint. Review of one hundred and one disclocations. J. Bone Jt. Surg. *30-B*, 430 (1948)
2. Böhler, L.: Experimentelle Untersuchungen über die Ursache der sog. Kopfnekrose nach Verrenkungen und Verrenkungsbrüchen des Hüftgelenkes. Chirurg *24*, 344 (1953)
3. Brav, E.A.: Traumatic dislocation of the hip. Army experimence and results over a twelve-years period. J. Bone Jt. Surg. *44-A*, 1115 (1962)
4. Creyssel, J., Boughet, A., Artique, H.: Sur les résultats du traitement des luxations et luxations-fractures de la hanche. Rev. Orthop. *45*, 487 (1959)
5. Ecke, H., et al.: Behandlungsergebnisse der Pfannen-Osteosynthese. Sammelstatistik aus 6 deutschen AO-Kliniken. H. Unfallheilk. *124*, 90 (1975)
6. Ender, J.: Einleitungsvortrag mit Ergebnissen der in den AUKH Österreichs in den Jahren 1967–1972 behandelten Azetabulum-Frakturen. H. Unfallheilk. *124*, 33 (1975)
7. Frisee, H., Zifko, B.: Infektionen nach operierten Hüftverrenkungsbrüchen. H. Unfallheilk. *124*, 111 (1975)

8. Gögler, E.: Unfallopfer im Strassenverkehr. Documenta *5* (1960)
9. Henry, A.K.: Extensile Exposure. Edinburg-London: Churchill Livingstone 1973
10. Hulth, A.: The vessel anatomy of the upper femur end with special regard to the mechanism of origin of different vascular disorders. Acta orthop. scand. *27*, 192 (1957/58)
11. Jungbluth, K.H., Kratzert, R.: Spätergebnisse schwerer Hüftgelenksverletzungen. Langenbecks Arch. klin. Chir. *320*, 8 (1968)
12. Jungbluth, K.H.: Die Osteosynthese verschobener Hüftpfannenbrüche. Unfallchirurgie *1*, 11 (1975)
13. Letournel, E.: Zit. nach Ender, J., S. 6
14. Letournel, E.: Die operative Versorgung der Hüftgelenkspfannenbrüche. Langenbecks Arch. klin. Chir. *316*, 422 (1966)
15. Marcy, Fletcher: Zit. nach Nicola, T.: Atlas operativer Zugangswege in der Orthopädie. Urban und Schwarzenberg 1971
16. Martinek, H.: Brüche der hinteren Pfannenwand. H. Unfallheilk. *124*, 76 (1975)
17. Mazas, F.: Zit. nach Ender, J., S. 6
18. Merle d'Aubigne, R.: Management of Acetabular Fractures in Multiple Trauma. J. Trauma *8*, 333 (1968)
19. Nerubay, J., Glancz, G., Katznelson, A.: Fractures of the acetabulum. J. Trauma *13*, 1050 (1973)
20. Putti, Leveuf: Zit. nach Fusi, F.: Traumatologica apparato locomotore. Minerva med. 329 (1963)
21. Schramm, W.: Über Spätergebnisse von Verrenkungen und Pfannenbrüchen der Hüfte. Langenbecks Arch. klin. Chir. *313*, 554 (1965)
22. Stewart, M., Milford, L.: Fracture-dislocation of the hip. An end-result Study. J. Bone Jt. Surg. *36-A*, 315 (1954)
23. Thompson, V.P., Epstein, H.C.: Traumatic dislocation of the hip. A survey of two hundred and four cases covering a period of twenty-one years. J. Bone Jt. Surg. *33-A*, 746 (1951)
24. Trojan, E., Perschel, E.A.: Die Behandlungsergebnisse von 69 frischen traumatischen Hüftgelenksverrenkungen und Hüftgelenksverrenkungsbrüchen. Ergebn. Chir. orthop. *40*, 90 (1956)
25. Trojan, E.: Die operative Behandlung der Hüftverrenkungsbrüche. H. Unfallheilk. *124*, 65 (1975)
26. Veihelmann, D., Weller, S.: Die sogenannte zentrale Hüftgelenksluxation und ihre Behandlung. Dtsch. med. Wschr. *94*, 602 (1969)
27. Waller, A.: Dorsal acetabular fractures of the hip (dashboard fractures). Acta chir. scand. Suppl. *205* (1955)
28. Wechselberger, F.: Die konservative Behandlung der Hüftpfannenbrüche und Spätergebnisse. H. Unfallheilk. *124*, 55 (1975)
29. Weigand, H., Sarfert, D., Schweikert, C.H., Walde, H.J.: Die reine traumatische Hüftluxation des Erwachsenen. Analyse von 24 nachuntersuchten Fällen. Unfallheilk. *81*, 20 (1978)
30. Weller, S., Schmelzeisen, H.: Diagnostik und Therapie von Hüftpfannenfrakturen. Beitr. Orthop. u. Traumatol. *25*, 436 (1978)

Die Reposition hinterer Pfeilerfrakturen des Acetabulum mit dem Beckenrepositorium

H. Ecke und Chr. Neubert

Die Hamburger und die Gießener Universitätsklinik für Unfallchirurgie haben unabhängig voneinander zwei Instrumente entwickelt, die der Reposition verschobener Beckenfrakturen und speziell derjenigen von Acetabulumfrakturen dienen. Ihr Indikationsbereich ist allerdings unterschiedlich. Während die von Jungbluth entwickelte Repositionszange am Beckenring und an der Beckenschaufel überall dort einsetzbar ist, wo man genügend feste Knochensubstanz zur Aufnahme der Schrauben jeweils neben dem Frakturspalt vorfindet und sich für Arbeiten in der Tiefe des kleinen Beckens weniger eignet, dient das *Gießener Beckenrepositorium* ausschließlich der Reposition hinterer Pfeilerbrüche vom ventralen Zugang aus. Es ist natürlich möglich, hintere Pfeilerbrüche von dorsal her zu operieren, Schwierigkeiten entstehen aber regelmäßig, wenn zu dem hinteren und möglicherweise hierzu kombiniert auch dem vorderen Pfeiler noch eine zum Verlust der Statik der Hüftpfanne führende Frakturierung der Beckenschaufel hinzukommt. Sie erfordert dann bis in die Schaufelbereiche hinein eine Osteosynthese als Voraussetzung für den Wiederaufbau der Pfanne, die von einem hinteren Zugang erfahrungsgemäß nur schlecht möglich ist. Aus diesem Grund unterscheiden wir mit Jungbluth neben den von Le Tournell, Judet und Müller erarbeiteten Grundtypen der Acetabulumverletzungen, nämlich dem dorsalen Pfeilerbruch, dem ventralen Pfeilerbruch, dem Pfannenquerbruch, dem Scherbruch des dorso-cranialen Pfannenrandes, dem kombinierten Bruch, – besonders den zur Acetabulumfraktur hinzukommenden Bruch des cranialen Pfeilers (Abb. 1). Einer ventralen Pfannenrandfraktur, wie sie das AO-Manual beschreibt, sind wir niemals begegnet, das mag daran liegen, daß der Unfallmechanismus in diesen Fällen sich gegen das Pfannendach und nicht gegen die anatomisch kaum ausgeformte vordere Kante richtet. Wenn also die vom Femur übertragene Gewalt nach vorn gerichtet ist, so entsteht eher eine Hüftluxation eben weil so gut wie keine Knochenkante dieser Luxationsrichtung Einhalt gebietet.

Das Beckenrepositorium dient im wesentlichen der Reposition des hinteren Pfeiler-Schrägbruches vom vorderen Zugang aus. Vom Bruchmechanismus her handelt es sich in diesen Fällen um Biegungsbrüche, von der Form her meist um lange Schrägbrüche. Vor etwa 6 Jahren beobachteten wir diese Bruchform zuerst und haben über eine Reihe von Vorstufen schließlich das jetzige Beckenrepositorium, – im Synthes-Katalog als Beckenzwinge angegeben, – konzipiert. Das Prinzip ist einfach. Von einem vorderer Zugang her können diese Frakturen operiert werden, was, wie schon erwähnt, ein besonderer Vorteil bei kombinierten Acetabulumfrakturen ist, sofern nicht gleichzeitig ein dorso-cranialer Abriß des Pfannendaches mit berücksichtigt werden muß. Nach einem vorderen Zugang und Freipräparierung des kleinen knöchernen Beckens wird der Haken des Gerätes über das schrägverlaufende hintere Fragment am Rande des Foramen ischiadicum magnum eingesetzt und gegen die Beckenschaufel hin angezogen (Abb. 2). Ein Verrutschen der Beckenzwinge unter der Kompression wird weitgehend durch eine Zähnelung der dem Operateur zugerichteten Branche vermieden, kann aber durch eine zusätzlich eingesetzte Schraube am Beckenrand in jedem Fall noch besser gesichert werden. Auf diese Weise lassen sich die Frakturen des hinteren Pfeilers und damit das Acetabulum von vorn mühelos und stufen-

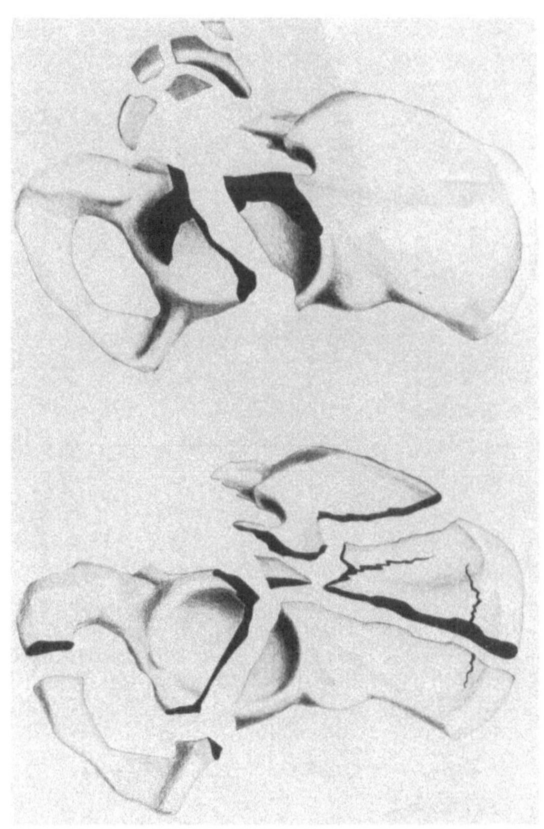

Abb. 1. Beide Figuren sind Nachzeichnungen nach der Natur. Die linke Figur zeigt wie die rechte einen kombinierten Acetabulumbruch. Auf der linken Seite finden wir einen Pfannenquerbruch kombiniert mit einem Trümmerbruch des dorsocranialen Pfannenrandes, rechts dagegen zeigt sich ein Pfannenquerbruch kombiniert mit einem Bruch des vorderen Pfeiler, einer Fraktur des Sitzbeins und einer Frakturierung der Darmbeinschaufel, einschließlich eines Teils des dorsocranialen Pfannenrandes. Das sind die Brüche, bei denen wir übereinstimmend mit Jungbluth auch von einer Fraktur des cranialen Pfeilers sprechen müssen. Die Frakturierungen der Darmbeinschaufel sind bisher im Zusammenhang mit Acetabulumbrüchen in ihrer Bedeutung hinsichtlich der Wiederherstellung des Acetabulums zu kurz gekommen

los reponieren, der Hüftpfannenboden vom kleinen Becken her durch direkte Sicht und Palpation kontrollieren und mit Schrauben und Platten fixieren.

Der Eingriff beginnt mit einem iliofemoralen Schnitt. Bei 69 Patienten, die bis zum Ende des Jahres 1978 operiert wurden, wurde dieser Zugang 28mal gewählt. Bei 7 Verletzten war ein kombinierter Zugang notwendig und dreimal wurde von einem lateralen Zugang unter temporärer Abtrennung der Trochanterspitze aus eingegangen. 31 Patienten, zumeist mit Abbrüchen des dorso-cranialen Pfannenteils, wurden vom hinteren Zugang und einer dorso-lateralen Schnittführung aus operiert (Tabelle 1). In jedem Falle wurden Gefäße und Nerven vorn und der Ischiasnerv hinten zunächst aufgesucht und unter Sicht des Auges schonend weggehalten. Erst danach wurde die Reposition und Osteosynthese ausgeführt. Zu erwähnen ist bezüglich des vorderen Zugangs noch, daß wir in 26 von 35 Fällen (vordere Zugänge und kombinierte Zugänge) ohne späteren Schaden und ohne Kraft-

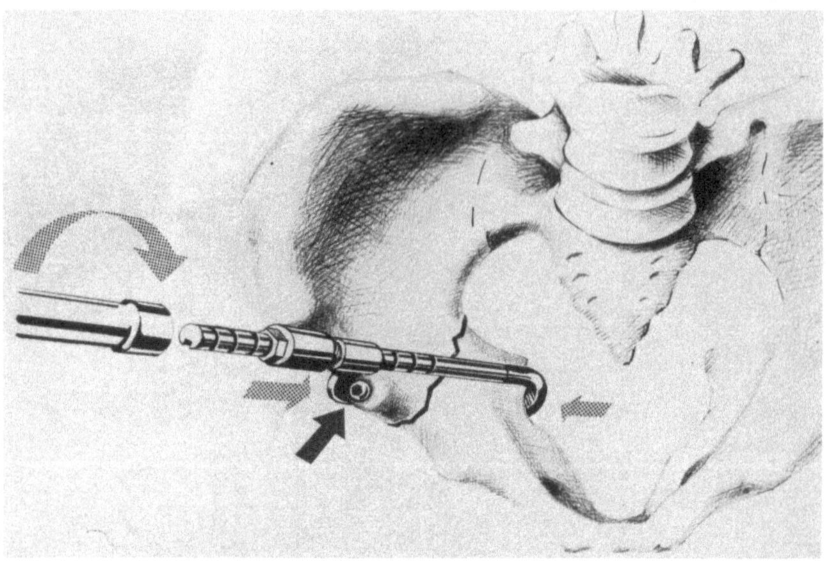

Abb. 2. Das Schema zeigt das Einsetzen des Hakens des Beckenrepositoriums. Das Widerlager liegt im Bereich der Linea terminalis und der Spina iliaca anterior inferior und kann durch das Einbringen einer Spongiosaschraube zusätzlich gesichert werden. Nach Einrasten der Rutschkuppelung kann dann die Fraktur mit Hilfe des Schraubenschlüssels unter Kompression in der im Schema angegebenen Weise gesetzt werden

Tabelle 1

Anzahl	Zugangsart	Reposition mit der Zange	Resposition mit Beckenzwinge
31	hinterer Zugang	9	–
7	kombinierter Zugang	–	–
28	vorderer Zugang	11	14
3	lateraler Zugang	–	–
Summe:			
69	alle	20	14

verluste den M. ileopsoas in seinem sehnigen Teil temporär durchtrennt haben. Am Ende der Operation wurde die Sehne genäht und die gleichzeitig durchtrennte Psoasmuskulatur adaptiert. Dieses Verfahren führte zu wesentlich mehr Platz im kleinen Becken, was der operativen Reposition und der späteren Osteosynthese deutlich zugute kommt.

Zusammenfassung

In dem gemischten Material von Acetabulumfrakturen, welches in Gießen seit 1970 operiert worden ist, konnte in 1/5 der Fälle (14 mal) das Beckenrepositorium in seinen verschiedenen Modifikationen erfolgreich angewendet werden. Zum Teil wurde diese Maßnahme erst nach Stabilisierung des cranialen Pfeilers möglich. Ein Teil der Verletzten hatte eine kombinierte vordere und hintere Pfeilerfraktur und trotzdem konnte in all den genannten Fällen auf eine kombinierte Freilegung verzichtet werden. Gleichzeitig ist zu erwähnen, daß wir mit der von Jungbluth angegebenen Zange 20 mal bei Acetabulumfrakturen erfolgreich reponiert haben und daß wir sie regelmäßig bei Repositionen von Frakturen des Beckenringes, die eine Osteosyntheseindikation haben, anwenden. So sind beide Instrumente, die Repositionszange und das Beckenrepositorium, gesondert und gemeinsam eingesetzt, eine wesentliche Hilfe und aus der noch jungen Chirurgie des Beckens und der Hüftpfanne nicht wegzudenken.

Literatur

1. Ecke, H. et al.: Behandlungsergebnisse der Pfannenosteosynthese. Vortrag 10. Tag. Österr. Ges. Unfallchir. *11*, 10 (1974)
2. Jungbluth, K.H.: Die Osteosynthese verschobener Hüftpfannenbrüche. Unfallchirurgie *1*, 11–12 (1975)

Spezielle Repositionshilfen – Beckenrepositionszange

K.H. Jungbluth

Verschobene Frakturen des vorderen und hinteren Pfeilers wie auch der Ala verlangen bei ihrer Reposition oft erheblichen Kraftaufwand. Die Fragmente sind häufig miteinander verhakt, ineinandergestaucht und werden zusätzlich durch den kräftigen Band- und Muskelapparat des Beckens in ihrer Fehlstellung fixiert.

Da nur etwa 35%–40% der dislocierten Acetabulumfrakturen innerhalb der ersten Woche zur Operation gelangen, ist bei den restlichen mit mehr oder weniger ausgeprägten bindegewebigen wie callösen Heilungsvorgängen zu rechnen. Die Reposition wird hierdurch zusätzlich und nachhaltig erschwert.

Das Problem liegt vor allem darin, die Repositionskräfte in der Tiefe der Op-Wunde auf die Fragmente des Beckens zu übertragen, ohne die für die anatomisch korrekte Reposition so wichtigen Fragmentenkanten durch Hebelwirkung zu schädigen oder durch weite Ablösung der Weichteile die Vitalität zu gefährden.

Knight et al. [2] veröffentlichten 1958 eine Studie, in der sie über die operativen Rekonstruktion zentraler Hüftluxationsfrakturen berichteten. Sie suchten das Problem der Reposition in der Weise zu lösen, daß sie Stifte in den Fragmenten beiderseits der Fraktur einbrachten, an diesen eine Zange ansetzen und so unter Kompression eine Annäherung der Fragmente erreichten (Abb. 1).

In Anlehnung an diese Idee wurde von uns eine Methode entwickelt, mit der unter Aufbietung großer Kräfte eine Bewegung der Fragmente in nahezu allen Richtungen möglich ist – einschließlich der so wichtigen Distraktion, mit der es gelingt, verkeilte Fragmente zu lösen.

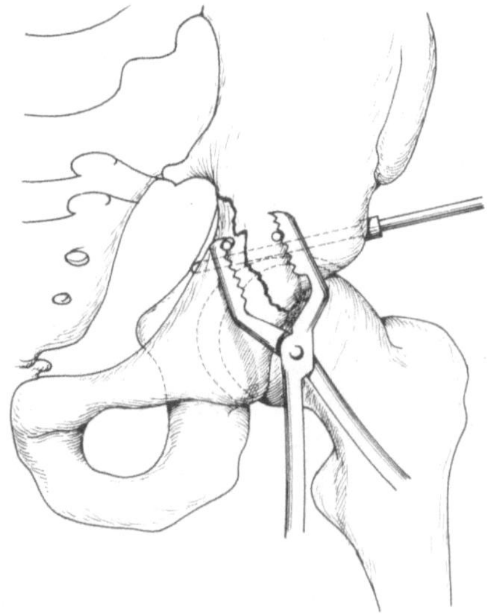

Abb. 1. Repositionshilfe nach Knight

In die gegeneinander verschobenen Fragmente werden AO-Schrauben von 3,5 bzw. 6,5 mm Durchmesser verankert. Die Branchen der eigens konstruierten Beckenrepositionszange umfassen ähnlich einem Halbkugelgelenk die Schraubenköpfe. Sie ermöglichen es, Kräfte in allen Richtungen auf das Fragment zu übertragen (Abb. 2).

Durch Hebelung der Zange können in gewissem Umfang auch Kant- und Kippkräfte ausgeübt werden (Abb. 3). Mit Hilfe einer an der Zange angebrachten, umlegbaren Rädelstange können die erzielten Kompressions- oder Distraktionskräfte bis zur endgültigen Fixation mit Osteosynthesematerial aufrechterhalten werden (Abb. 4).

Ist der Raum in der Tiefe beschränkt, kann die Kompression statt mit der Zange auch durch eine Cerclage gesichert werden, die unterhalb der Zange um die Schrauben angelegt

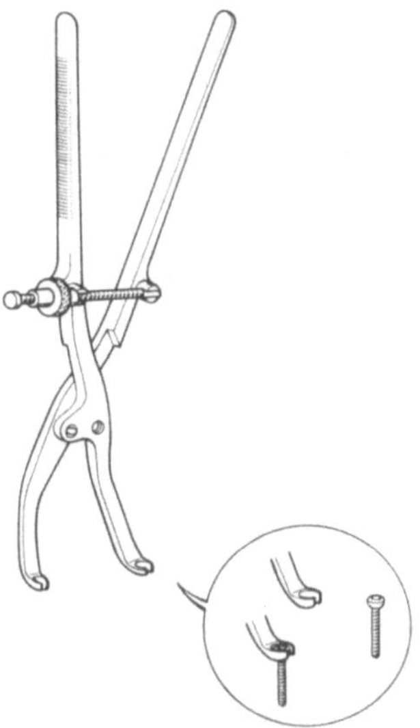

Abb. 2. Beckenrepositionszange. Halbkugelige, gelenkartige Verbindung zwischen Schraubenköpfen und Branchenende der Zange

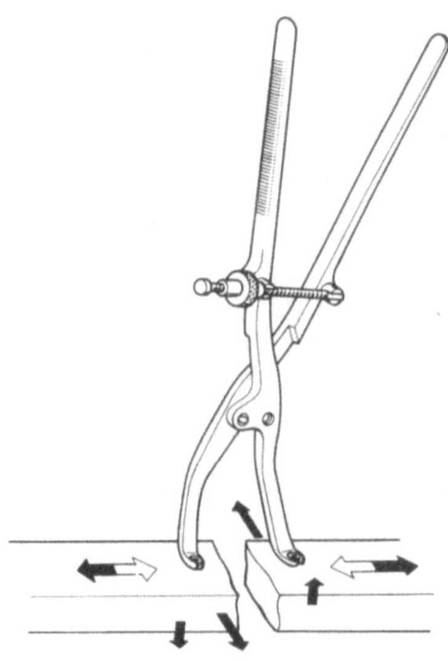

Abb. 3. Repositionsrichtungen

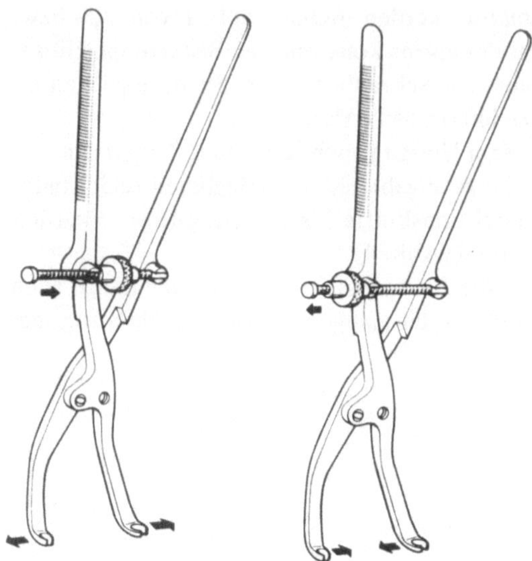

Abb. 4. Arretierung der Kompression oder Distraktion durch Rädelschraube und umlegbare Gewindestange

wird. Durch Entfernung der Zange kann dann der Platz in der Tiefe wieder freigegeben werden.

Beabsichtigt man, eine Plattenosteosynthese vorzunehmen, so kann bei Raummangel ein Plattenende zusammen mit einer Zangenbranche durch eine Schraube fixiert werden, während die andere Branche frei im gegenüberliegenden Fragment verankert wird. Die Schraube, die temporär gleichzeitig Zange und eine Seite der Platte fixiert, kann nach Einbringen der übrigen Schrauben mit der Zange entfernt und gegen eine andere ausgewechselt werden.

Die Anwendung der Beckenrepositionszange kann auf alle Operationen ausgedehnt werden, bei denen eine Fragmentreposition in großer Tiefe erforderlich wird. Bewährt hat sich die Zange besonders bei Symphysensprengungen und bei Wirbelrepositionen (LWS) vom vorderen Zugang aus.

Literatur

1. Jungbluth, K.H.: Die Osteosynthese verschobener Hüftpfannenbrüche. Unfallchirurgie *1*, 11 (1975)
2. Knight, R.A., Smith, H.: Central fractures of the Acetabulum. J. Bone Jt. Surg. *40-A*, 1 (1958)

Therapie und Ergebnisse bei Beckenfrakturen unter Verwendung des Fixateur Externe

V. Vecsei und H. Kuderna

Einleitung

Die Osteosynthese mit dem Fixateur externe bei Beckenfrakturen ist keineswegs verbreitet.

Die ersten diesbezüglichen Zusammenstellungen kommen aus der französischen Literatur [2, 3, 4, 5]. Wohl über das größte einschlägige Krankengut hat Riska [11] berichtet.

Die Behandlungsmethode mit dem äußeren Spanner setzt sich nun auch im deutschen Sprachraum zunehmend durch.

Biomechanische Grundlagen

Der Beckenring stellt ein System der Kraft- und Belastungsübertragung (bzw. Absorption) von den unteren Extremitäten auf den Rumpf dar. Dies ist das Resultat des Zusammenspiels des Skelets, der Gelenke, der Bänder und der musculären Strukturen.

Die Symphyse und die Sacro-Iliacal-Gelenke dienen infolge ihrer, wenn auch beschränkten Deformierbarkeit nach Bonnel [2] als Puffer. Nach den Untersuchungen von Poigenfürst und Tauffkirchen [9] spielt diese Deformierbarkeit des Beckens nur bei statischer Belastung eine Rolle, während die Kraftübertragung bei dynamischer Belastung ohne wesentliche Deformierung des Beckenringes zum Auftreten von Schubkräften im dorsalen Beckenabschnitt führt.

Die physiologische Kraftflußübertragung in Form der "Scherung" über einen zuggegurteten inclinierten Kreisring, dessen Segmente durchaus unterschiedlich beansprucht werden können, ist ein Ergebnis der Aufrichtung und des Zweibeinstandes, während beim Vierbeinstand die Kraftüberleitung über den Beckenring vermehrt im Sinne der Biegung erfolgt.

Aus der Unterbrechung des Beckenringes resultiert ein enormer Verlust der Ringfestigkeit. Kann dieser Festigkeitsverlust durch ein starres System des Fixateur externe kompensiert werden? Leisten verschiedene Anordnungen Unterschiedliches?

Die Antwort auf diese Frage soll durch die Präsentation der Meßergebnisse der Untersuchungen von Carabalona, Rabischong, Bonnel und Peguret [4], der Untersuchungen von Slätis und Karaharju [14], bzw. der eigenen gegeben werden.

Bei der Versuchsanordnung nach Carabalona et al. [4] wurden zwischen Symphyse und Sacro-Iliacal-Gelenk Druckmesser implaniert und der durch verschiedene Montagearten erzielbare Druck im Bereich der Symphyse und des Sacro-Iliacal-Gelenkes registriert (angewendetes System: Hoffmann-Fixateur).

Der höchste Druck war hierbei durch die Rahmenmontage mit zwei Kompressionsstäben zu erzielen. Die Ergebnisse im einzelnen zeigt Abbildung 1.

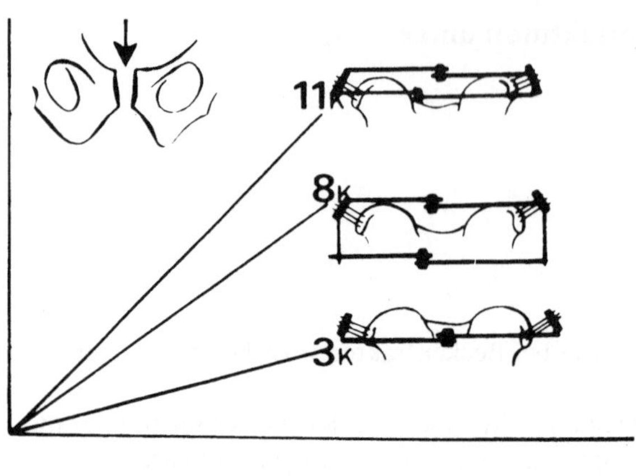

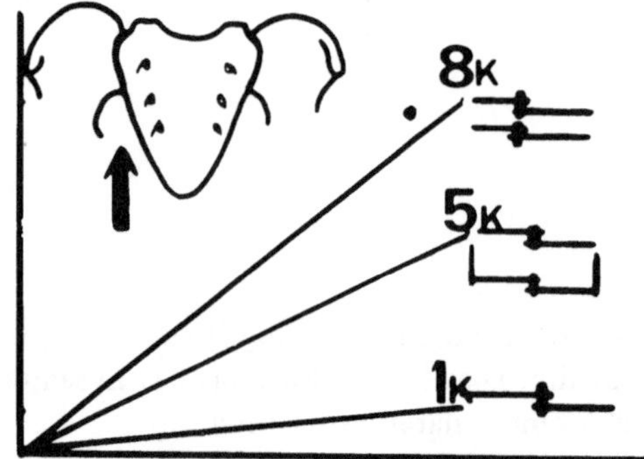

Abb. 1. Versuchsanordnung nach Carabalona zur Bestimmung der durch verschiedene Montagearten erzielbaren Drucke im Bereich der Symphyse und des Iliosacralgelenkes

Bei der Versuchsanordnung nach Slätis und Karaharju [14] wurden mit Quecksilber gefüllte Ballons an einem eigens präparierten Becken in die Symphyse und das Sacro-Iliacal-Gelenk eingebracht und mit einem mechanischem Meßsystem verbunden.

Geprüft wurde ein trapezförmiges Montagesystem (Hoffmann Fixateur), das über zwei vorgelagerten Hebeln unter Verwendung eines Distanzstabes eine Kompression im dorsalen und unter Verwendung eines Kompressionsstabes eine solche im ventralen Beckenbereich ermöglichte (Abb. 2).

Die Druckwerte im Symphysenbereich lagen um 12 kg, während im Sacro-Iliacal-Bereich über 20 kg registriert werden konnten (Abb. 3).

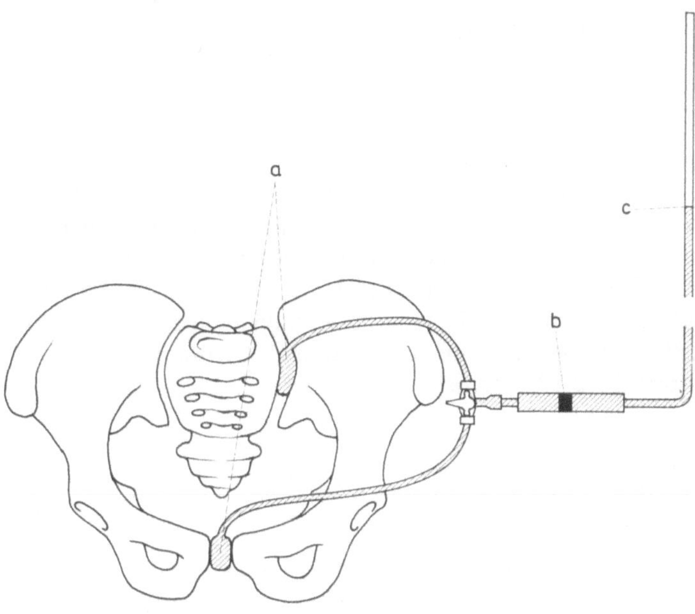

Abb. 2. Versuchsanordnung nach Slätis und Kraharju zur Bestimmung der durch ein trapezförmiges Montagesystem erzielbaren Drucke im Bereich der Symphyse und des Iliosacralgelenkes

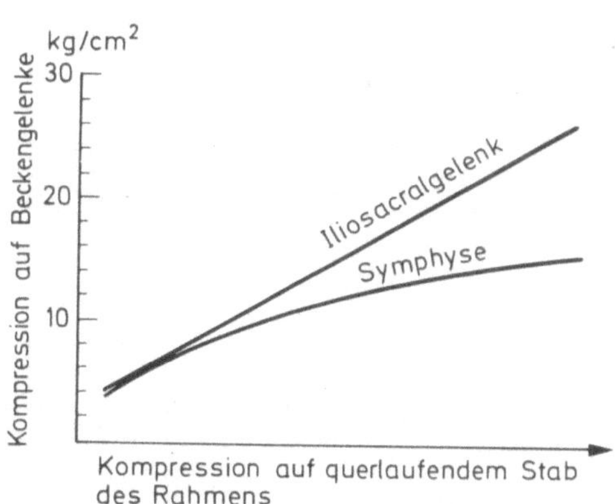

Abb. 3. Ergebnisse der in Abb. 2 gezeigten Versuchsanordnung

Eigene Untersuchungen

Versuchsanordnung

Unter der Vorstellung, daß am instabilen Becken die Zugfestigkeit eines Montagesystems einzig relevant sein kann, haben wir an je 10 Becken die Rahmenmontage, die Slätis-Montage und die im AO-Bulletin angegebene Montage für das Rohrsystem [1] mit zwei Federwagen in der Weise geprüft, daß wir die erzielte Kompression mit Distraktion bzw. Torsion aufgehoben und eine Diastase bzw. Kippung der Beckenhälfte von 1 cm erzielt haben. Die dafür notwendigen Zugkräfte waren das Kriterium der Untersuchung und sind in den Tabellen 1 bis 3 aufgelistet.

Tabelle 1. Rahmenmontage nach Carabalona und Bonnel

Nr.	Symphyse Distraktion (Kp)	Scherung (Kp)	Sacrao-Iliacal-Gelenk Distraktion (Kp)	Scherung (Kp)
1	7	4	8	5
2	6	5	7	4
3	5	4	6	4
4	8	6	6	5
5	4	4	4	4
6	4	4	4	4
7	7	5	6	6
8	5	5	5	5
9	5	4	5	4
10	7	6	7	6
	5,8 ± 1,4	4,8 ± 0,8	5,8 ± 1,3	4,7 ± 0,8

Tabelle 2. Slätis-Montage

Nr.	Symphyse Distraktion (Kp)	Scherung (Kp)	Sacro-Iliacal-Gelenk Distraktion (Kp)	Scherung (Kp)
1	8	6	12	10
2	10	7	14	12
3	12	8	18	14
4	6	5	16	13
5	7	5	14	11
6	9	7	15	10
7	7	6	12	10
8	6	6	15	13
9	9	8	14	11
10	8	6	13	9
	8,2 ± 1,8	6,4 ± 1,1	14,3 ± 1,8	11,3 ± 1,6

Tabelle 3. Rohrmontage

Nr.	Symphyse Distraktion (Kp)	Scherung (Kp)	Sacro-Iliacal-Gelenk Distraktion (Kp)	Scherung (Kp)
1	6	5	8	7
2	4	4	7	7
3	4	4	6	5
4	5	4	5	4
5	7	6	6	5
6	5	5	5	4
7	6	5	5	4
8	8	6	7	6
9	7	6	6	5
10	8	6	6	5
	6 ± 1,5	5,1 ± 0,9	6,1 ± 1	5,2 ± 1,1

Klinische Anwendung

Sowohl die Rahmen- (Hoffmann Fixateur), wie die Rohrmontage (AO) eignen sich für die Versorgung stabiler Beckenringfrakturen. Hier ist eine baldige Mobilisierung unter Vollbelastung möglich, während instabile Frakturtypen am Becken nur lagerungsstabil versorgt werden können. Trümmer- und Querfrakturen des Acetabulums können mit Vorteil mit dem Fixateur externe versorgt werden, wobei die Prinzipien der Extensionsbehandlung im Sinne der Distraktion = Reduktion zu tragen kommen. Eine sogenannte "mm – genaue Adaptation" ist nicht, oder nur ausnahmsweise zu erzielen. Daher sind Acetabulumfrakturen immer nur Ausnahmeindikationen für die Behandlung mit dem äußeren Spanner.

Entlastende Mobilisierung bei Acetabulum- bzw. instabilen Beckenfrakturen kann kaum vor der 4. Woche, in der Regel erst nach der 6. Woche erfolgen.

Indikation

Wir möchten zwischen primärer und sekundärer Indikation für den äußeren Spanner im Beckenbereich unterscheiden:

Primär ist er eine große Hilfe bei der Versorung und Stabilisierung von

- offenen Verletzungen,
- Gefäßverletzungen,
- Urethra- und Blasenverletzungen,
- Pfählungsverletzungen,

in Kombination mit verschiedenen Frakturformen. Der stabilisierte Beckenring bietet weit größere Chancen für den Erfolg rekonstruktiver Eingriffe. Insbesondere die Wiederherstellung des Beckenbodens bei Urethra- und Blasenverletzungen ist ein großer Gewinn [6, 8, 12, 13, 15].

Unserer Ansicht nach sollte die Versorgung mit dem Fixateur externe unter diesen Indikationen im Zuge der Erstversorgung vorgenommen werden.

Sekundär, nach Überwindung der Schockphase, kann der äußere Spanner in folgenden Situationen zur Anwendung kommen:

- instabile Beckenringfrakturen,
- Polytraumatisierte mit Frakturen im Beckenbereich,
- Patienten, bei denen ein Abbruch der konservativen Therapie im Zuge der Behandlung erforderlich wird.

Ein latenter oder vorbestehender manifester Infekt oder lokale Veränderungen, die eine interne Osteosynthese verbieten, stellen die klassische Indikation für die Stabilisierung mit einem äußeren Spanner dar.

Operationstechnik

Wir empfehlen, wenn möglich, die Anlage des Fixateurs am Extensionstisch unter Vollrelaxierung des Patienten mit Möglichkeit zur röntgenologischen Überwachung vorzunehmen. Die Schanzschen Schrauben sind sicher im Darmbeinflügel zu verankern (20° Neigung zum Lotrechten). In je größerer Anzahl, je tiefer sie eingebracht werden und je kürzer der Hebelarm über dem Hautniveau gehalten werden kann, umso stabiler wird das System. Ihre Vereinigung untereinander soll aus biomechanischen Gründen vor Verankerung der Querstäbe erfolgen.

Das Verankerungsniveau des Fixateur liegt über dem Niveau des Beckenringes. Jede Kompression führt daher bei instabilen Brüchen des Beckens zur Kompression an der cranialen und zur Kippung = Distraktion in den caudalen Frakturteilen bei Anwendung eines der Kompressionssysteme. Hinzu kommt, daß Scher- und Schubkräfte auftreten, die zu einer Kippung bzw. Deformierung des Beckens führen.

Aus diesem Dilemma führt die Slätis-Montage. Durch die Einneigung des Trapezoids auf 70° zur Körperlängsachse treffen die durch den Fixateur ausgeübten Kompressionskräfte die Ebene des Beckenringes annähernd in der Winkelhalbierenden von 45°. Das heißt, die Schubkraft wird annähernd gleich 0. Ist nun der erste quere Kompressionsstab bei diesem System, etwa dem zweifachen Radius des Beckenringes von dessen imaginärem Mittelpunkt entfernt vor dem Hautniveau, so ist keine Deformierung zu erwarten und die Kompression am wirksamsten. Die nun verbleibende Schwäche des Systems Fixateur plus Becken für Scherkräfte konnte nur durch weitere Verankerung, z.B. am Os pubis oder am Oberschenkel der unverletzten Seite beseitigt werden.

Nachbehandlung

Die Liegedauer der Montage ist aufgrund der bisherigen Erfahrungen zwischen 8 bis 12 Wochen zu veranschlagen. Eine belastende Mobilisierung in dieser Zeit ist, wie bereits ausgeführt, nur bei stabilen Frakturformen möglich. In der Mehrzahl der Fälle wird man sich mit einer Bewegungstherapie zufriedengeben müssen.

Größter Wert ist auf die regelmäßige röntgenologische Kontrolluntersuchung zu legen, damit eventuell notwendige Veränderungen der Montage zum frühest möglichen Zeitpunkt vorgenommen werden können. Wir mußten bisher in 3 Fällen Korrekturen im Verlaufe vornehmen.

Klinische Ergebnisse

Krankengut

Im Lorenz Böhler Krankenhaus, Wien 20., und an der I. Univ. Klinik für Unfallchirurgie Wien wurden in den vergangenen Jahren (1975–1978) 17 Beckenfrakturen und 1 chronisches Hüftgelenksempysem mit dem Fixateur externe versorgt (Tabelle 4).

Der jüngste Patient war 17 Jahre, der älteste 82 Jahre alt. Vierzehn der Patienten wiesen schwere Mehrfachverletzungen auf. Die lokalen Begleitverletzungen sind in Tabelle 5 zusammengestellt.

Eine 30jährige polytraumatisierte Patientin ist nach 10 Wochen an Sepsis, ein 82jähriger Patient nach 16 Wochen an Kreislaufversagen ad exitum gekommen.

Dreizehn Patienten wurden ohne Einschränkung wieder arbeitsfähig, schließlich bei zwei weiteren Patienten, die derzeit noch in Behandlung stehen, ist eine abschließende Aussage verfrüht.

Komplikationen

Wir haben folgende Komplikationen beobachtet:

Drei Nagelinfektionen, einmal auf die Tatsache folgend, daß die Verletzte bei der Lagerung 4 Wochen nach der Versorgung am Fixateur gehoben und hierbei die Nägel aus der einen Beckenschaufel gerissen wurden. Die neu eingebrachten Schrauben haben sich nach kurzer Sekretionsperiode nach 4 Wochen gelockert.

Die Entstehung dreier sacraler *Decubitalgeschwüre* konnte auch durch Frühmobilisierungsversuche nicht verhindert werden. Zwei dieser 3 Patienten litten an schweren Psychosen; ihre Verletzungen entstanden im Rahmen von Suicidversuchen durch Sprünge aus

Tabelle 4. Verletzungsformen (n = 17)

Symphysenruptur	7
Schambeinfraktur	17
Sacrumfraktur	10
Alafraktur	6
Ruptur des Sacro-Iliacal-Gelenkes	3
Acetabulumfraktur	6

Tabelle 5. Lokale Begleitverletzungen

Urethraruptur	2
Gefäßverletzungen Arteria iliaca + Vena iliaca	1
Peronaeusläsion	1
Nervenwurzellähmung	1
Pfählung	3

großer Höhe. Schwere Direkttraumen und Hautkontusionen im Sacralbereich haben die Entstehung dieser Aufliegegeschwüre begünstigt. (Aus dieser Gruppe rekrutieren sich die letalen Verläufe.)

Repositionsergebnis

Die Reposition war in 15 Fällen zufriedenstellen, in 2 Fällen mußten Korrekturen vorgenommen werden. Eine sacro-iliacrale Pseudoarthrose heilte spontan aus.

Klinische Beispiele

Fall 1: R. M. 17 Jahre, männlich (Abb. 4).
Verkehrsunfall. Zusammenstoß Moped gegen Lastauto. Traumatische Amputation der rechten Hand, Beckenzertrümmerung, Pfählung unter Schaffung riesiger Höhlen pararectal – in diesen freiliegend die Acetabulum- und Beckenfraktur. Es bestand eine gleichmäßige, bedrohliche Blutung aus den Frakturen, an denen die kombinierte Extensions- und Schwebebehandlung nichts ändert. Zutransferierung von auswärts am 3. Tag in kritischem Zustand. Der protrahierte Schockzustand ist nur mit Mühe durch Blutstillung und Embolisierung der Arteriae iliacae internae beidseits zu beherrschen. Sigmoidosteotomie, Fixateur externe – Montage vom Becken auf den Oberschenkel rechts übergreifend, supracondyläre Extension beider Femura – Extension an beiden distalen Unterschenkeln und Schwebelage nach Revision und Drainage der Pfählungshöhlen (Gentamycin–PMMA–Ketten–Implantation) durch 8 Wochen.

Komplikationslose Abheilung der Wundhöhlen. Es resultiert eine Vorwölbung im Sacralbereich, eine Wackelsteife des rechten Hüftgelenkes mit Beuge-, Innenrotations- und Adductionskontraktur. Nach Verschluß der Colostomie intertrochantere Korrekturosteotomie des rechten Oberschenkels. Der Patient steht noch in Behandlung.

Fall 2: K. J. 36 Jahre, männlich (Abb. 5).
Sturz aus 10 m Höhe auf der Baustelle. Urethraruptur, Beckenfraktur, pertrochantere Fraktur rechts. Urethranaht – Tage später Stabilisierung des Beckens mit dem Hoffmann Fixateur und Federnagelung der pertrochanteren Fraktur. Acht Monate später ist der Verletzte am Bau wieder tätig.

Fall 3: W. R. 45 Jahre, männlich (Abb. 6).
Pfählungsverletzung mit Ala- und Acetabulumfraktur. Zerreißung der Arteria und Vena iliaca externa. Alloplastischer Gefäßersatz – Stabilisierung des Beckens mit dem Hoffmann Fixateur.

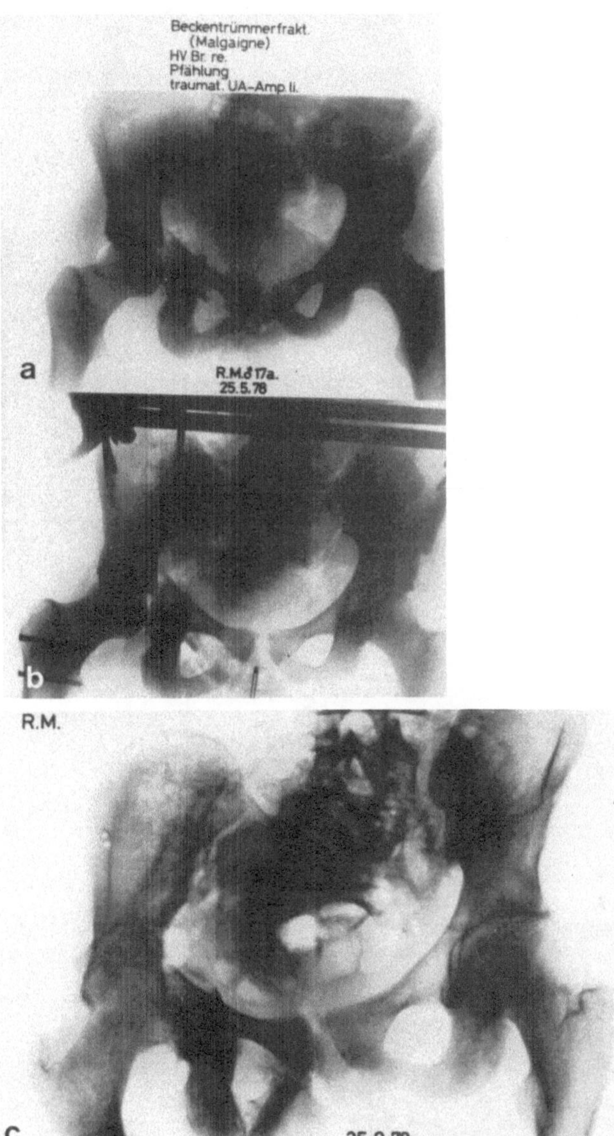

Abb. 4a–c. Beckenzertrümmerung im Rahmen eines Polytraumas. **a** Unfallbild, **b** Kontrolle nach verzögerter Versorgung mit Fixateur externe, **c** Situation nach Konsolidation

Auf den Kontrollangiogrammen freie arterielle Strombahn, während die Phlebographie einen Verschluß der Vena iliaca bei gutem Kollteralkreislauf zeigt. Konsolidierung der Fraktur nach 8 Wochen. Der Patient ist in seinem alten Beruf weiter tätig.

Fall 4: O. M. 61 Jahre, männlich (Abb. 7).
Verkehrsunfall – Malgaignesche Luxation. Stabilisierung mit dem äußeren Spanner. Nach 10 Wochen unverändert gutes Resultat.

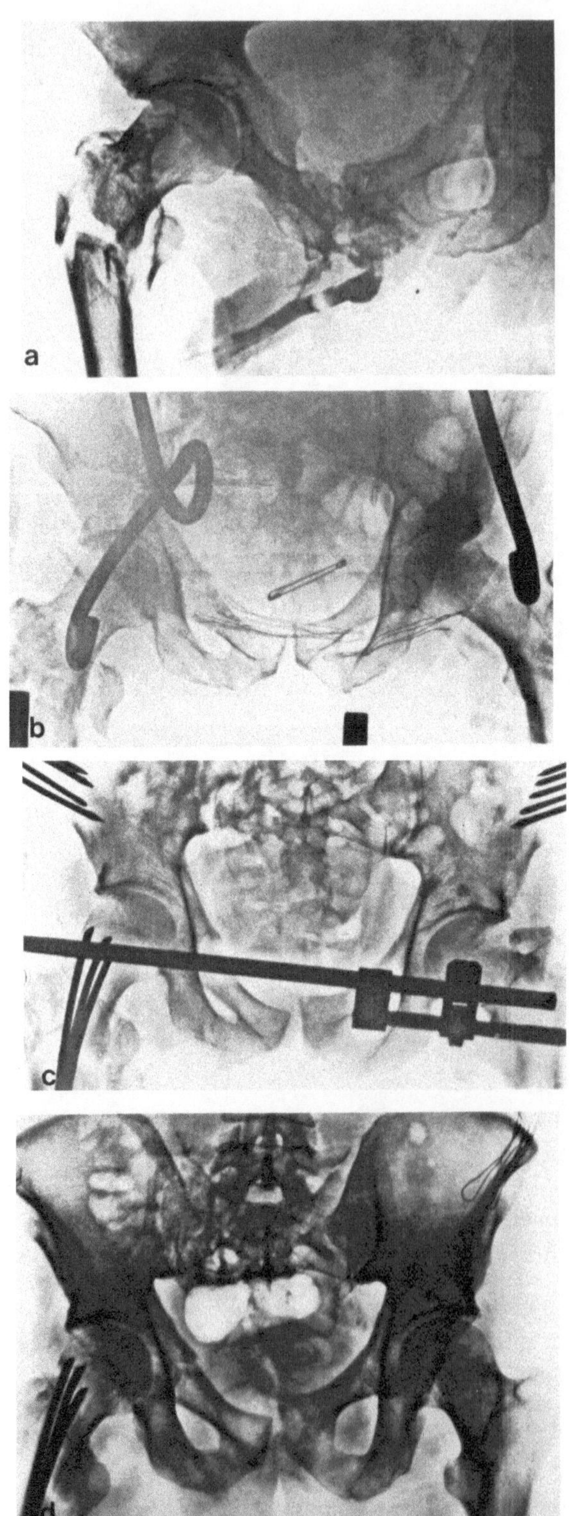

Abb. 5a–d. Beckenfraktur mit Urethraruptur und pertrochanterer Fraktur, **a** Unfallbild, **b** Kontrolle nach Urethranaht, **c** Kontrolle nach Beckenstabilisierung mit Hoffmann-Fixateur und Ender-Nagelung der pertrochanteren Fraktur, **d** Ausheilungsbild

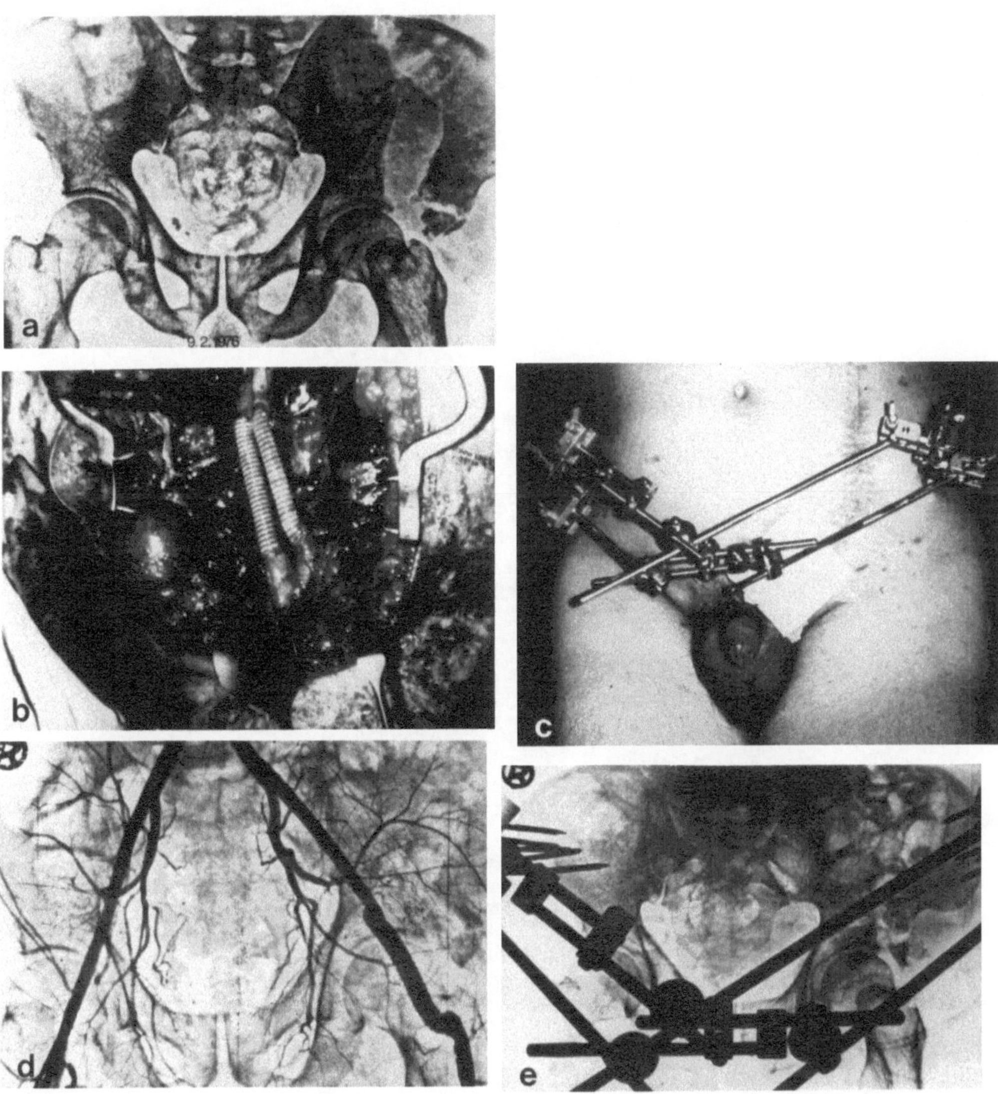

Abb. 6a–e. Pfählungsverletzung mit Ala- und Acetabulumfraktur sowie Zerreißung der Arteria und Vena iliaca externa. **a** Unfallbild, **b** Situs nach alloplastischem Gefäßersatz, **c** Situs nach Stabilisierung des Beckens mit Hoffmann Fixateur, **d** Kontrollangiogramm, **e** Röntgenkontrolle nach 8 Wochen

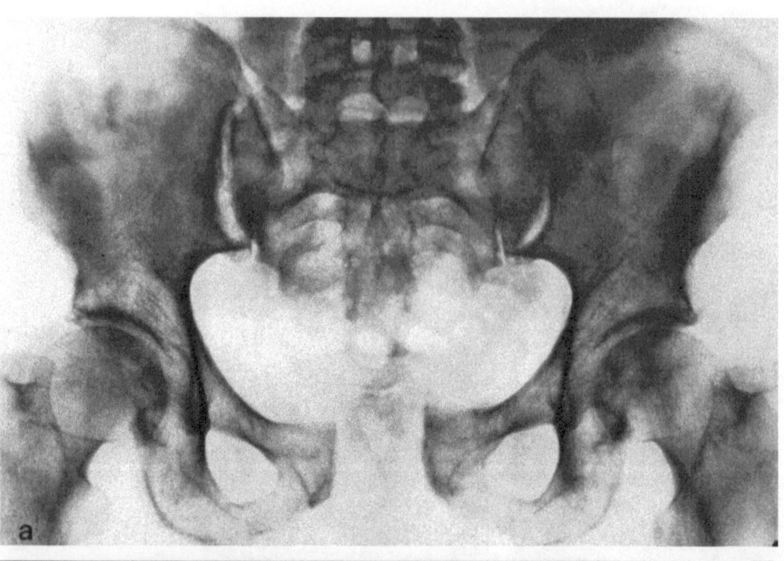

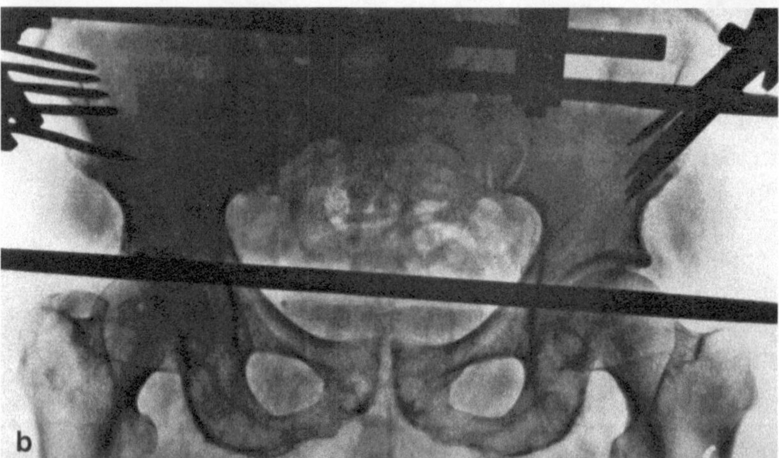

Abb. 7a, b. Malgaignesche Luxation. **a** Unfallbild, **b** Kontrolle 10 Wochen nach Stabilisierung mit Hoffmann Fixateur

Fall 5: K. H. 27 Jahre, männlich (Abb. 8).
Arbeitsunfall – Sturz in einen U-Bahnschacht. Malgaignesche Fraktur, Symphysensprengung und Acetabulumfraktur. Nach 10wöchiger Fixationsdauer gutes Endergebnis.

Zusammenfassend kann festgestellt werden, daß der Fixateur externe im klinischen Alltag eine hervorragende Hilfe darstellt. Seine Vorteile liegen in der Möglichkeit der Wiederherstellung des Beckenringes und seiner Funktion ohne die Infektionsgefahr, insbesondere im Zusammenhang mit Begleitverletzungen, heraufzubeschwören. Bei bereits bestehender Infektion ist der äußere Spanner konkurrenzlos. Die Pflegeerleichterung ist augenfällig.

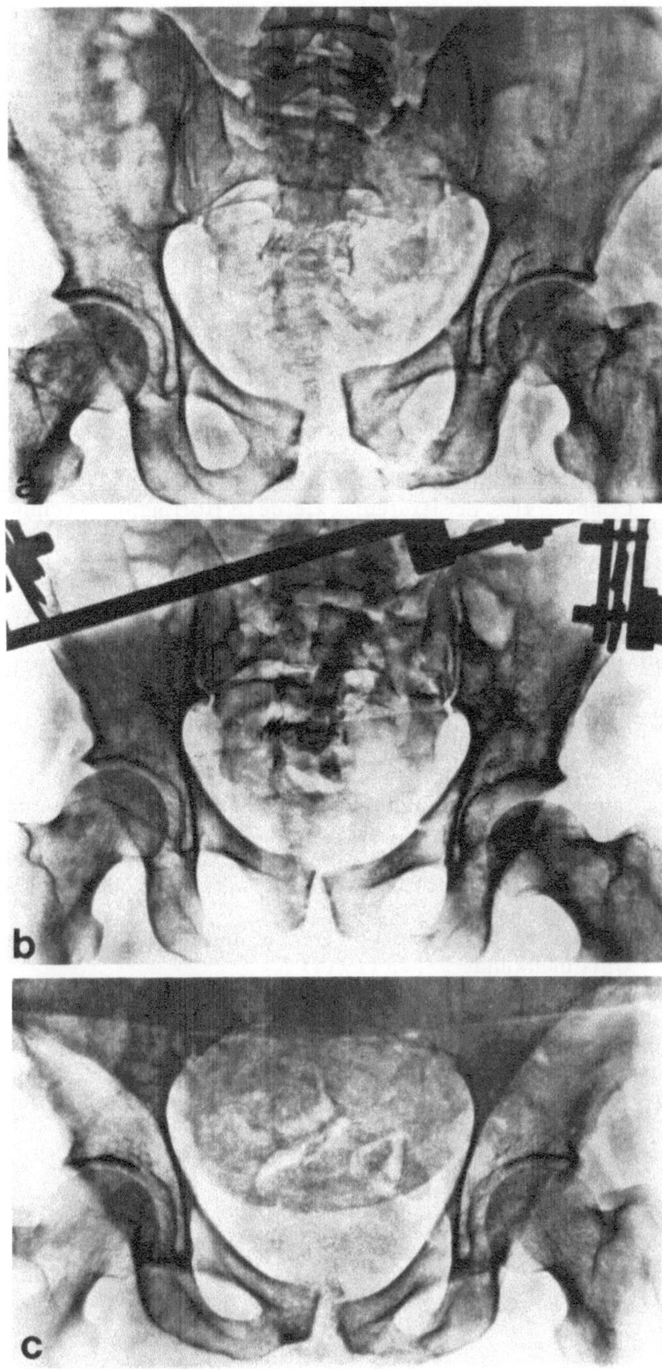

Abb. 8a–c. Malgaignesche Fraktur mit Symphysensprengung und Acetabulumfraktur. **a** Unfallbild, **b** Kontrolle nach Stabilisation mit Hoffmann Fixateur, **c** Endergebnis

Aufgrund der besseren Adaptationsfähigkeit muß dem Fixateur externe nach *Hoffmann* im Vergleich zu anderen Systemen eine gewisse Überlegenheit zugesprochen werden.

Es ist zu erwarten, daß das Baukastenprinzip in der Zukunft weitere Verbesserungen im Sinne der vermehrten Stabilität in Richtung Belastungsstabilität erfahren wird.

Literatur

1. Bolze, W.H.: Der Fixateur externe (Rohrsystem) AO Bulletin 1976
2. Bonnel, F.: Biomechanische Betrachtungen und die klinische Anwendung des Fixateur externe bei den Brüchen der Hüftgelenkspfanne. Hefte Unfallheilk. *124*, 50 (1975)
3. Bonnel, F.: Biomechanische Betrachtungen über Beckenverletzungen und die Anwendung des Fixateur externe bei Zerreißungen der Symphyse und des Sacro-Iliacal-Gelenkes. Hefte Unfallheilk. *124*, 161 (1975)
4. Carabalona, P., Rabischong, P., Bonnel, F., Perruchon, E., Peguret, F.: Beitrag zur Therapie der Rupturen der Symphyse und des Sacrao-Iliacal-Gelenkes durch externe Fixation. Montpellier-Chirurgical, *T. XIX*, 61 (1973)
5. Connes, H.: Le fixateur externe d'Hoffmann. Techniques, indications et resultat. Paris: Editions Gead 1977
6. Mehrabi, V., Grundmann, G.: Zur Behandlung des vertikalen Beckenbruches. Chirurg *46*, 424 (1975)
7. Müller, K.H.: Therapie der pyogenen Koxitis und ihre Stabilisierung mit dem Fixateur externe. Arch. Orthop. Traum. Surg. *91*, 201 (1978)
8. Müller, K.H., Müller-Färber, J.: Die Osteosynthese mit dem Fixateur externe am Bekken. Arch. Orthop. Traum. Surg. *92*, 273 (1978)
9. Poigenfürst, J.: Beckenbrüche. In: Spezielle Frakturen- und Luxationslehre. Band I/2, Nigst, H. (Hrsg.). Stuttgart: G. Thieme 1972
10. Reimers, C.: Unfallschäden des Beckens und des Hüftgelenkes. In: Handbuch der gesamten Unfallheilkunde, Band III. Bürkle de la Camp, Schwaiger, M. (Hrsg.). Stuttgart: Enke 1965
11. Riska, E.B., Bonsdorf, H. von, Hakkinen, S., Jaroma, H., Kiviluoto, O., Paavilainen, T.: External fixation of unstable pelvic fractures. Vortrag gehalten am XIV. SICOT World Congress, Kyoto, 1978
12. Schmidt, A.: Diagnostik, Therapie und Spätfolgen bei Beckenfrakturen. Monatsschrift Unfallheilkunde 77, 73 (1974)
13. Schröder, R., Ganz, R.: Zur Behandlung der instabilen Beckenringfraktur bei Patienten mit Begleitverletzungen. Helv. chir. Acta *44*, 139 (1977)
14. Slätis, P., Karaharju, E.O.: External fixation of the pelvic girdle with a trapezoid compression frame. Injury 7, 53 (1974)
15. Weissbach, L., Klammer, H.L.: Die simultane Versorgung der Harnröhrenruptur und Symphysensprengung. Urologe *A 15*, 118 (1976)

Ergebnisse der konservativen und operativen Behandlung von Beckenringfrakturen

J. Müller-Färber, B.-D. Katthagen und G. Erbs

Abgesehen von der besonderen Bedeutung der Beckenfrakturen im Zusammenhang mit dem Polytrauma, sieht der Kliniker die Beckenverletzung vor allem unter funktionellen Gesichtspunkten.

Wichtig ist dabei, in wieweit eine Beckenverletzung den Beckenring in seiner Funktion als Überträger der Rumpflast von der Wirbelsäule auf die unteren Extremitäten beeinträchtigt.

Danach spielen die Beckenfrakturen bei intaktem Beckenring gegenüber den Beckenringfrakturen eine untergeordnete Rolle.

Bei der Bewertung der Beckenringfrakturen wiederum ist die Tatsache der Unterbrechung des Beckengürtels in seiner Ringstruktur weniger relevant als vielmehr die Feststellung, in wieweit es dadurch zu einer Verschiebung im hinteren, gewichttragenden Segment des Beckengürtels und damit zu einer mehr oder weniger starken Beeinträchtigung der Statik kommt, deren Wiederherstellung im Vordergrund der therapeutischen Überlegungen stehen muß.

Aufgrund dieser Überlegung wählten wir folgende Einteilung der Beckenfrakturen [3]:

Beckenfrakturen bei intaktem Beckenring

Isolierte Beckenschaufel-, Schambein-, Sitzbein-, Kreuzbein- und Steißbeinfraktur.

Beckenringfrakturen

Typ I: Stabile Beckenringfrakturen
1. Einseitige vordere Beckenringfraktur;
2. Unverschobene doppelseitige vordere Beckenringfraktur.

Typ II: Dislocierte, inkomplette Beckenringfrakturen und -luxationen
1. Sogenannte isolierte Symphysensprengung;
2. Einseitige, vordere Beckenringfraktur mit Symphysensprengung;
3. Dislocierte, doppelseitige vordere Beckenringfraktur mit und ohne Symphysensprengung.

Typ III: Instabile Beckenringfrakturen und -luxationen
1. Komplette einseitige oder doppelseitige Beckenringfraktur;
2. Isolierte hintere Beckenringfraktur.

Eigenes Krankengut

Im Zeitraum von 1962–1977 wurden im Bergmannsheil Bochum 693 Patienten mit Beckenfrakturen, davon über 40% nach Zechenunfällen, stationär behandelt.

Stabile Beckenringfrakturen (Typ I)

Von insgesamt 199 stabilen Beckenringfrakturen waren 184 einseitige vordere und 15 unverschobene, doppelseitige vordere Beckenringfrakturen, die hinsichtlich der Therapie und Prognose kaum Probleme boten (Abb. 1). Da es sich um stabile Beckenringfrakturen handelte, genügte in der Regel eine 2 bis 4wöchige Ruhigstellung.

Dislocierte, inkomplette Beckenringfrakturen und -luxationen

Bei den Beckenringfrakturen vom Typ II lagen meist schwere Traumen, vorwiegend nach Arbeits- und Verkehrsunfällen, zugrunde.

Die einseitigen vorderen Beckenringfrakturen mit Symphysensprengung und die dislocierten doppelseitigen vorderen Beckenringfrakturen unseres Krankengutes wurden ausnahmslos konservativ behandelt, entweder durch Lagerung in der Hängematte oder durch einfache Lagerung, je nach dem ob eine Symphysenbeteiligung vorlag oder nicht.

Da die Beckenringfrakturen vom Typ II definitionsgemäß keine Dislokation im Bereich des hinteren Ringsegmentes und damit keine wesentliche Beeinträchtigung der Statik aufwiesen, waren keine gravierenden Spätfolgen zu beobachten. Die Ergebnisse waren gut oder zufriedenstellen (Abb. 2).

Auffallend war jedoch, daß nur 30% der Patienten völlig beschwerdefrei waren, 65% hatten Beschwerden bei starker Belastung, die überwiegend als Schmerzen im Bereich der unteren LWS und der Kreuzdarmbeinfuge angegeben wurden.

Die sogenannte isolierte Symphysensprengung über die in gesonderten Beiträgen in diesem Heft berichtet wird, wurden in unserem Krankengut primär konservativ durch Lagerung in der Hängematte behandelt. Die operative Behandlung bildete mit wenigen Fällen die Ausnahme.

Instabile Beckenringfrakturen und -luxationen (Typ III)

Von insgesamt 432 Beckenringfrakturen unseres Krankengutes ware 182 instabile Beckenringfrakturen, bei denen eine Unterbrechung im hinteren gewichttragenden Segment in 7 Fällen isoliert und in 175 Fällen kombiniert mit einer Unterbrechung im vorderen Segment des Beckengürtels in Form der kompletten Beckenringfraktur vorlag.

Als Unfallursache standen die Arbeits- und Verkehrsunfälle ganz im Vordergrund, während die häuslichen Unfälle nur mit 6% vertreten waren.

Während eine isolierte hintere Beckenringfraktur oder -luxation meist nur zu einer geringen Dislokation führte, kam es bei der kompletten Beckenringfraktur oft zu einer mehr oder weniger starken Verschiebung einer Beckenhälfte nach cranial mit relativer Beinverkürzung und damit zu einer erheblichen Beeinträchtigung der Statik. Die Unterbrechung der Kontinuität im vorderen Segment war entweder ligamentär, in Form der Symphysensprengung, oder ossör, in Form der vorderen Beckenringfraktur.

Die Unterbrechung des Beckenringes im hinteren Segment war vorwiegend im Ileosacralgelenk lokalisiert, oft kombiniert mit einer knöchernen Verletzung der unmittelbar benachbarten Darmbeinanteile, wobei die Frakturlinie im Ileosacralgelenk endete.

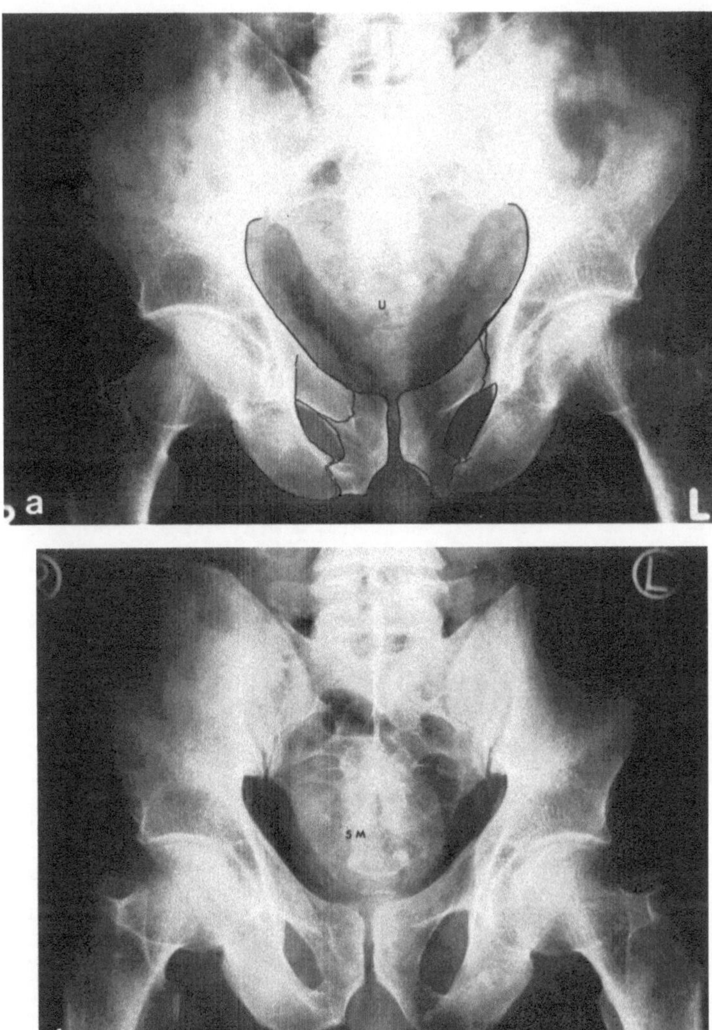

Abb. 1a, b. Unverschobene doppelseitige BRF als Beispiel einer stabilen BRF (Typ I). **a** Unfallbild: Der Beckenring ist in seiner Form erhalten. Keine Beeinträchtigung der Statik, **b** Röntgenbefund 5 Monate nach dem Unfall: Nach konservativer Behandlung in Form einer vierwöchigen Ruhigstellung anatomische Ausheilung der BRF mit guten subjektiven und funktionellen Ergebnissen

Weitere Möglichkeiten waren die Schräg- und Verticalfraktur der hinteren Beckenschaufel. Bei der Kreuzbeinfraktur verlief die Frakturlinie meist vertical durch die Foramina sacralia (Abb. 3). Die kompletten Beckenringfrakturen kamen sowohl einseitig als auch doppelseitig vor, woraus sich verschiedene Kombinationen ergaben (Tabelle 1).

Die häufigste Form der kompletten Beckenringverletzung, mit insgesamt 56 von 175 Fällen (32%) war die kombinierte Sprengung von Symphyse und Ileosacralgelenk. Die

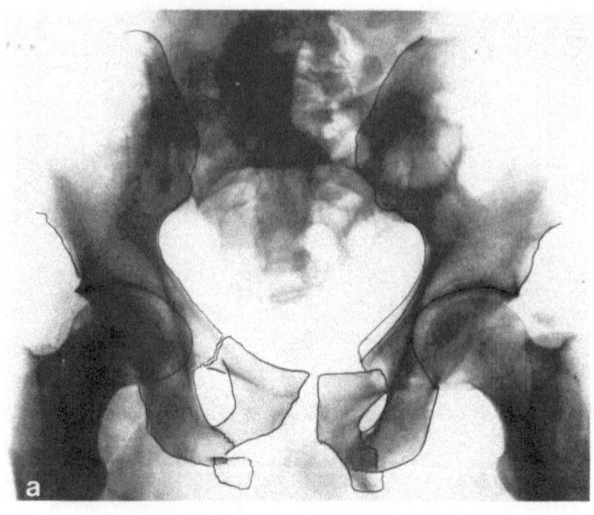

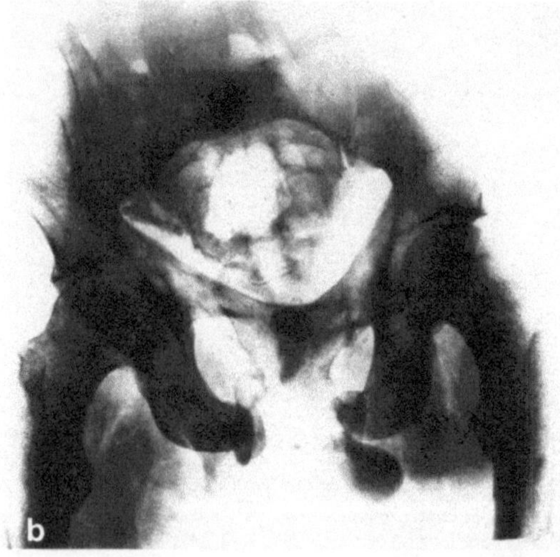

Abb. 2a, b. Beispiel einer dislocierten, inkompletten BRF (Typ II). Begleitverletzung: Harnröhrenruptur. *Behandlung:* Innere Schienung der Harnröhrenruptur über eine suprapubische Fistel. Konservative Behandlung der Beckenfraktur durch Lagerung in der Hängematte für 12 Wochen. **a** *Unfallbild:* Dislocierte, doppelseitige vordere BRF mit Symphysensprengung ohne Dislokation im hinteren Ringsegment, **b** Röntgenbefund 12 Monate nach dem Unfall: Verformung des vorderen Beckenringes mit knöcherner Durchbauung der Symphyse. Keine Beeinträchtigung der Statik. Gute funktionelle Ergebnisse. Beschwerden bei stärkerer Belastung

vordere einseitige Beckenringfraktur war in 38 Fällen (22%) mit einer einseitigen Sprengung des Ileosacralgelenkes und in 20 Fällen (11,5%) mit einer einseitigen Beckenschaufelfraktur kombiniert. Die isolierten hinteren Beckenringfrakturen und -luxationen waren mit 7 von 182 Fällen (3,8%) selten. Es handelte sich dabei um 5 Sprengungen des Ileosacralgelenkes mit oder ohne Beteiligung des benachbarten Darmbeines und 2 Kreuzbeinfrakturen. Während die instabilen Beckenringfrakturen und -luxationen im Zeitraum von 1968

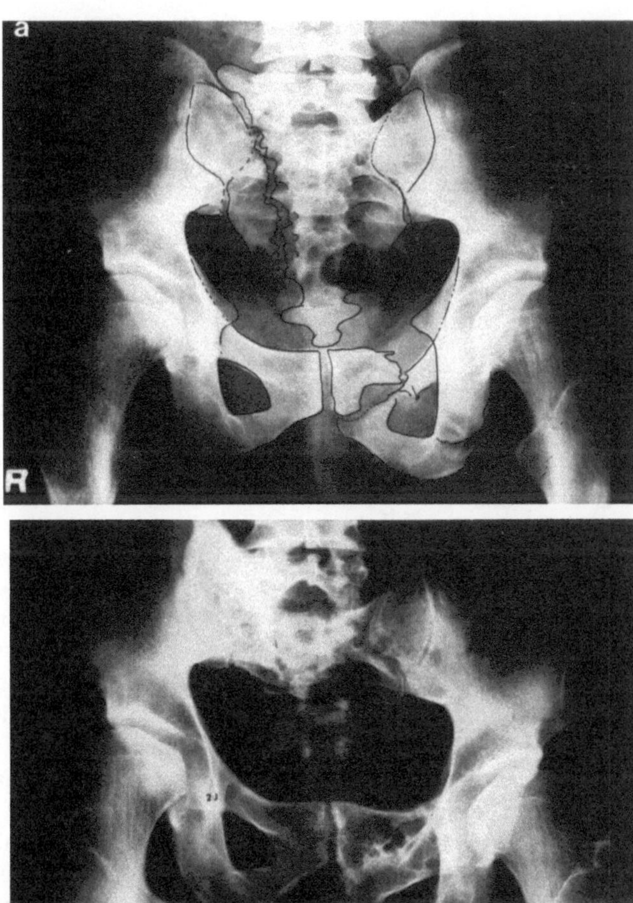

Abb. 3a, b. 30jähriger Bergmann nach Steinfall unter Tage. Beispiel einer kompletten BRF (Typ III). **a** *Unfallbild.* Unterbrechung des hinteren Beckenringes in Form der Kreuzbeinfraktur. Die Frakturlinie verläuft durch die rechten Foramina sacralia mit spinaler Schädigung von L 4 bis S 2. Die rechte Beckenhälfte ist nach cranial verschoben, **b** *Röntgenbefund 2 Jahre nach dem Unfall:* Nach konservativer Behandlung durch Lagerung erhebliche Verformung der Statik mit relativer Beinverkürzung von 2 cm durch Dislokation der rechten Beckenhälfte nach cranial

fast ausschließlich konservativ behandelt wurden, kamen nach 1968 vermehrt operative Behandlungsmethoden zur Anwendung.

Von insgesamt 69 im Zeitraum von 1969–1977 behandelten instabilen Beckenringfrakturen und -luxationen waren 66 komplette und 3 isolierte hintere Beckenringfrakturen. Bei 24 Patienten bestand zusätzlich eine Acetabulumfraktur.

Sechzehn von 69 Patienten starben vor Abschluß der Behandlung an den Folgen ihrer schweren Begleitverletzungen.

Tabelle 1. Verschiedene Kombinationen bei 175 kompletten Beckenringfrakturen und -luxationen (1962–1977)

		Vorderes Segment Symphyse	Knöchern einseitig	Knöchern doppelseitig	Summe
Hinteres Segment					
Einseitig	Ileosacralgelenk	56	38	19	113
	Beckenschaufel	9	20	4	33
	Kreuzbein	7	13	2	22
Doppelseitig	Ileosacralgelenk	4	–	2	6
	Beckenschaufel	1	–	–	1
		77	71	27	175

Von 66 kompletten Beckenringfrakturen waren in 41 Fällen die Symphyse, in 49 Fällen das Ileosacralgelenk beteiligt.

Zweiundvierzig Patienten wurden konservativ, 15 Patienten operativ behandelt (Tabelle 2). Neun Patienten starben innerhalb der ersten 24 Stunden nach dem Unfall an den Folgen ihrer schweren Begleitverletzungen. Bei 17 von insgesamt 42 konservativ behandelten Patienten wurde eine einfache Lagerung durchgeführt, die in 6 Fällen mit einer zusätzlichen Oberschenkeldrahtextension kombiniert wurde: 2 mal wegen erheblicher Dislokation der frakturierten Beckenhälfte nach cranial und 4 mal wegen gleichseitiger Acetabulumfraktur. Die einfache Lagerung erfolgte in erster Linie bei wenig disclocierten Beckenringfrakturen ohne Symphysensprengung. Bei Symphysenbeteiligung erfolgte die Behandlung vorwiegend durch Reposition und Retention in der Hängematte. Eine Ausnahme bildeten 6 Patienten, bei denen eine Lagerung in der Hängematte wegen der Begleitverletzungen nicht möglich war.

Fünfzehn von insgesamt 66 Patienten wurden operativ behandelt. In 2 Fällen erfolgte eine sekundäre Spongiosaanlagerung im Bereich der Symphyse, in einem Fall eine Verplattung, in 7 Fällen eine Verplattung mit Spongiosaanlagerung und in 5 Fällen eine Fixation mit dem Fixateur externe.

Tabelle 2. Verschiedene Behandlungsmethoden bei 66 kompletten Beckenringfrakturen und -luxationen (1969–1977)

Konservative Behandlung	42 Patienten
Hängematte	25 Patienten
einfache Lagerung	17 Patienten
Operative Behandlung	15 Patienten
Verplattung	1 Patienten
Spongiosaanlagerung	2 Patienten
Verplattung und Spongiosaanlagerung	7 Patienten
Fixateur externe	5 Patienten
Exitus innerhalb 24 Std (keine Behandlung)	9 Patienten

Bei den beiden Patienten mit sekundärer Spongiosaanlagerung handelte es sich im ersten Fall um einen 48jährigen Patienten, bei dem nach 11monatiger auswärts durchgeführter konservativer Behandlung noch eine erhebliche Instabilität des Beckenringes vorlag. Eine Reposition wäre nach diesem Zeitraum ohne größere Traumatisierung nicht möglich gewesen. Die Stabilisierung des Beckenringes wurde deshalb durch einen, die weit klaffende Symphyse überbrückende, corticospongiösen Span erreicht. Trotz erheblicher Deformierung und Stufenbildung des Beckenringes waren die subjektiven und funktionellen Ergebnisse zufriedenstellen. Im 2. Fall handelte es sich um einen 37jährigen Patienten mit Symphysensprengung, vorderer Beckenringfraktur, hinterer Beckenschaufelfraktur sowie einer Acetabulumfraktur. Außerdem bestand eine Blasenruptur, die auswärts operativ versorgt wurde. Dabei wurde das dislocierte Schambein verschraubt. Wegen nachfolgender Infektion wurde bei uns die Schraube entfernt und sekundär Spongiosa angelagert.

Bei insgesamt 7 Patienten mit kompletter Beckenringfraktur wurde eine Verplattung der Symphyse mit Spongiosalagerung durchgeführt.

Die meist erheblich verschobene Symphysensprengung war in 5 Fällen mit einer einseitigen, in einem Fall mit einer doppelseitigen Sprengung des Iliosacralgelenkes und in einem weiteren Fall mit einer Beckenschaufelfraktur kombiniert. Im letzten Fall wurde außer der Symphysensprengung auch die Beckenschaufelfraktur operativ versorgt. In den übrigen Fällen erfolgte die Stabilisierung des Beckenringes allein über die Symphysenverplattung.

Von den 7 Patienten wurden 6 sekundär operativ behandelt, nachdem durch 2 bis 4wöchige konservative Maßnahmen keine ausreichende Reposition und Stabilisierung des Beckenringes zu erreichen war. Ein Patient, bei dem zugleich eine Stückfraktur des Hüftkopfes bestand, wurde primär operativ behandelt.

In 4 Fällen wurde eine Halbrohrplatte, in 3 Fällen eine schmale DC-Platte verwendet, die jeweils entsprechend vorgebogen wurde. In der Regel erfolgte die Teilbelastung nach 8 bis 10 Wochen.

Bei 5 Patienten wurde eine Stabilisierung des Beckenringes mit dem *Fixateur externe* durchgeführt. Bei einem Patient erfolgte die Anwendung des Fixateur externe, nachdem nach einer 4wöchigen konservativen Behandlung weiterhin eine Dislokation der Beckenhälfte mit starken Schmerzen bestand. In den übrigen 4 Fällen handelte es sich um Schwerverletzte, bei denen ausgedehnte Weichteilschäden, urologische, abdominelle, sowie extrapelvine Begleitverletzungen das Krankheitsbild entscheidend bestimmten. Zur Stabilisierung des Beckenringes, als Voraussetzung für die Behandlung vor allem der Organ- und Weichteilverletzungen, war die Lagerung in der Hängematte ungeeignet, da sie sowohl die Behandlung selbst als auch die Pflege erheblich erschwert oder gar unmöglich machte.

In Anbetracht der zum Teil ausgedehnten Weichteilverletzungen war eine interne Osteosynthese wegen des erhöhten Infektionsrisikos kontraindiziert. In diesen Fällen bot sich die Beckenosteosynthese mit dem Fixateur externe als Methode der Wahl an [2, 5].

Zwei Patienten starben an den Folgen ihrer schweren Begleitverletzungen. Bei drei Patienten war nach 3–4 Monaten die Stabilität des Beckenringes wiederhergestellt, so daß der Fixateur externe entfernt werden konnte.

Ergebnisse der konservativen und operativen Behandlung der instabilen Beckenringfrakturen und Luxationen (Typ III)

Im Zeitraum von 1969–1977 wurden an unserer Klinik 69 instabile Beckenringfrakturen – davon 3 isolierte hintere, und 66 komplette Beckenringfrakturen – stationär behandelt, die einer Nachkontrolle unterzogen wurden.

Die Ergebnisse stützen sich auf persönliche Nachuntersuchungen 1 1/2 bis 9 Jahre nach Behandlungsbeginn sowie auf ausführliche gutachterliche Befunde im Rahmen berufsgenossenschaftlicher Heilverfahren. Der Versuch, die Behandlungsergebnisse in einem einheitlichen Bewertungsschema darzustellen, stößt auf Schwierigkeiten, da die verschiedenen Beckenfrakturen im Zusammenhang mit den oft schweren Begleitverletzungen, keine Vereinheitlichung erlauben. Da jedoch die Stabilisierung des Beckenringes im Vordergrund der therapeutischen Überlegungen stand, schien es uns gerechtfertigt, den Beckenring als funktionelle Einheit bei der Bewertung der Behandlungsergebnisse in den Vordergrund zu stellen. Dabei unterschieden wir 3 Kriterien mit je 3 Bewertungsgruppen:

1. Subjektive Angaben

I. Beschwerdefrei
II. Beschwerden bei starker Belastung;
III. Schmerzen schon bei geringer Belastung.

2. Funktion

I. Freie Funktion, volle Erwerbsfähigkeit;
II. Funktionseinschränkung bei 20%, Beinverkürzung weniger als 1 cm, MdE bis 20%;
III. Erhebliche Funktionseinschränkung, Trendelenburg positiv, Gehstützen, Beinverkürzung über 1 cm, MdE über 20% (Berufswechsel).

3. Röntgenbefund

I. Exakte Wiederherstellung des Beckenringes;
II. Beckenring stabil, geringe Asymmetrie, Diastase oder Stufenbildung;
III. Beckenring instabil, erhebliche Asymmetrie, Diastase oder Stufenbildung.

Diejenigen Fälle, bei denen die Folgen der Begleitverletzungen, wie Frakturen im Bereich des Hüftgelenkes und der unteren Extremitäten, Nervenschäden und Querschnittlähmungen, das Beschwerdebild und die Funktion entscheidend bestimmten, wurden nicht bewertet.

Von insgesamt 42 Patienten mit konservativ behandelten kompletten Beckenringfrakturen starben 5 vor Abschluß der Behandlung. Von 26 Patienten mit verwertberen subjektiven Angaben waren nur 6 völlig beschwerdefrei, 17 Patienten hatten Schmerzen bei stärkerer Belastung und 3 schon bei geringer Belastung (Tabelle 3 a). Die Beschwerden wurden vorwiegend als Rückenschmerzen angegeben.

Unter den 23 verwertbaren funktionellen und 35 röntgenologischen Befunden fanden sich 4 identische Fälle mit schlechten Ergebnissen: Bei allen 4 Patienten lagen schwere Begleitverletzungen vor. Die Beckenringfraktur wurde deshalb durch eine einfache Lagerung behandelt. Bei der Nachuntersuchung zeigten alle 4 Patienten eine Asymmetrie des

Tabelle 3. Ergebnisse nach konservativer und operativer Behandlung von kompletten Beckenringfrakturen und -luxationen (1966–1977)

a) Konservative Behandlung. N = 42

	I	II	III	Nicht bewertet	Verstorben	Unbekannt
Subjektive Angaben	6	17	3	7	5	4
Funktion	13	6	4	11	5	3
Röntgen	14	17	4	–	5	2

b) Operative Behandlung. N = 10

	I	II	III	Nicht bewertet	Verstorben	Unbekannt
Subjektive Angaben	3	4	1	1	–	1
Funktion	3	3	2	2	–	–
Röntgen	4	5	1	–	–	–

Beckens und Dislokation der Beckenhälfte mit einer Beinverkürzung von 1,5 cm und darüber. Bei 2 Patienten bestand weiterhin eine Instabilität des Beckenringes mit entsprechendem Beschwerdebild.

Von insgesamt 10 operativ behandelten Beckenringfrakturen konnten 8 funktionelle Befunde bewertet werden, von denen 3 gut, 3 befriedigend und 2 schlecht waren (Tabelle 3 b).

Bei den beiden schlechten Ergebnissen handelte es sich im ersten, bereits erwähnten Fall um eine sekundäre Spongiosaanlagerung nach vorausgegangener Verschraubung. Im zweiten Fall kam es nach sekundärer Verplattung und Spongiosaanlagerung zu einer Infektion, so daß 3 Monate postoperativ das Osteosynthesematerial entfernt werden mußte. Der weitere Verlauf war komplikationslos. Es blieb jedoch eine Verschiebung der Beckenhälfte mit einer Beinverkürzung von 1,5 cm.

Insgesamt traten 2 mal postoperative Infektionen auf. Auch im zweiten Fall kam es nach Metallentfernung 3 Monate nach der Operation zu einer komplikationslosen Ausheilung. Das Ergebnis war befriedigend.

Bei insgesamt 5 Patienten wurde eine Beckenosteosynthese mit dem Fixateur externe durchgeführt, von denen nur 3 bewertet werden konnten. Die geringe Zahl erlaubt noch keine endgültige Aussage. Die bisherigen Ergebnisse sind jedoch ermutigend.

Zusammenfassung

Sowohl die Beckenfrakturen bei intaktem Beckenring als auch die stabilen Beckenringfrakturen (Typ I) bieten, sofern nicht Begleitverletzungen das Krankheitsbild bestimmen, keine therapeutischen Probleme. Meist genügt eine kurzfristige Ruhigstellung durch einfache Lagerung bis zum Abklingen des Frakturhämatoms und der Schmerzen.

Die dislocierten, inkompletten Beckenringfrakturen und -luxationen (Typ II) sollten grundsätzlich primär konservativ behandelt werden.

Dabei genügt bei der dislocierten doppelseitigen vorderen Beckenringfraktur ohne Symphysenbeteiligung meist eine einfache Lagerung von kürzerer Dauer. Dagegen bedarf die inkomplette Beckenringfraktur mit Symphysenbeteiligung und die sogenannte isolierte Symphysensprengung einer längeren Ruhigstellung, da eine feste Ausheilung der Symphyse in der Regel nicht vor 12 Wochen zu erwarten ist. Am besten hat sich bei uns die schonende Reposition und Retention in der Hängematte bewährt, die für den Patienten nach einer kurzen Eingewöhnungszeit keine wesentliche Belastung bedeutet und sowohl pflegerische wie krankengymnastische Maßnahmen in vollem Umfange gewährleistet. Bei ausreichender Behandlungsdauer ist in der überwiegenden Zähl der Fälle mit guten Ausheilungsergebnissen zu rechnen.

Die Indikation für eine primär operative Behandlung ist nach unserer Auffassung nur dann gegeben, wenn gleichzeitig schwere Begleitverletzungen, wie z.B. urologische und abdominelle Verletzungen, Frakturen der unteren Extremitäten, Wirbelfrakturen und ausgedehnte Weichteilschäden vorliegen, deren adäquate Behandlung durch eine Lagerung in der Hängematte erheblich erschwert oder gar verhindert wird.

Von den beiden in Frage kommenden Operationsmethoden, der internen Osteosynthese durch Symphysenverplattung und Spongiosalagerung und der Beckenosteosynthese mit dem Fixateur externe, ist bei gegebener Indikation für eine primär operative Behandlung der äußeren Osteosynthese mit dem Fixateur externe der Vorzug zu geben.

Bei den kompletten Beckenringfrakturen und -luxationen (Typ III) kommt es meist zu einer mehr oder weniger starken Dislokation im hinteren gewichtttragenden Segment mit Verschiebung des Beckenringes, deren Reposition unbedingt anzustreben ist, da eine verbleibende Fehlstellung meist zu einer erheblichen Beeinträchtigung der Statik mit unbefriedigenden subjektiven und funktionellen Ergebnissen führt und bei Frauen im gebärfähigen Alter zudem ein schweres Geburtshindernis darstellen kann [1]. Die Durchführung der konservativen Behandlung gestaltet sich jedoch in vielen Fällen problematisch, zumal wenn schwere Begleitverletzungen im Vordergrund stehen, deren adäquate Behandlung und Nachbehandlung durch die Lagerung in der Hängematte erheblich erschwert wird. In diesen Fällen sollte die Indikation für ein primär operatives Vorgehen großzügiger als bisher gestellt werden [4].

Die operative Behandlung der kompletten Beckenringfraktur in Form der internen Osteosynthese wurde in unserem Krankengut nur bei gleichzeitiger Symphysensprengung durchgeführt, wobei die Fixation über die Symphysenverplattung, meist verbunden mit Spongiosaanlegerung, erreicht wurde. Eine zusätzliche operative Fixation des Ileosacralgelenkes führten wir nicht durch.

Während die interne Osteosynthese bei den übrigen Formen der kompletten Beckenringfraktur, insbesondere der rein ossären weniger geeignet ist, findet die Beckenosteosynthese mit dem Fixateur externe bei sämtlichen Formen der kompletten Beckenringfraktur uneingeschränkt Anwendung. Auf die Vorteile dieser Operationsmethode, insbesondere im Hinblick auf die primäre Anwendung beim polytraumatisierten Patienten wurde bereits hingewiesen.

Literatur

1. Beck, A., Schatter, A.: Die Beckenfrakturen aus geburtshilflicher Sicht. Hefte Unfallheilk. *124*, 220 (1975)
2. Müller, K.-H., Müller-Färber, J.: Die Osteosynthese mit dem Fixateur externe am Becken. Arch. Orthop. Traum. Surg. *92*, 273 (1978)
3. Müller-Färber, J., Müller, K.-H.: Stabile und instabile Beckenringfrakturen. Behandlung und Ergebnisse. Arch. Orthop. Traum. Surg. *93*, 29 (1978)
4. Rehn, J., Hierholzer, G.: Die Beckenbrüche unter besonderer Berücksichtigung der Begleitverletzungen. Mschr. Unfallheilk. *73*, 53 (1970)
5. Schröder, R., Ganz, R.: Zur Behandlung der instabilen Beckenringfrakturen bei Patienten mit Begleitverletzungen. Helv. chir. Acta *44*, 139 (1977)

Ergebnisse der operativen Rekonstruktion verschobener Acetabulumfrakturen* – Sammelstatistik der Internationalen Arbeitsgemeinschaft für Osteosynthesefragen – Sektion Deutschland

K.H. Jungbluth, H.-D. Sauer und H. Schöttle

In einer gemeinsamen Erhebung haben 12 Kliniken, die der Sektion Deutschland der AO International angehören, die operativ versorgten Hüftverrenkungsbrüche der letzten Jahre zusammengestellt. Die vorliegende Untersuchung stellt die Erweiterung einer bereits veröffentlichten Studie dar [1, 2]. Von 264 operierten Patienten lagen bei 235 (89%) Nachuntersuchungsergebnisse vor.

In Anlehnung an Judet und Letournel [4] wurden die Acetabulumfrakturen in 5 Typen gruppiert.

Es überwogen die hinteren Hüftluxationsfrakturen mit Abbruch des dorsocranialen Pfannenrandes (47%), gefolgt von den kombinierten Acetabulumfrakturen (33%) und den isolierten Brüchen des dorsalen Pfeilers (12%). Es folgten mit deutlichem Abstand die verschobenen Querfrakturen des Acetabulum (7%) und die isolierten Brüche des ventralen Pfeilers (1%) (Abb. 1).

231 Verletzungen bei Männern (87,5%) stehen nur 33 bei Frauen (12,5%) gegenüber. Als Ursache dieser Diskrepanz in der Geschlechtsverteilung muß der überwiegende Anteil der Männer am Straßenverkehr und am Berufsleben angenommen werden.

Unter den Unfallarten führt der Verkehrsunfall (89%) weit vor Arbeit und Sport.

In der Altersverteilung überwiegen jüngere Patienten. Die Tatsache, daß 65% zur Zeit des Unfalls noch keine 40 Jahre alt waren, unterstreicht die hohe volkswirtschaftliche Bedeutung, die den Verletzungsfolgen dieser schweren Traumen zukommt.

Den Acetabulumfrakturen liegen ausnahmslos Unfallgeschehen mit hoher kinetischer Energie zugrunde. Von den 264 Patienten mit verschobenen Acetabulumfrakturen erlitten daher 80% gravierende Nebenverletzungen. 80 Schädel- und Hirntraumen, 51 Thoraxverletzungen und 39 Knietraumen weisen auf die dominierende Rolle der Frontalaufprallmechanismen bei Kraftfahrzeuginsassen und Kradfahrern hin. Die Häufung schwerer Mehrfachverletzungen und die bei Beckenbrüchen obligate Schockgefährdung erklären, warum der überwiegende Teil der Hüftverrenkungsbrüche erst mit einer Verzögerung von mehreren Tagen bis Wochen zur Operation gelangt. Lediglich bei 35% der Verletzten konnte die Rekonstruktion innerhalb der 1. Woche nach dem Unfall durchgeführt werden.

Zusätzliche Beckenfrakturen der Gegenseite (10%) und der hohe Anteil der Gliedkettenverletzungen der unteren Extremitäten beeinträchtigten Verlauf und Behandlungsergebnisse ebenso wie die große Zahl primärer Nervenverletzungen. Erfaßt wurden 19 (7%) Ischiadicus- und 32 (12%) Fibularisläsionen.

Das Interval zwischen Unfallzeitpunkt und Operation wurde in allen Kliniken nach Gelenkreposition durch Drahtextension überbrückt. In der Regel wurde auf einen zusätzlichen Seitenzug am Oberschenkel verzichtet.

---

* Unter Mitarbeit von E. Kuner, Freiburg; H. Kehr und G. Hierholzer, Duisburg; J. Krans, Gießen; R. Babayan, Hamburg/Heidelberg; H. Tscherne und G. Muhr, Hannover; P. Poeplan und W. Mentzel, Homburg; H.J. Refior und S. Rudert, München; S. Enzenroß, Tübingen; H. Schmelzeisen, Tübingen; A. Rüter und C. Burri, Ulm.

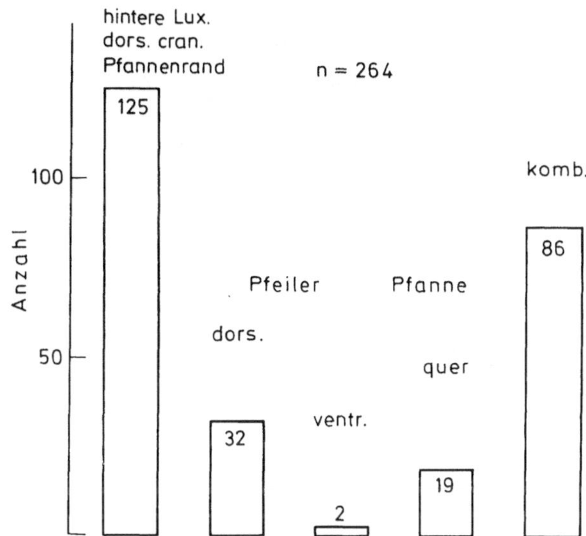

Abb. 1. Aufteilung des Patientenkollektivs nach Bruchformen: dorso-craniale Pfannenrandbrüche, – dorsale Pfeilerbrüche, – ventrale Pfeilerbrüche, – Querbrüche des Acetabulums, – kombinierte Brüche des vorderen und hinteren Pfeilers

Als operativer Zugangsweg für die Rekonstruktion wurde in 83% der Fälle die dorsolaterale Schnittführung gewählt. Diese Bevorzugung hat ihre Ursache im weiten Überwiegen der dorsalen Pfeilerbrüche und dorsocranialen Pfannenrandabsprengungen wie in der biomechanischen Bedeutung der dorsocranialen Pfannenanteile. Nur in 7% der Fälle wurde dagegen die Vorsorgung allein von einem vorderen Zugang in der iliocruralen oder ilioinguinalen Ausführung vorgenommen. Weiterhin bedeutet die Tatsache, daß nur in 10% der Fälle kombiniert von einem vorderen und hinteren Zugang aus vorgegangen wurde. Dies läßt erkennen, daß bei etwa 80% der kombinierten Brüche des vorderen und hinteren Pfeilers die Rekonstruktion allein von einem Zugangsweg aus vorgenommen wurde (Abb. 2).

Bei der Wahl des Osteosynthesematerials überwog die reine Schraubenosteosynthese (45%) gegenüber Platten (25%) und Kombinationen von Platten und Schrauben (25%) (Abb. 2).

Im Verlauf der weiteren Behandlung wurden unter den 235 Frakturen wegen Instabilität 4 mal Reosteosynthesen erforderlich. Darüber hinaus wurde über einen Materialermüdungsbruch bei reiner Schraubenosteosynthese berichtet.

Große Unterschiede wies die postoperative Behandlung in den einzelnen Kliniken auf. Unter der Vorstellung, traumatisch geschädigten Hüftköpfen durch Entlastung verbesserte Reparation zu ermöglichen, wurde bei 43% der Verletzten postoperativ eine weitere Extensionsbehandlung angeschlossen.

Die Nachuntersuchungsergebnisse ließen keinen Schluß über die Zweckmäßig solchen Vorgehens zu.

Übereinstimmend wurde dagegen die operierte Hüfte nach anfänglicher Bettruhe durch Gebrauch von Gehhilfen vom Körpergewicht entlastet. Im Durchschnitt betrug diese Entlastung (an Gehstützen) 18,5 Wochen.

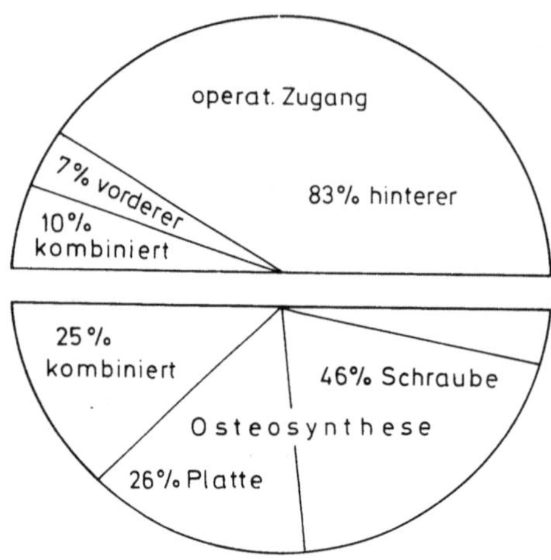

Abb. 2. Wahl des operativen Zugangs

Unter den postoperativen Komplikationen waren 14 (6%) oberflächliche Wundheilungsstörungen und 6 (2,5%) tiefe Hüftgelenksinfektionen zu verzeichnen. In Anbetracht der ausgedehnten schwierigen Eingriffe erscheint deren Häufigkeit erfreulich und ist ebenso zu vertreten wie eine postoperative Schädigung des Nervus ischiadicus und 4 Fibularisparesen.

Ergebnisse

Für die 235 nachuntersuchten Frakturen betrug das geforderte Intervall zwischen Operation und Nachuntersuchungstermin mindestens 1 Jahr. Es betrug im Mittel 29,4 Monate. Als Beurteilungskriterien standen Wiederherstellung der Form und Funktion ganz im Vordergrund. Sie wurden ausschließlich durch objektivierbare Parameter wie Funktion und Röntgenbild verifiziert.

Den subjektiven Beschwerden der Patienten wurde bei der Gesamtbeurteilung nur untergeordnete Bedeutung zugemessen. Aufgrund bestehender Kriterien, die den Vergleich mit früheren Untersuchungen zuließen [3] wurden die Gesamtergebnisse in 3 Gruppen klassifiziert:

Gruppe I sehr gutes und gutes Ergebnis,
Gruppe II befriedigendes Ergebnis,
Gruppe III unbefriedigendes Ergebnis.

Von 114 Patienten mit *hinteren Hüftverrenkungsbrüchen und Abbruch eines dorsocranialen Pfannenrandfragmentes* konten 71 (62%) in die Gruppe I mit gutem bis sehr gutem und 10 Patienten (15%) in die Gruppe II mit befriedigendem Ergebnis eingeordnet werden. Nur 23% der operativ Versorgten wiesen ein schlechtes Ergebnis auf. Bemerkenswert ist, daß 73% der Mißerfolge auf Femurkopfnekrosen beruhen, so daß bei ihnen eine primär traumatische Femurkopfschädigung angenommen werden muß. Zumindest diese schlechten Ergebnisse stehen damit außerhalb einer verläßlichen Beeinflußbarkeit.

Die *isolierten hinteren Pfeilerbrüche* des Acetabulum zeigen ähnliche Ergebnisse wie der vorgenannte Frakturtyp. Gegenüber den Pfannenrandbrüchen war lediglich eine leicht erhöhte Zahl von Sekundärarthrosen und paraarticulären Ossifikationen nachweisbar. Dies erklärt die Zunahme der Patienten in Gruppe II zu Lasten der Gruppe I.

Die *Querfrakturen* des Acetabulum mit zentraler Luxationskomponente lassen gegenüber den vorgenannten Verletzungstypen eine leichte Zunahme der unbefriedigenden Ergebnisse erkennen. In diesem Zusammenhang sind auch vermehrt schwere sekundärarthrotische Veränderungen zu verzeichnen. Immerhin können auch bei diesen schweren Verletzungen 54% gute und sehr gute Ergebnisse festgestellt werden.

Bei den *kombinierten Acetabulumfrakturen* endlich, die etwa 1/3 der Rekonstruktionen ausmachen, finden sich in 60% der Fälle postoperative Stufenbildungen und mangelnde Gelenkflächenkongruenz. Damit einher geht eine relativ hohe Rate von Sekundärarthrosen (44%).

Möglicherweise kann in dieser Gruppe mit Zunahme der operativen Erfahrung eine weitere Resultatverbesserung erzielt werden.

Ventrale Pfeilerbrüche wurden nur in 2 Fällen operativ versorgt. Einmal mit sehr gutem, ein zweitesmal mit befriedigendem Ergebnis. Die Bewertung des Gesamtkollektivs von 235 Osteosynthesen dislocierter Acetabulumfrakturen zeigt in 57% der Fälle gute bis sehr gute Ergebnisse (Abb. 3).

Im Vergleich zu Ergebnissen nach konservativer Behandlung von Hüftluxationsfrakturen aus dem Jahre 1967 [3] (Tabelle 1), die unter den gleichen Kriterien bewertet wurden, hat sich eine Verbesserung der Resultate bei den hinteren Hüftluxationsfrakturen mit dorsalem Pfannenrandbruch dargestellt, vor allem aber bei den zentralen Hüftluxationsfrakturen, unter denen die Pfeilerbrüche subsummiert werden (Tabelle 2).

Stellt man die Frage, inwieweit die unbefriedigenden Ergebnisse verbessert werden können, so muß zunächst hervorgehoben werden, daß 25% schlechten Ergebnissen allein 15% Femurkopfnekrosen gegenüberstehen. Da diese schwerwiegende Komplikation in der Regel durch ein direktes Trauma verursacht wurde, werden aller Voraussicht nach allein 64% der registrierten schlechten Ergebnisse aufgrund der Kopfnekrose auch weiterhin ein unlösbares Problem darstellen.

Verbesserungen der Resultate sind vor allem in einer Verkürzung des Zeitraumes zwischen Unfallereignis und operativer Rekonstruktion zu suchen. Von den Frakturen, die in der ersten Woche versorgt wurden, zeigten 7%, von denen in der zweiten Woche 15%, in der

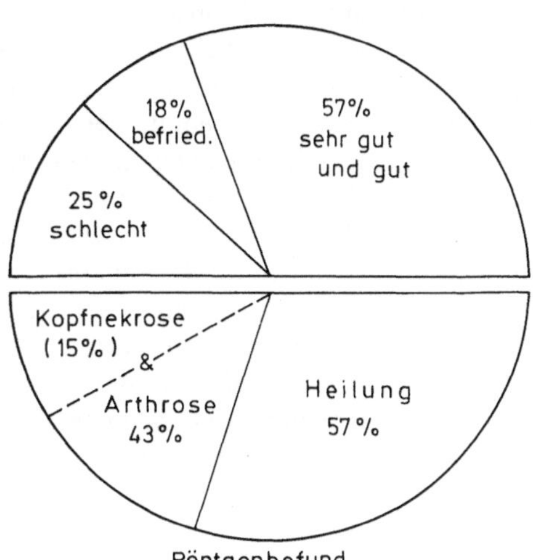

Abb. 3. Klinisches und röntgenologisches Gesamtergebnis der 235 operativ versorgten Acetabulumfrakturen

Tabelle 1. Ergebnisse der Unfallmedizinischen Arbeitstagung Baden-Baden – 9. /10.10.71

Konservativ	sehr gut + gut	befriedigend	unbefriedigend
Hintere Hüftluxationsfrakturen (dorsaler Pfannenrand)	50%	30%	20%
Zentrale Hüftluxationsfrakturen	29%	18%	53%

Tabelle 2. Ergebnisse

Operativ	sehr gut + gut	befriedigend	unbefriedigend
Hintere Hüftluxationsfrakturen (dorsaler Pfannenrand)	62%	15%	23%
Zentrale Hüftluxationsfrakturen	60%	18%	22%

dritten und vierten Woche dagegen sogar 31% bzw. 47% unbefriedigende Ergebnisse. Gewiß sind durch die Schwere des Traumas, Nebenverletzungen und Schockbedrohung, der Verkürzung dieses Zeitraumes Grenzen gesetzt, doch sollte es durch entsprechende Aufklärung möglich sein, Patienten früher als bisher speziellen Unfallkliniken zur aufwendigen operativen Versorgung der Acetabulumfrakturen zuzuführen.

Die Aussichten durch weitere Modifizierung der operativen Technik und der operativen Zugagnswege eine Resultatverbesserung zu erzielen, sind nach den bisher vorliegenden Nachuntersuchungsergebnissen vergleichsweise begrenzt.

Doch auch wenn ein Langzeiterfolg nicht erzielt werden kann, vermag die operative Hüftrekonstruktion Hüftgelenksarthrodesen oder totale Endoprothesen über mehrere Jahre hinauszuzögern und bietet gute anatomische Voraussetzungen für die spätere Durchführung eines solchen Kompromißeingriffes.

Abschließend werden der Sammelstatistik vorläufige Ergebnisse unserer Hamburger Studie über operativ versorgte Acetabulumfrakturen der Jahre 1974–1977 gegenübergestellt (Abb. 4 und 5).

Die Einteilung wurde insofern verändert, als aus der Typengruppe der kombinierten Pfeilerbrüche eine zusätzliche 6. Gruppe, welche die Brüche des cranialen Pfeilers umfaßt, abgetrennt wurde. Die biomechanisch und prognostisch so wichtigen Verletzungen des tragenden Alaanteils fanden in den bisherigen Einteilungsschemata [4, 5] keine hinreichende Beachtung. Die Schwierigkeit der Rekonstruktion und die Schwere der Verletzungen drückt sich in der hohen Zahl nur befriedigender Ergebnisse aus. Fünf befriedigende Ergebnisse stehen lediglich 3 guten bis sehr guten und einem unbefriedigenden Ergebnis gegenüber. Zeichen beginnender Sekundärarthrosen sind in dieser Gruppe besonders ausgeprägt. Erst größere Kollektive werden hier weitere Aufschlüsse bringen.

Im Hamburger Krankengut läßt das unselektierte Kollektiv weiterhin eine Zunahme der Pfeilerbrüche auf Kosten der hinteren Hüftluxationsfrakturen mit dorsocranialen Pfannenrandaussprengungen erkennen.

Der Wandel in der Zusammensetzung der Acetabulumfrakturen hin zu schwereren Bruchformen läßt sich nicht sicher deuten. Denkbar ist, daß nur die schwereren Bruch-

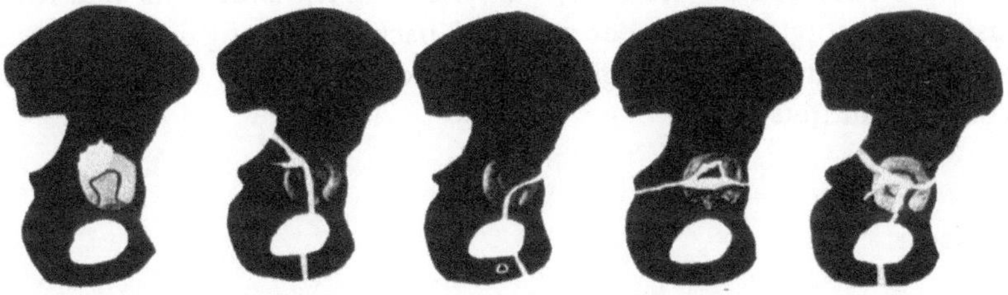

n = 235	I	II	III	IV	V
	$n_1 = 174$	$n_2 = 32$	$n_3 = 2$	$n_4 = 13$	$n_5 = 74$
gut/sehr gut	71 (62%)	28 (56%)	1	7 (54%)	42 (57%)
befriedigend	17 (15%)	7 (22%)	1	2 (15%)	14 (19%)
unbefriedigend	26 (23%)	7 (22%)		4 (31%)	18 (24%)
Kopfnekrosen	20	5		2	14

Abb. 4. Ergebnisse operativ versorgter Acetabulumfrakturen. Sammelstudie an 12 Kliniken, – Sektion Deutschland der AO International –

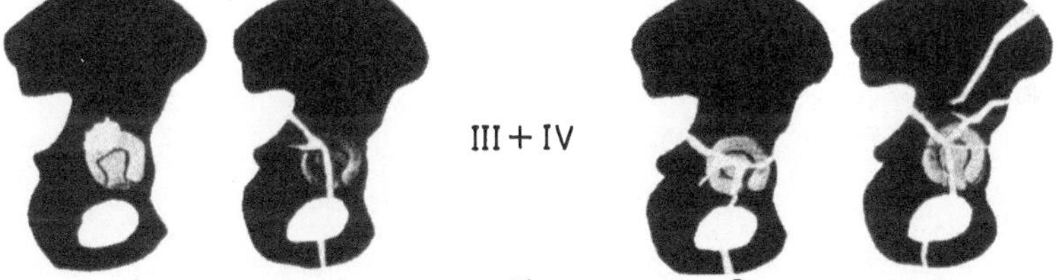

n = 26 (1974–1977)	I	II	III + IV	III	IV
	$n_1 = 4$	$n_2 = 4$	Ø	$n_5 = 9$	$n_6 = 9$
gut/sehr gut	3	3	–	7	3
befriedigend	–	–	–	–	5
unbefriedigend	1	1	–	2	1
Kopfnekrosen	1	–		2	–

Abb. 5. Verläufige Ergebnisse operativ versorgter Acetabulumfrakturen (UKE-Hamburg, 1974–1977)

formen unsere Klinik erreichen, während Pfannenrandbrüche und leichtere Verletzungen auswärts versorgt werden oder aber, daß nach Einführung der Sitzgurte alle Frontalanprallverletzungen in den Hintergrund und anders geartete Verletzungsmechanismen in den Vordergrund treten.

Literatur

1. Ecke et al.: Hefte Unfallheilk. *124*, 90 (1974)
2. Jungbluth, K.H.: Sauer, H.-D.: Chirurg *48*, 786 (1977)
3. Jungbluth, K.H., Kratzer, R.: Langenb. Arch. klin. Chir. *320*, 8 (1968)
4. Letournel, E.: Langenb. Arch. klin. Chir. *316*, 422 (1966)
5. Müller, M.E., Allgöwer, M., Willenegger, H.: Manual der Osteosynthese. Berlin–Heidelberg–New York: Springer 1969

Ergebnisse der operativen Behandlung von Acetabulumfrakturen

H. Schmelzeisen

Von Januar 1970 bis Juni 1978, d.h. in einem Zeitraum von 8,5 Jahren, wurden 117 Patienten mit Frakturen im Bereich des Acetabulums behandelt. Davon wurde 66 mal eine operative Therapie, 51 mal eine konservative Behandlung mit Längs- oder kombiniertem Längs- und Seitzug durchgeführt. Die Indikationsstellung zur operativen Behandlung war bestimmt:

1. vom Frakturtyp;
2. den Begleitverletzungen;
3. dem Alter der Patienten.

Hinsichtlich der Klassifizierung der Acetabulumfrakturen ist derzeit die Einteilung in "einfache" und "kombinierte" Frakturen mittlerweile allgemein anerkannt, sie geht in ihrer ursprünglichen Konzeption auf Letournel und Judet zurück [1, 3, 5, 9]. Wenn auch die Kopfdislokation dabei unberücksichtigt bleibt, so muß doch Klarheit bestehen, daß bei vielen Frakturen dieser Art echte Luxationsmechanismen vorliegen, die sofortiger Therapie bedürfen. Bei den einfachen Frakturen werden unterschieden:

1. dorsale Randfraktur;
2. dorsale Pfeilerfraktur;
3. ventrale Pfeilerfraktur;
4. Querfraktur.

Bei den kombinierten Frakturen unterscheidet man:

1. Querfraktur mit dorsalem Fragment;
2. Fraktur beider Pfeiler;
3. Fraktur eines Pfeilers mit Querfraktur des anderen Pfeilers.

Wie allen Klassifizierungen, haftet auch diesem Schema die Vereinfachung an, denn neben den Hauptfrakturlinien und den Hauptfragmenten finden sich häufig zusätzliche Absprengungen, Trümmerzonen oder auch weitere Frakturlinien in den Hauptfragmenten. Diese zusätzlichen Zerstörungen können die Klassifizierung erschweren, beweisen aber auch, daß die Aufteilung in einfache und kombinierte Frakturen nur eine bedingte Aussage über den Schweregrad der Gelenkverletzung und den Knorpelschaden zuläßt.

Über die Häufigkeit der verschiedenen Verletzungstypen am Acetabulum ergeben sich aus der Literatur die in Tabelle 1 zusammengestellten Zahlen, denen wir die eigenen Fälle gegenübergestellt haben. In dieser Tabelle wurde unter kombinierten Pfeilerfrakturen die Differenzierung zwischen der Fraktur beider Pfeiler und der Pfeilerfraktur mit halber Querfraktur des anderen Pfeilers aufgegeben, da sie sowohl bezüglich der Prognose, der Indikationsstellung zur Operation bzw. der konservativen Therapie vergleichbar sind. In unserem Krankengut war die dorsale Randfraktur in deutlich mehr als einem Drittel der Fälle vorhanden. Ventrale Pfeilerfrakturen und Querfrakturen wurden weniger beobachtet als es den Literaturangaben entspricht.

Tabelle 1

	Literatur	Eigene Fälle	
Dorsale Randfraktur	31%	38,4%	45 n
Dorsale Pfeilerfraktur	6%	9,4%	11 n
Ventrale Pfeilerfraktur	8%	2,5%	3 n
Querfraktur	15%	7,7%	9 n
Querfraktur, dorsales Fragment	19%	23,2%	27 n
Kombinierte Pfeilerfrakturen	21%	18,8%	22 n
			117

Bei den 66 operativ behandelten Acetabulumfrakturen war die dorsale Randfraktur noch häufiger vertreten, von 45 Patienten mit dorsalen Randfrakturen wurden 37 operativ behandelt, also mehr als 3/4 aller Fälle. Bei der Fraktur des dorsalen Pfeilers wurden von 11 Verletzten 5 operiert, alle 3 ventralen Pfeilerbrüche wurden konservativ behandelt, da hier im allgemeinen nur ein kleines gelenktragendes Fragment vorliegt. Vier von 9 Querbrüchen mußten wegen größerer Dislokationen mit nicht ausreichender Reposition operativ behandelt werden. Bei den Querfrakturen mit dorsalem Fragment erfolgte die operative Behandlung in gut der Häfte der Fälle (14 von 27), bei den kombinierten Pfeilerfrakturen in weniger als 1/3 aller Verletzungstypen (6 von 22). Bei diesen Frakturtypen war die operative Zurückhaltung einmal bestimmt von den zum Teil erheblichen operationstechnischen Schwierigkeiten, zum anderen aber von der Tatsache, daß gerade bei zertrümmerten Frakturen mit Längs- und Seitzug sich oft eine befriedigende Fragmentstellung erzielen läßt. Tabelle 2 zeigt die entsprechende Statistik.

Bei der operativen Versorgung wurden folgende Zugänge erforderlich:

Dorsaler Zugang	52 mal
Dorsaler und ventraler Zugang	14 mal
Ventraler Zugang	1 mal

In Tabelle 3 sind 67 Operationen aufgeführt, bei einem Patienten mußte wegen einer frühen Dislokation der Fragmente eine Reosteosynthese vorgenommen werden. Die Aufschlüsselung der zur Osteosynthese verwendeten Implantate zeigt, daß eine stabile Osteosynthese angestrebt wurde, dabei kamen bei den häufigen dorsalen Randfrakturen fast

Tabelle 2. Verletzungstypen und Behandlung

	Gesamt		OP	
	n	%	n	%
Dorsale Randfraktur	45	38,4	37	56,0
Dorsale Pfeilerfraktur	11	9,4	5	7,6
Ventrale Pfeilerfraktur	3	2,5	0	0
Querfraktur	9	7,7	4	6,1
Querfraktur und dorsales Fragment	27	23,2	14	21,2
Kombinierte Pfeilerfrakturen	22	18,8	6	9,1

Tabelle 3

2	Schrauben	24
3	oder mehr Schrauben	13
1	Platte und Schrauben	11
1	Platte	9
2	Platten	4
2	Platten und Schrauben	4
1	Schraube	1
1	Spickdraht	1
		67

ausschließlich Schrauben zur Verwendung, während die übrigen Frakturtypen überwiegend mit Kombination von Platten und Schrauben versorgt wurden.

Nachuntersuchungen

Alle 66 operativ behandelten Patienten wurden nachuntersucht, wobei der Untersuchungszeitraum zwischen 6 und 96 Monaten lag. Aufgrund der erhobenen Befunde stellte sich heraus, daß schwerer Gelenkschäden, wie primäre Stufen im Gelenk, paraarticuläre Verkalkungen, Kopfnekrosen, Gelenkspaltverschmälerungen und Arthrosen sich bereits nach 3–6 Monaten beurteilen lassen. Damit ist auch bei 2 Patienten mit kürzer zurückliegender Operation (6 bis 7 Monate) bereits ein genügender Aufschluß bezüglich des Ergebnisses möglich.

In einem Fall wurde ein Infekt beobachtet, was einer Rate von 1,5% entspricht. Es handelt sich um einen Patienten, bei dem eine sekundäre Dislokation des dorsalen Pfannenrandfragmentes auftrat, eine Nachoperation war notwendig, Stabilisierung durch Platte. Daraufhin trat eine blande, aber tiefe Infektion auf, die schließlich in einer Ankylose des Gelenkes (in günstiger Position) endete.

In 5 Fällen (7,6%) kam es zu Kopfnekrosen. Von diesen wurden 2 wegen genügener Restfuktion nicht reponiert, einmal eine HTP eingesetzt, eine Osteotomie durchgeführt und bei einem Patienten eine Arthrodese vorgenommen. Bei den röntgenologischen Befunden waren am häufigsten paraarticuläre Verkalkungen vorhanden. In 3 Fällen (4,5%) kam es zur Ankylose, in weiteren 6 Fällen (9,1%) zu Funktionsbehinderungen, die in der Beugung mehr als 30 Grad betrugen. Insgesamt waren bei einem Drittel der Patienten paraarticuläre Verkalkungen feststellbar (Tabelle 4).

Gelenkspaltverschmälerungen fanden sich bei 16 Patienten (24,2%), überwiegend bei den kombinierten Frakturen. Bei einem Teil dieser Patienten waren noch zufriedenstellende Funktionen vorhanden. Röntgenologisch völlig unauffällig fanden sich 25 Hüftgelenke (37,9%).

Die Ergebnisse der 66 operativ behandelten Acetabulumfrakturen wurden entsprechend ihrer Funktion, der Belastbarkeit, der röntgenologischen Veränderungen in drei Gruppen eingeteilt.

Tabelle 4. Verkalkungen paraarticulär

	n	%
Ankylose	3	4,5
Funktionsbehinderung 30°	6	9,1
ohne Funktionsbehinderung	13	19,7
Gesamt	22	33,3

Gute Ergebnisse: Beugung 90° und mehr, keine oder geringe Verkalkungen, normaler Gelenkspalt, volle Belastbarkeit.

Befriedigende Ergebnisse: Beugung 60–90°, Verkalkung, verschmälerter Gelenkspalt, aber volle Belastbarkeit.

Schlechte Ergebnisse: Weniger als 60° Beugung, ggf. Kopfnekrose, Ankylosen, Nachoperation mit Hüfttotalendoprothese oder Arthrodese.

Es zeigt sich, daß sich gute Ergebnisse in knapp 2/3 der Fälle erzielen lassen, befriedigend waren rund 1/4 der operierten Fälle. Etwas mehr als 10% der Fälle mußten als schlecht eingestuft werden, wobei die Kopfnekrose eine entscheidende Rolle spielte (Tabelle 5).

Aufgrund der vorliegenden Untersuchungsserie und der Erfahrung bei der operativen Behandlung von Acetabulumfrakturen kann man sicher nicht sagen, daß die Probleme, die diese schwere Verletzung mit sich bringt, gelöst sind. Speziell die kombinierten Frakturen weisen häufig so starke Zertrümmerungen des Acetabulums auf, daß man operationstechnisch vor einer unlösbaren Aufgabe steht. Demgegenüber lassen sich zweifellos bei einer Vielzahl von Verletzungstypen gute Ergebnisse mit einer restitutio ad integrum erzielen, die nur durch operative Behandlung möglich ist.

Bei sorgfältiger Technik und frühzeitiger Operation sind in solchen Fällen die Ergebnisse immer gut. Verspätete Versorgungen trüben die Prognose. Paraarticuläre Verkalkungen sind häufiger. Die Ausgangsituation ist ungünstiger, da gelegentlich nach konservativen Behandlungsversuchen und nicht befriedigender Fragmentposition operiert werden muß.

Tabelle 5. Ergebnisse operativer Therapie

		n	%
gut:	Beugung 90° und mehr keine, geringe Verkalkung Gelenkspalt normal voll belastbar	42	63,6
befriedigend:	Beugung 60–90° Verkalkung Gelenkspalt schmäler voll belastbar	17	25,8
schlecht:	60° Beugung Kopfnekrose Ankylose HTP, Arthrodese	7	10,6

Aus diesem Grund ist ein direkter Vergleich zwischen operativer und konservativer Therapie nicht möglich. Im Hinblick auf die Kopfnekrose zeigen die 5 beobachteten Fälle, daß bereits unfallbedingt ein Knorpelschaden vorlag, aus diesem Grunde inspizieren wir den Hüftkopf bei der operativen Versorgung im Hinblick auf die spätere Prognose.

Literatur

1. Judet, R., Letournel, E.: Les fractures du cotyles. Paris: Masson 1974
2. Jungbluth, K.H.: Die Osteosynthese der Acetabulumfrakturen. Hefte Unfallheilk. *124*, 87 (1975)
3. Letournel, E.: Les fractures du cotyle, etude d'une serie de 75 ca. J. Chir. *82*, 57 (1961)
4. Moschinski, D., Elmendorff, H.v., Rumpf, P., Rinneburger, G.M.: Zentrale Hüftgelenksluxationen – Erfahrungen und Behandlungsergebnisse. Akt. Traumatol. *4*, 33 (1974)
5. Schmelzeisen, H.: Diagnostik und Klassifizierung der Acetabulumfrakturen. Mschr. Unfallheilk. *77*, 379 (1974)
6. Schmelzeisen, H.: Eingriffe bei Beckenbrüchen. In: Chirurgische Operationslehre. Breitner (Hrsg.). München-Wien-Baltimore: Urban & Schwarzenberg 1974
7. Schmelzeisen, H.: A acetabulum-töres müte ti Kezelese. Magy. Traumat. Orthop. *20*, 214 (1977)
8. Schmelzeisen, H., Kunz, W.: Acetabulumfrakturen. Diagnostik und Therpaie. Chir. Praxis *20*, 425 (1975/76)
9. Schmelzeisen, H., Weller, S.: Beckenverletzungen. In: Spezielle Chirurgie für die Praxis. Baumgärtl, Krämer, Schreiber (Hrsg.), Bd. III/2, 1979
10. Weller, S., Schmelzeisen, H.: Indikation und Technik zur operativen Behandlung der Acetabulumfrakturen. Hefte Unfallheilk. *81*, 264 (1978)

Ergebnisse nach konservativer und operativer Therapie der Acetabulumfrakturen

C.-H. Schweikert und H. Weigand

Nur wenige Autoren waren bisher in der Lage, über Spätergebnisse größerer Patientenkollektive konservativ und operativ behandelter Acetabulumfrakturen zu berichten [2, 4, 5, 6, 8, 9]. Da sich bisher keine einheitliche Einteilung der Acetabulumfrakturen durchgesetzt hat und die Autoren bei der Auswertung der Befunde unterschiedliche Maßstäbe anlegten, sind die Ergebnisse nicht ohne weiteres miteinander vergleichbar. Dies erklärt zum Teil die bestehenden Diskrepanzen in den mitgeteilten Resultaten, die zu unterschiedlichen Schlüssen über das jeweilige therapeutische Vorgehen geführt haben.

Eigenes Krankengut

In der Zeit vom 1.1.1961 bis zum 31.12.1977 wurden in unserer Klinik bei 342 Patienten 348 Acetabulumfrakturen behandelt. In 239 Fällen war die Behandlung konservativ, in 109 operativ. Das Durchschnittsalter betrug 40,3 Jahre, wobei der jüngste Patient acht und der älteste 91 Jahre alt waren. Die Gliederung in dekadische Altersgruppen ergab ein Maximum bei den 20–29jährigen. Das Verhältnis Männer zu Frauen betrug 4 : 1.

Die Aufschlüsselung der Begleitverletzungen nach den Körperregionen für das gesamte Patientengut geht aus Tabelle 1 hervor. Diese zeigt den hohen Anteil der Verletzungen im Bereich des Kopfes und der unteren Extremität. 176 Begleitverletzungen betrafen das gleichseitige Bein. Hierunter fielen 62 Platzwunden oder starke Prellungen im Kniebereich, 28 Patellafrakturen, 12 Kniebandverletzungen und 16 Tibiakopffrakturen. 77 Patienten waren polytraumatisiert, das entspricht 22,1% des Gesamtkollektivs. Von diesen verstarben 13, d.h. 16,9% in den ersten drei Wochen nach dem Unfall.

Von den 239 konservativ behandelten Frakturen konnten 204 nachuntersucht werden. Das Intervall zwischen Unfall und Nachuntersuchung betrug 1,5 bis 16 Jahre, im Mittel 4,2 Jahre. 18 Patienten sind der Aufforderung zur Nachuntersuchung nicht gefolgt. 17 Patienten verstarben an den Folgen des Unfalls. Sie machen in der Gruppe der konservativ behandelten Patienten 7,1% aus.

Von den 109 operativ behandelten Patienten wurden 106 mit einer Osteosynthese versorgt. Einmal wurde ein kleines dorsales Pfannenrandfragment lediglich entfernt, in zwei Fällen wurde der primäre totalendoprothetische Ersatz vorgenommen. Von den 106 osteosynthetisch behandelten Patienten verstarb einer während der Operation, in zwei Fällen kam es in der zweiten postoperativen Woche infolge Lungenembolie zum Exitus letalis. Die restlichen 103 konnten nachuntersucht werden. Das Intervall zwischen Unfall und Nachuntersuchung betrug 1,5 bis 12 Jahre, im Mittel 4 Jahre.

Die konservative Behandlung bestand in der Entlastung des Hüftgelenkes durch Fersenbeindrahtextension auf der Schlittenschiene. Auch unverschobene Acetabulumfrakturen wurden in der Regel einer derartigen Behandlung unterzogen. Ausnahmen stellten hin und wieder polytraumatisierte und alte Patienten dar. Hier standen Pflege- und Lagerungserleichterung bzw. Vermeidung kardiopulmonaler Komplikationen als Folge mehrwöchiger

Tabelle 1. Aufschlüsselung der Begleitverletzungen nach den Körperregionen bei 348 Acetabulumfrakturen

Körperregion	Anzahl der Verletzungen
Kopf	173
Obere Extremität	101
Thorax	87
Wirbelsäule	18
Abdomen	24
Becken	66
Untere Extremität	219
Gesamt	688

Bettruhe im Vordergrund. Die Extensionsbehandlung betrug im Mittel 4,6 Wochen. Nach anschließender aufbauender krankengymnastischer Übungsbehandlung erfolgte die volle Belastung des Beines im Durchschnitt erst 5,1 Monate nach dem Unfall.

Nach osteosynthetischer Versorgung wurde das jeweilige Hüftgelenk ebenfalls durch eine Fersenbeindrahtextension auf der Schlittenschiene entlastet, im Mittel für 5,3 Wochen. Mit der vollen Belastung des Beines wurde im Durchschnitt erst 6,2 Monate nach der Operation begonnen.

Analyse der Nachuntersuchungsergebnisse

Die Auswertung der Nachuntersuchungsbefunde erfolgte nach den vier Kriterien Schmerzen, Gehfähigkeit, Beweglichkeit und Röntgenbefund. Die Bewertung der ersten drei Kriterien wurde nach den von Merle d'Aubigne [7] angegebenen und von Charnley [10] modifizierten Maßstäben vorgenommen. Diese gehen zusammen mit der Beurteilung des Röntgenbefundes aus Tabelle 2 hervor. Alle vier Kriterien wurden mit Punkten von 6 (bester Wert) bis 1 (schlechtester Wert) benotet. Die Ermittlung des Gesamtergebnisses für jeden einzelnen Patienten erfolgte dann nach folgendem Schlüssel: 22–24 Punkte bedeutete sehr gut, 20–21 gut, 16–19 mäßig und weniger als 16 Punkte schlecht.

Die Klassifizierung der verschiedenen Frakturformen erfolgte nach dem von Judet und Letournel [3] empfohlenen Einteilungsschema (Tabelle 3). Darüberhinaus wurden bei den Frakturen des dorsalen Pfannenrandes mit Typ 1a, 1b und 1c drei Formen unterschieden. Als Typ 1a bezeichneten wir Pfannenrandfrakturen ohne Nachweis einer hinteren Luxation des Hüftkopfes. Hier handelte es sich wohl größtenteils um die Fälle, bei denen im Augenblick der Gewalteinwirkung eine Subluxation des Hüftkopfes mit anschließender Spontanreposition stattgefunden hat [11]. Im Gegensatz dazu konnte bei den Typen 1b und 1c immer eine hintere Hüftkopfluxation klinisch und radiologisch festgestellt werden. Beim Typ 1b war das dorsale Randfragment klein und beim Typ 1c groß.

Bei den transacetabulären Frakturen (Typ 2–8) wurden mit dem Zusatz "ohne Dislokation" diejenigen gekennzeichnet, die keine oder nur eine geringe Dislokation aufwiesen, wohingegen sich die Fälle mit dem Zusatz "mit Dislokation" durch eine mittel- oder hochgradige Verschiebung der Fragmente auszeichneten.

Tabelle 2. Bewertungstabelle für die Kriterien Schmerzen, Gehfähigkeit,

Schmerzen		Gehfähigkeit		Beweglichkeit	
6	keine Schmerzen	6	normale Gehfähigkeit	6	211°–260°
5	zeitweise leichte Schmerzen beim Gehen (Anlaufschmerzen)	5	Gehen ohne Stock, aber leichtes Hinken	5	161°–210°
4	Schmerzen beim Gehen, nicht in Ruhe	4	Hinken, lange Gehstrecke mit einem Stock, eingeschränkte Gehstrecke ohne Stock	4	101°–160°
3	schwere, aber erträgliche Schmerzen, eingeschränkte Aktivität	3	eingeschränkte Gehstrecke mit einem Stock (weniger als 1 Std), schwierig ohne Stock, Stehen längere Zeit möglich	3	61°–100°
2	starke Schmerzen beim Versuch zu gehen, alle Aktivitäten eingeschränkt	2	Dauer und Strecke mit oder ohne Stock eingeschränkt	2	31°– 60°
1	schwere Dauerschmerzen, auch nachts	1	Bettlägerig oder höchstens wenige Meter mit Gehstöcken oder Krücken	1	0°– 30°

Tabelle 3. Einteilung der Hüftpfannenbrüche nach Judet und Letournel

Vier Grundformen

Typ 1 = Fraktur des dorsalen Pfannenrandes
Typ 2 = dorsale Pfeilerfraktur
Typ 3 = ventrale Pfeilerfraktur
Typ 4 = Querfraktur des Pfannenbodens

Vier kombinierte Frakturformen

Typ 5 = Querfraktur mit Fraktur des dorso-cranialen Pfannenrandes
Typ 6 = Fraktur beider Pfeiler
Typ 7 = Fraktur des dorsalen Pfeilers mit Querfraktur durch den ventralen Pfeiler
Typ 8 = Fraktur des ventralen Pfeilers mit Querfraktur durch den dorsalen Pfeiler

Beweglichkeit und Röntgenbefund

Beweglichkeit		Röntgenbefund
	6	Normalbefund
	5	geringe Sklerosierung
Summe aus Streckg.–Beug. (max. 100°) Abdukt.–Addukt. (max. 80°) Innenrot.–Außenrot. (max. 80°)	4	geringe Entrundung des Hüftkopfes, geringe Gelenkspaltverschälerung, mäßige Sklerosierung und Osteophytenbildung
260°	3	segmentale Hüftkopfnekrose mit deutlichem Defekt, starke Gelenkspaltverschmälerung, starke Sklerotisierung, ausgeprägte Osteophyten- u. Cystenbildung, starke paraart. Verkalkungen
	2	subtotale Hüftkopfnekrose, schwerste Coxarthrose, Subluxation des Hüftkopfes
	1	totale Hüftkopfnekrose, Ankylose

Transacetabuläre Frakturen mit Dislokation waren somit solche, bei denen der Hüftkopf mehr oder weniger nach zentral luxiert war. Allerdings konnte von den kombinierten Frakturformen (Typ 5–8) nur beim Typ 5 eine derartige Unterscheidung getroffen werden. Hier waren in fünf Fällen dorsaler Pfannenrand und Pfannenboden frakturiert, ohne daß eine wesentliche Dislokation der Fragmente und damit Luxation oder Subluxation des Hüftkopfes vorlag. Die übrigen Typen 6 bis 8 wiesen stets eine stärkere Fragmentdislokation auf.

Gesamtergebnisse

Tabelle 4 zeigt die Gesamtergebnisse für das Kollektiv der konservativ behandelten Fälle, aufgeschlüsselt nach den acht verschiedenen Frakturtypen. Die Pfannenrandfrakturen vom Typ 1a und 1b ergaben nach konservativer Therapie hochzufriedenstellende Ergebnisse. Gleiches gilt für alle transacetabulären Frakturen ohne Dislokation. Beim Typ 1c war das Gesamtergebnis in 12 von 14 Fällen mäßig oder schlecht. Auch bei den transacetabulären Frakturen mit Dislokation überwogen die mäßigen und schlechten Resultate. Eine Ausnahme stellten hier allerdings die Frakturen des ventralen Pfeilers und die Kombinationsformen vom Typ 8 dar, die trotz Fragmentdislokation und Ausheilung mit Stufe überwiegend gute Spätresultate ergaben, was auf die weitgehende Unversehrtheit des tragenden

Tabelle 4. Aufschlüsselung der Gesamtergebnisse von 204 konservativ behandelten Frakturtypen und dem Dislokationsgrad

Gesamtergebnis	Typ 1a	Typ 1b	Typ 1c	Typ 2 ohne Disl.	Typ 2 mit Disl.	Typ 3 ohne Disl.
sehr gut und gut	20	17	2	9	–	20
mäßig und schlecht	1	3	12	–	3	1
Gesamt	21	20	14	9	3	21

cranialen und dorsalen Pfeilers zurückzuführen ist. Dies ist der Grund, weshalb wir die Operationsindikation bei diesen Frakturen nur ausnahmsweise stellen.

Tabelle 5 gibt die Gesamtergebnisse der 103 operativ behandelten Acetabulumfrakturen wieder. Typ 1 und Typ 5 stellen mit 56 und 27 Fällen den weitaus größten Anteil. Da die übrigen Frakturtypen zahlenmäßig deutlich schwächer vertreten sind, ist bei dem vorliegenden Zahlenmaterial für jeden einzelnen dieser Typen keine sichere Aussage möglich. Deshalb wurden im weiteren Verlauf dieser Studie alle transacetabulären Frakturen zusammengefaßt und nach dem Dislokationsgrad in zwei Gruppen aufgeteilt. Somit ergeben sich fünf große Gruppe, welche einer gesonderten Betrachtung unterzogen und in den folgenden Tabellen vergleichend gegenübergestellt werden. Diese fünf Gruppen sind: Typ 1a, Typ 1b, Typ 1c, transacetabuläre Frakturen ohne Dislokation und transacetabuläre Frakturen mit Dislokation.

Diese Aufteilung der Frakturen in fünf Gruppen gestattet den direkten Vergleich der nach konservativer und operativer Therapie gewonnenen Ergebnisse durch Gegenüberstellung der dritten und fünften Gruppe, denn nur bei diesen schwersten Frakturformen wurde die Indikation zur Osteosynthese gestellt.

Aus Tabelle 6 und 7 sind die Gesamtergebnisse aller fünf Gruppen nach konservativer und operativer Therapie ersichtlich. Beim Typ 1c und bei den transacetabulären Frakturen mit Dislokation betrugen nach konservativer Therapie die sehr guten und guten Spätresultate lediglich 14,0% bzw. 28,1%, nach operativer Therapie dagegen 66,0% bzw. 55,3%.

Dieser Unterschied wird noch größer und läßt die Überlegenheit der operativen Therapie noch deutlicher erkennen, wenn man aus der Gruppe der transacetabulären Frakturen mit Dislokation die ventralen Pfeilerbrüche und die Frakturen des ventralen Pfeilers mit Querbruch durch den dorsalen Pfeiler herausnimmt. Klammert man diese Frakturen aus und faßt man die verbleibenden transacetabulären Frakturen mit Dislokation und die Randfrakturen vom Typ 1c zu einer Gruppe zusammen – und nur bei diesen Frakturen sehen wir eine Indikation zur Operation – so beträgt der Anteil der sehr guten und guten Gesamtergebnisse nach konservativer Therapie in unserem Patientengut nur noch 10%. Dies zeigt klar, wie sehr das Spätresultat von der biomechanischen Wertigkeit der betroffenen Pfannenregion und dem Grad der Fragmentdislokation bestimmt wird. Eine deutliche Ergebnisverbesserung kann in diesen Fällen nach unserer Erfahrung nur die operative, anatomisch exakte Wiederherstellung der Hüftpfanne bringen. Wie die Ergebnisse nach operativer Behandlung zeigen (Tabelle 7), konnte hierdurch der Anteil der sehr guten und guten Spätresultate auf 61,2% gesteigert werden. Das bedeutet bei diesen schwersten Formen der Acetabulumfrakturen einen Zugewinn von über 50%!

Acetabulumfrakturen nach den von Judet und Letournel angegebenen acht verschiedenen

Typ 3 mit Disl.	Typ 4 ohne Disl.	Typ 4 mit Disl.	Typ 5 ohne Disl.	Typ 5 mit Disl.	Typ 6 mit Disl.	Typ 7 mit Disl.	Typ 8 mit Disl.	alle Typen
14	31	–	4	1	4	–	4	126
4	1	6	1	19	18	7	2	78
18	32	6	5	20	22	7	6	204

Posttraumatische Hüftkopfnekrose

Die Häufigkeit der posttraumatischen Hüftkopfnekrose bei den konservativ und operativ behandelten Fällen ist aus Tabelle 8 und 9 zu ersehen. Nach konservativer Therapie ergeben sich für die einzelnen fünf Vergleichsgruppen deutliche Unterschiede. Während beim Typ 1a und bei den transacetabulären Frakturen ohne Dislokation in keinem Fall eine Hüftkopfnekrose auftrat, machte ihr Anteil beim Typ 1b 10% beim Typ 1c 57,2% und bei den transacetabulären Frakturen mit Dislokation 28,1% aus.

Nach operativer Behandlung betrug die Nekroserate für die Frakturen des dorsalen Pfannenrandes vom Typ 1c 30,3%, für die transacetabulären Frakturen mit Dislokation 42,6% und für das Gesamtkollektiv der operierten Fälle 35,9%.

Einen offensichtlichen Zusammenhang zwischen der Entstehung einer Hüftkopfnekrose und dem Zeitpunkt der Hüftkopfreposition läßt Tabelle 10 erkennen. In 136 Fällen mit dorsaler bzw. dorsomedialer Hüftkopfluxation, bei denen die Reposition des Hüftkopfes als akute Maßnahme erfolgte, konnte der exakte Repositionszeitpunkt ermittelt werden. Hierzu gehörten alle Frakturen vom Typ 1b und Typ 1c (90 Fälle) sowie 46 dorsale Hüftkopfluxationen mit transacetabulären Frakturen. Bei den übrigen transacetabulären Frakturen mit zentraler Luxation des Hüftkopfes war hinsichtlich der Hüftkopfreposition in den meisten Fällen eine genaue Zeitpunktbestimmung nicht möglich, da keine akuten Repositionsmanöver vorgenommen wurden.

Bei 91 Patienten wurde der Huftkopf rechtzeitig, d.h. innerhalb der ersten sechs Stunden nach dem Unfall reponiert. Eine Hüftkopfnekrose trat in acht Fällen auf. Bei zwei dieser acht Patienten lag nach Osteosynthese einer dorsalen Pfannenrandfraktur jeweils eine Schraube teilweise im Gelenkspalt.

Bei 45 Patienten wurde die Reposition jenseits der 6-Stundengrenze vorgenommen. Das kürzeste Intervall zwischen Unfall und Reposition in dieser Gruppe betrug 14 Stunden, das längste fünf Monate. Bis auf drei Patienten kam es bei allen zur Ausbildung einer posttraumatischen segmentalen oder totalen Hüftkopfnekrose.

Diese Beobachtungen unterstreichen u.E. die Bedeutung der traumabedingten Blutversorgungsstörung für die Entstehung einer Hüftkopfnekrose. Bei anhaltender Luxation tritt infolge sekundärer Stase und Thrombose der überdehnten und komprimierten Kapselgefäße eine allmählich zunehmende Ischämie des Hüftkopfes ein. Dieser Zustand führt offenbar bereits nach sechs Stunden zu einer starken Bedrohung des Hüftkopfes. Die

Tabelle 5. Aufschlüsselung der Gesamtergebnisse von 103 operativ behandelten Acetabulumfrakturen nach den von Judet und Letournel angegebenen acht verschiedenen Frakturtypen

Gesamtergebnis	Typ 1c mit Disl.	Typ 2 mit Disl.	Typ 3 mit Disl.	Typ 4 mit Disl.	Typ 5 mit Disl.	Typ 6 mit Disl.	Typ 7 mit Disl.	Typ 8 mit Disl.	alle Typen
sehr gut und schlecht	37	3	1	2	13	4	3	–	63
mäßig und schlecht	19	2	1	1	14	1	1	1	40
Gesamt	56	5	2	3	27	5	4	1	103

Tabelle 6. Gesamtergebnis von 204 konservativ behandelten Acetabulumfrakturen

Gesamtergebnis	Frakturen des dorsalen Pfannenrandes			Transacetabuläre Frakturen		Gesamtkollektiv
	Typ 1a	Typ 1b	Typ 1c	ohne Dislokation	mit Dislokation	
	N = 21	N = 20	N = 14	N = 67	N = 82	N = 204
sehr gut	76,0%	60,0%	–	80,6%	15,9%	46,6%
gut	19,0%	25,0%	14,0%	15,0%	12,2%	15,2%
	95,0%	85,0%	14,0%	95,6%	28,1%	61,8%
mäßig	5,0%	10,0%	29,0%	3,0%	26,8%	15,2%
schlecht	–	5,0%	57,0%	1,4%	45,1%	23,0%
	5,0%	15,0%	86,0%	4,4%	71,9%	38,2%

Tabelle 7. Gesamtergebnis von 103 operativ behandelten Acetabulumfrakturen

Gesamtergebnis	Frakturen des dorsalen Pfannenrandes Typ 1c N = 56	Transacetabuläre Frakturen mit Dislokation N = 47	Gesamtkollektiv N = 103
sehr gut	39,2%	29,8%	35,0%
gut	26,8%	25,5%	26,2%
	66,0%	55,3%	61,2%
mäßig	12,5%	8,5%	10,7%
schlecht	21,5%	36,2%	28,1%
	34,0%	44,7%	38,8%

alleinige und entscheidende Maßnahme besteht also hier in der unverzüglichen Reposition. So betrachtet unterliegt die häufig als schicksalhaft und unabwendbar hingestellte posttraumatische Hüftkopfnekrose offensichtlich doch einer guten therapeutischen Beeinflußbarkeit. Wir sind überzeugt, daß durch sofortige Reposition des nach hinten luxierten Hüftkopfes die Nekroserate deutlich gesenkt werden kann. Inwieweit diese Feststellungen auch für die zentrale Hüftkopfluxation bei den transacetabulären Frakturen zutreffen, ist schwer zu sagen. Hier scheint jedoch die schwere Gewalteinwirkung beim Unfall mit direkter Zerstörung von Knochensubstanz der Hauptfaktor für die Entstehung der Hüftkopfnekrose zu sein [1].

Posttraumatische Coxarthrose

Bei der Beurteilung des Schweregrades wurden gering-, mittel- und hochgradige arthrotische Veränderungen unterschieden. Diese drei Grade entsprechen praktisch den in Tabelle 3 für den Röntgenbefund aufgeführten Bewertungsziffern 5, 4 und 3. Die Arthroserate für die einzelnen Gruppen der konservativen und operativen Patientenkollektive zeigen Tabelle 11 und 12. Sie liegt nach konservativer Behandlung bei den Typ 1c-Verletzungen und den transacetabulären Frakturen mit Dislokation über 80%. Nach Osteosynthese dieser Frakturen ist die Arthroserate im Mittel um fast genau die Hälfte niedriger.

Diese Ergebnisverbesserung ist allein der stufenfreien Fragmentreposition mit stabiler Osteosynthese zuzuschreiben. Die verbleibenden, durch gezielte Therapiemaßnahmen nicht zu beeinflussenden Arthrosefälle gehen zu Lasten einer traumatisch bedingten, irreversiblen Knorpelschädigung, die bei Frakturen durch tragende Pfannenanteile beträchtliche Ausmaße annehmen kann.

Tabelle 8. Häufigkeit der posttraumatischen Hüftkopfnekrose bei 204 konservativ behandelten Acetabulumfrakturen

Hüftkopfnekrose	Frakturen des dorsalen Pfannenrandes			Tranacetabuläre Frakturen		Gesamtkollektiv
	Typ 1a	Typ 1b	Typ 1c	ohne	mit	
	N = 21	N = 20	N = 14	N = 67	N = 82	N = 204
segmental	–	5%	28,6%	–	23,2%	11,8%
total	–	5%	28,6%	–	4,9%	4,4%
Gesamt	–	10%	57,2%	–	28,1%	16,2%

Tabelle 9. Häufigkeit der posttraumatischen Hüftkopfnekrosen bei 103 operativ behandelten Acetabulumfrakturen

Hüftkopfnekrose	Frakturen des dorsalen Pfannenrandes Typ 1c N = 56	Transacetabuläre Frakturen mit Dislokation N = 47	Gesamtkollektiv N = 103
segmental	19,6%	14,9%	17,5%
total	10,7%	27,7%	18,4%
Gesamt	30,3%	42,6%	35,9%

Tabelle 10. Häufigkeit der posttraumatischen Hüftkopfnekrose bei 136 Acetabulumfrakturen mit dorsaler/dorsomedialer Hüftkopfluxation, aufgegliedert nach dem Zeitpunkt der Hüftkopfreposition

	N	keine HKN	segment. HKN	totale HKN
Reposition < 6 Std	91	83	7	1
Reposition > 6 Std	45	3	21	21
Gesamt	136	86	28	22

Paraarticuläre Verkalkungen

Die Häufigkeit der paraarticulären Ossifikation war sowohl nach konservativer als auch nach operativer Therapie auffallend gering (Tabelle 13 und 14). Ausgedehnte Verkalkungen, die zu einer Beeinträchtigung der Hüftgelenksfunktion führten, wurden in einem Fall von zentraler Hüftluxationsfraktur nach konservativer Behandlung beobachtet.

Ischiadicusläsion

Tabelle 15 gibt Häufigkeit und Verlauf der traumatisch und operativ bedingten Ischiadicusläsion wieder. Im Gesamtkollektiv der 307 nachuntersuchten Patienten lag in 21 Fällen eine primäre Ischiadicusläsion vor (6,8%). Bei 18 Patienten war der peroneale und bei einem der tibiale Anteil betroffen. In zwei Fällen wurden beide Anteile geschädigt. Bei vier Patienten hatte sich bis zwei Jahre nach dem Unfall eine partielle, bei 13 Patienten keine Besserung eingestellt. Ein völliger Rückgang der Symptomatik war nach dieser Zeit bei den übrigen vier Patienten zu verzeichnen.

Relativ hoch war der Anteil der operativ bedingten Ischiadicusschädigung mit sechs Fällen (5,8%). Hier war stets die peroneale Portion des Nervs verletzt. Eine völlige Remission wurde nur bei zwei Patienten beobachtet.

Tabelle 11. Häufigkeit der posttraumatischen Coxarthrose bei 204 konservativ behandelten Acetabulumfrakturen

Coxarthrose	Frakturen des dorsalen Pfannenrandes			Transacetabuläre Frakturen		Gesamtkollektiv
	Typ 1a	Typ 1b	Typ 1c	ohne Dislokation	mit Dislokation	
	N = 21	N = 20	N = 14	N = 67	N = 82	N = 204
geringgradig	4,8%	10,0%	14,3%	13,4%	15,9%	13,2%
mittelgradig	4,8%	10,0%	28,6%	1,5%	24,4%	13,7%
hochgradig	–	–	42,9%	1,5%	41,5%	20,1%
Gesamt	9,6%	20,0%	85,8%	16,4%	81,8%	47,0%

Tabelle 12. Häufigkeit der posttraumatischen Coxarthrosen bei 103 operativ behandelten Acetabulumfrakturen

Coxarthrose	Frakturen des dorsalen Pfannenrandes Typ 1c N = 56	Transacetabuläre Frakturen mit Dislokation N = 47	Gesamtkollektiv N = 103
geringgradig	10,7%	4,3%	7,8%
mittelgradig	12,5%	10,6%	11,6%
hochgradig	10,7%	31,9%	20,4%
Gesamt	33,9%	46,8%	39,8%

Intervall Unfall – Operation

Die Aufschlüsselung der Gesamtergebnisse der 103 operativ behandelten Patienten nach dem Intervall zwischen Unfall und Operation geht aus Tabelle 16 hervor. Die Mittelwerte bei den Frakturen des dorsalen Pfannenrandes zeigen mit 11,2 Tagen für die sehr guten und guten Ergebnisse und 17,7 Tagen für die mäßigen und schlechten Ergebnisse keine große Differenz. Auffälliger ist der Unterschied bei den transacetabulären Frakturen. Hier liegt der Mittelwert für die mäßigen und schlechten Ergebnisse mit 28,7 Tagen doppelt so hoch wie bei den Fällen mit sehr gutem und guten Endresultat.

Häufigkeit der Fraktoren mit negativem Einfluß auf das Spätergebnis nach operativer Therapie

Bei 40 der 103 nachuntersuchten, operativ behandelten Patienten war das Gesamtergebnis schlecht oder nur mäßig. Bei der exakten Analyse dieser Fälle konnten 66 mal Faktoren ermittelt werden, von denen angenommen werden kann, daß sie auf das Spätergebnis einen negativen Einfluß nehmen (Tabelle 17). Die Zahl 66 läßt erkennen, daß für einige Patienten zwei oder mehr Faktoren zutrafen. Die eindeutig am häufigsten vertretenen Faktoren waren verspätete Hüftkopfreposition, verbleibende Stufenbildung im Gelenk durch insuffiziente Fragmentrepostion bzw. Operationstechnik und zu großes Intervall zwischen Unfall und Operation.

Die Analyse und Gegenüberstellung unserer Behandlungsergebnisse von 204 konservativ und 103 operativ behandelten Acetabulumfrakturen läßt folgende Schlußfolgerung gerechtfertigt erscheinen:

1. Unverschobene Acetabulumfrakturen, dorsale Pfannenrandfrakturen mit kleinem Fragment und verschobene Frakturen vom Typ 3 und 8 zeigen nach konservativer Behandlung überwiegend gute Spätergebnisse.
2. Bei allen übrigen Acetabulumfrakturen, d.h. bei Typ 1c-Frakturen und bei verschobenen transacetabulären Frakturen vom Typ 2, 4, 5, 6 und 7 können die Spätergebnisse durch die operative Behandlung deutlich gebessert werden.

Tabelle 13. Häufigkeit der paraarticulären Ossifikation nach 204 konservativ behandelten Acetabulumfrakturen

Paraarticuläre Ossifikationen	Frakturen des dorsalen Pfannenrandes			Transacetabuläre Frakturen		Gesamtkollektiv
	Typ 1a	Typ 1b	Typ 1c	ohne Dislokation	mit Dislokation	
	N = 21	N = 20	N = 14	N = 67	N = 82	N = 204
geringgradig	–	15%	7,1%	3%	7,3%	5,9%
mittelgradig	–	–	21,4%	–	8,5%	4,9%
hochgradig	–	–	–	–	1,2%	0,5%
Gesamt	–	15%	28,5%	3%	17,0%	11,3%

Tabelle 14. Häufigkeit der paraarticulären Ossifikationen nach 103 operativ behandelten Acetabulumfrakturen

Paraarticuläre Ossifikationen	Frakturen des dorsalen Pfannenrandes Typ 1c N = 56	Transacetabuläre Frakturen mit Dislokation N = 47	Gesamtkollektiv N = 103
geringgradig	8,9%	6,4%	7,8%
mittelgradig	12,5%	8,5%	10,7%
hochgradig	–	–	–
Gesamt	21,4%	14,9%	18,5%

Tabelle 15. Häufigkeit und Verlauf der traumatisch und operativ bedingten Ischiadicusläsionen bei 204 konservativ und 103 operativ behandelten Acetabulumfrakturen

Ischiacidusläsion	N	Remission	partielle Remission	keine Remission
traumatisch bedingt	21	4	4	13
operativ bedingt	6	2	1	3
Gesamt	27	6	5	16

Tabelle 16. Aufschlüsselung der Gesamtergebnisse von 103 operativ behandelten Acetabulumfrakturen nach dem Intervall zwischen Unfall und Operation

Gesamtergebnis	Intervall Unfall – Operation (Mittelwert in Tagen)	
	Frakturen des dorsalen Pfannenrandes Typ 1c N = 56	Transacetabuläre Frakturen mit Dislokation N = 47
sehr gut und gut	11,2	13,0
mäßig und schlecht	17,7	28,7

3. Durch die sofortige Reposition des nach hinten luxierten Hüftkopfes läßt sich die Nekroserate entscheidend senken.
4. Die technisch gut ausgeführte Osteosynthese mit stufenfreier Fragmentreposition vermag die Coxarthroserate um etwa die Hälfte zu reduzieren.
5. Funktionsbeeinträchtigende paraarticuläre Ossifikationen stellen nach konservativer und operativer Therapie eine seltene Spätkomplikation dar.
6. Das Intervall Unfall–Operation sollte nicht länger als zwei Wochen sein. Dies gilt besonders für die transacetabulären Frakturen.

Tabelle 17. Häufigkeit der Faktoren mit negativem Einfluß auf das Spätergebnis bei 40 operativ behandelten Acetabulumfrakturen mit unbefriedigendem Ausgang

Fakoren mit negativem Einfluß auf das Spätergebnis	Häufigkeit
Reposition des dosalluxurierten Hüftkopfes > 6 Std	26
Intervall Unfall – Operation > 14 Tage	20
große Stufe nach Operation	16
Intraarticuläre Schraubenlage	2
Wachsendes Skelet	1
postoperative Wundinfektion	1
Gesamt	66

Der Behandlungserfolg bei einem verschobenen Hüftpfannenbruch hängt vom Ausmaß der Gewebszerstörung und der Güte der Gelenkrekonstruktion ab. Die Schädigung von Knorpel und Knochen ist verglichen mit Frakturen anderer Gelenke wegen der stets enorm hohen Gewalteinwirkung vor allem bei transacetabulären Frakturen durch tragende Hüftpfannenanteile groß. Diese Tatsache stellt für das Spätergebnis einen limitierenden Faktor dar. Somit wird auch bei exakter Operationstechnik die Erfolgsquote nie 100% erreichen können. Im Gegenteil, sie wird immer deutlich darunter liegen.

Literatur

1. Böhler, J.: Experimentelle Untersuchungen über die Ursache der sog. Kopfnekrose nach Verrenkungen und Verrenkungsbrüchen des Hüftgelenkes. Chirurg *24*, 344 (1953)
2. Epstein, H.C.: Traumatic Dislocations of the Hip. Clin. orthop. *92*, 116 (1973)
3. Judet, R., Judet, J., Letournel, E.: Fractures of the Acetabulum: Classification and Surgical Approaches for Open Reduction. J. Bone Jt. Surg. *46-A*, 1615 (1964)
4. Jungbluth, K.H., Sauer, H.-D.: Ergebnisse operativ versorgter schwerer Hüftverrenkungsbrüche. Chirurg *48*, 786 (1977)
5. Letournel, E.: Die operative Versorgung der Hüftgelenkpfannenbrüche. Langenbecks Arch. Chir. *316*, 422 (1966)
6. Mazas, F.: Treatment of Fractural-Dislocations of the Acetabulum. Reconstr. Surg. Traum. *11*, 165 (1969)
7. Merle d'Aubigne, R., Postel, M.: Functional Results of Hip Arthroplasty with Acrylic Prosthesis. J. Bone Jt. Surg. *36-A*, 451 (1954)
8. Stewart, M.J., McCaroll, H.R., Mulhollan, J.S.: Fracture-Dislocation of the Hip. Acta orthop. scand. *46*, 507 (1975)
9. Stewart, M.J., Milford, L.W.: Fracture-Dislocation of the Hip. An End-results Study. J. Bone Jt. Surg. *36-A*, 315 (1954)
10. Welch, R.B., Charnley, J.: Low-Friction Arthroplasty of the Hip in Rheumatoid Arthritis and Ankylosing Spondylitis. Clin. orthop. *72*, 22 (1970)
11. Zeumer, G.: Zur Behandlung und Prognose der Acetabulumfraktur. Zbl. Chir. *91*, 126 (1966)

Ergebnisse nicht oder konservativ behandelter zentraler Hüftluxationen

C.J. Wirth

Krankengut

Im Zeitraum von 1952 bis 1978 wurden an der Orthopädischen Klinik der Univ.-München 77 Patienten mit zentraler Hüftluxation gesehen bzw. behandelt. Der Altersdurchschnitt der 56 Männer und 21 Frauen zum Zeitpunkt der Verletzung lag bei 41 Jahren. Der jüngste Patient war 15 Jahre, der älteste Patient 83 Jahre alt. Eine Häufung verletzter Patienten konnte im 3. und 6. Dezennium gesehen werden. Das linke Hüftgelenk war im Verhältnis 2 : 1 häufiger betroffen als das rechte.

Verletzungsursache war in 87% der Fälle ein Verkehrsunfall, ansonsten der direkte Sturz auf die betroffene Hüfte auf dem Weg zur Arbeit, beim Skifahren oder vom Skateboard.

Begleitverletzungen waren häufig (Tabelle 1) und betrafen vornehmlich den Schädel und die unteren Extremitäten. Harnröhren- oder Harnblasenverletzungen wurden nicht gesehen.

Die Einteilung der zentralen Hüftluxationen wurde, da es sich ausnahmslos um nicht oder konservativ versorgte Fälle handelte, nach L. Böhler [1] vorgenommen:

Typ I a: Kopf gegenüber Dach nach medial subluxiert, erhaltener Pfannenboden und Obturatorrahmen.

Typ I b: Kopf gegenüber Dach nach medial subluxiert, Y-förmige Splitterung der Pfanne und vorderer Ringbruch.

Typ II: Ganze Beckenhälfte eingedrückt und Alafraktur, Kopf mit gebrochener Pfanne nach medial-cranial verschoben. Keine Subluxation des Kopfes gegenüber dem Dach.

Weitaus am häufigsten fanden sich zentrale Hüftluxationen des Typs I a und I b, lediglich 5 zentrale Hüftluxationen konnten dem Typ II zugeordnet werden (Tabelle 2). Sechs gleichzeitige Hüftkopffrakturen Typ Pipkin II kamen lediglich bei dem Hüftluxationstyp I a vor.

Bei 68 Patienten erfolgte eine konservative Primärbehandlung teils im Hause, teils andernorts. Bei 9 Patienten blieb die zentrale Hüftluxation unerkannt und demzufolge

Tabelle 1. Verteilung von 51 Begleitverletzungen (n = 77)

Region	Anzahl
Kopfverletzungen	21
Thoraxverletzungen	8
Abdominalverletzungen	4
Verletzungen obere Extremität	5
Verletzungen untere Extremität	13
Gesamt	51

Tabelle 2. Verteilung der Luxationstypen (n = 77)

Typ (nach L. Böhler)	Anzahl	Kopffraktur (Pipkin II)
I a	48	6
I b	24	–
II	5	–
Gesamt	77	6

unbehandelt. Zur Reposition des zentralluxierten Hüftkopfes diente fast ausschließlich eine Condylendrahtextension mit durchschnittlich 7 kg Zuggewicht über 8–10 Wochen. Ein zusätzlicher Trochanterseitzug wurde bei 10 Patienten angewandt. Bei 6 Patienten erfolgte lediglich eine Gipsruhigstellung der betroffenen Hüfte für durchschnittlich 12 Wochen.

Die Nachbehandlung bestand in krankengymnastischer Übungsbehandlung und Gehschule mit einer Entlastung des betroffenen Hüftgelenkes zwischen 2 und 6 Monaten, teilweise mit Hilfe eines Thomassplintes.

Frühfolgen

Ein 73jähriger Patient verstarb 12 Tage nach dem Unfall durch Aspiration von Erbrochenem bei Subileus nach erfolgloser Reanimation.

Gefäßstörungen als direkte Verletzungsfolge konnten nicht beobachtet werden. Eine Unterschenkelamputation wegen trophischer Störungen mit Ulcerationen wurde lediglich bei einem 24jährigen Patienten mit kompletter Peronaeusparese 1 1/2 Jahre nach zentraler Hüftluxation notwendig.

Insgesamt bestanden bei 13 Fällen (16,9%) primäre Nervenstörungen in Form einer Peronaeuslähmung (11 Fälle), einer Plexus sacralis-Lähmung (1 Fall) und einer Glutaeus inferior-Lähmung (1 Fall). Trotz sofortiger Reposition der zentralen Hüftluxation bildete sich die Peronaeuslähmung nur in 3 Fällen zögernd zurück (Tabelle 3).

Spätfolgen

55 Patienten konnten durchschnittlich 6 Jahre (Minimum 1 Jahr, Maximum 31 Jahre) nach dem Unfall nachuntersucht werden. Zeitpunkt der Nachuntersuchung war entweder eine vorgesehene operative Versorgung des betroffenen Hüftgelenkes in Form einer Hängehüfte, einer Arthrodese bzw. einer Totalendoprothese oder die derzeitige Situation bei noch nicht operativ versorgtem Hüftgelenk.

Verkalkungen wiesen lediglich 4 Patienten (7,3%) zum Zeitpunkt der Nachuntersuchung auf (Abb. 1). Bei 3 dieser 4 Fälle wurde eine verspätete Reposition durchgeführt, im vierten Fall bestand eine Zertrümmerung des gesamten Pfannenbodens.

Zur Beurteilung des Schweregrades einer posttraumatischen Coxarthrose wurde das von Mockwitz und Mitarb. [4] angegebene Schema verwendet:

Tabelle 3. Posttraumatische Nervenstörungen (n = 77)

Nervenstörung	sofortige Resposition	verspätete Resposition	Gesamt
N. peronaeus	11	–	11
Plexus sacralis	–	1	1
N. glutaeus inf.	–	1	1
Gesamt	11	2	13

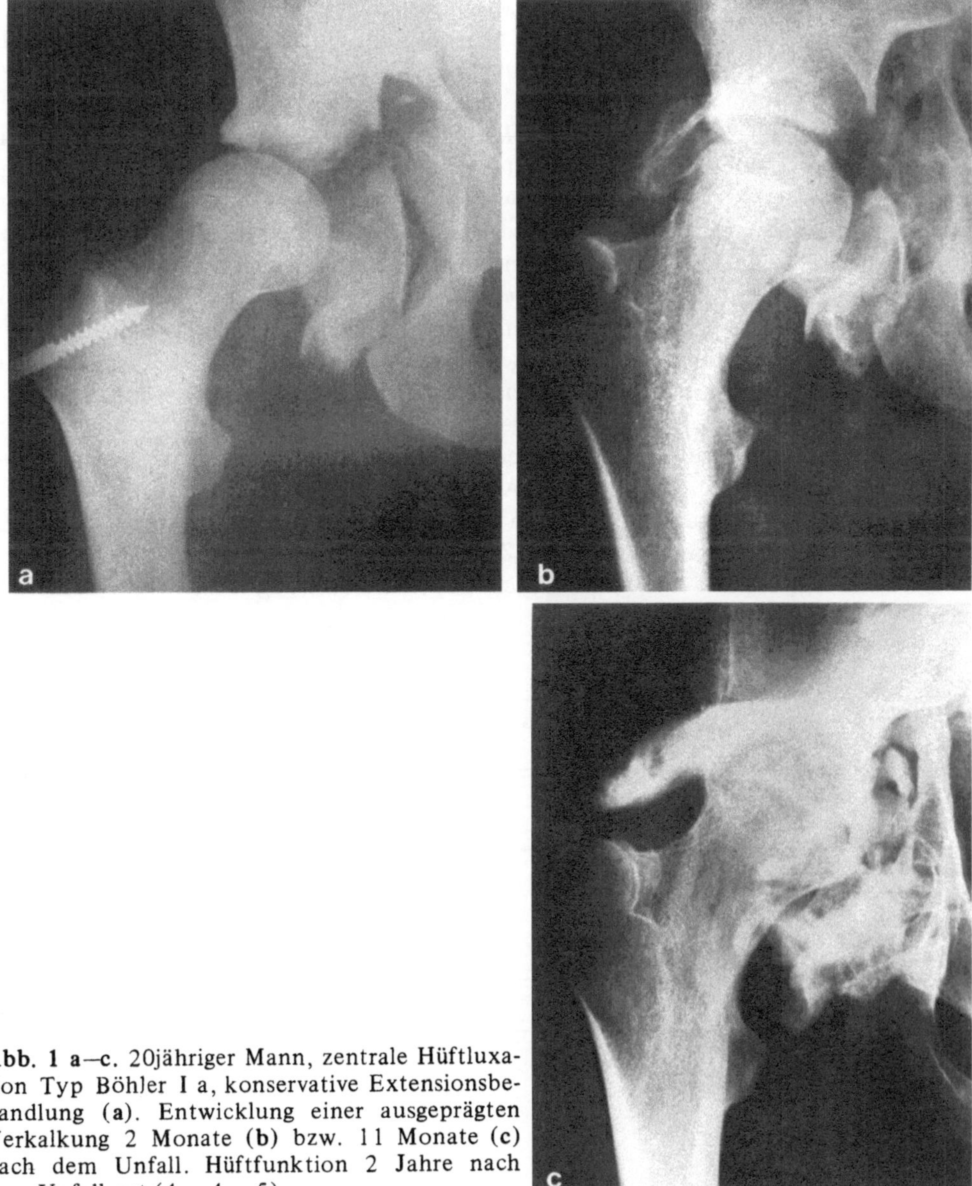

Abb. 1 a–c. 20jähriger Mann, zentrale Hüftluxation Typ Böhler I a, konservative Extensionsbehandlung (**a**). Entwicklung einer ausgeprägten Verkalkung 2 Monate (**b**) bzw. 11 Monate (**c**) nach dem Unfall. Hüftfunktion 2 Jahre nach dem Unfall gut (4 – 4 – 5)

Grad I: Konturen von Kopf und Pfanne sind annähernd regelrecht, der Gelenkspalt ist ausreichend weit.

Grad II: Konturen von Kopf und Pfanne sind abschnittweise unregelmäßig, der Gelenkspalt ist verschmälert.

Grad III: Kopf und Pfanne sind deformiert, der Gelenkspalt ist noch gerade abgrenzbar.

Grad IV: Kopf und Pfanne sind deformiert, der Gelenkspalt ist nicht mehr abgrenzbar.

Zum Zeitpunkt der Nachuntersuchung wiesen von 55 Patienten 46 (83,6%) eine Coxarthrose verschiedenen Ausprägungsgrades auf (Tabelle 4). Beim Luxationstyp I b kam es häufiger zur Coxarthrose als beim Typ I a; der Luxationstyp II wies im Verlauf regelmäßig eine Coxarthrose auf. Die Zunahme des Ausprägungsgrades und der Häufigkeit der Coxarthrose war direkt proportional dem Beobachtungszeitraum (Abb. 2).

Hüftkopfteilnekrosen traten in 9 Fällen (16,4%) nach durchschnittlich 1 1/2 Jahren als Folge des Luxationstyps I a auf, in 2 Fällen bei bestehender Kopffraktur (Abb. 3).

Die klinischen Ergebnisse wurden nach dem Schema von Merle d'Aubigne [3] aufgeschlüsselt, das die Parameter Schmerzen, Motilität und Gang beinhaltet. Danach wiesen 34 Patienten (61,8%) ein sehr gutes bis gutes Ergebnis auf, 21 Patienten mußten in ihrem Ergebnis als mäßig bis schlecht beurteilt werden (Tabelle 5). Während nach dem ersten Unfalljahr noch die ungünstigen Ergebnisse überwogen, zeigte sich bei den Patienten mit längerer Beobachtungsdauer eine zunehmende Verlagerung in die günstigere Ergebniskategorie. Die Ursache hierfür liegt sicherlich darin begründet, daß die Patienten mit schlechter Hüftgelenkssituation einer operativen Versorgung zugeführt wurden. Von 55 Patienten mußte bei 6 Fällen das Hüftgelenk nach durchschnittlich 7 1/2 Jahren durch eine Totalendoprothese ersetzt werden, bei 10 Patienten wurde nach durschnittlich 5 1/2 Jahren eine Hüftgelenksarthrodese durchgeführt, 2 Patienten wurden nach durchschnittlich 3 1/2 Jahren mit einer Hängehüfteoperation versorgt und bei einem Patienten mußte nach 1 Jahr eine Korrekturosteotomie bei Ankylose durchgeführt werden.

Bei 41 der nachuntersuchten Patienten handelte es sich um unfallversicherte Arbeitsunfälle. Von diesen Patienten waren zum Zeitpunkt der Nachuntersuchung 26 rentenfrei, 15 (36,6%) bezogen noch eine Rente zwischen 25% und 60% wegen der Folgen ihrer Hüftgelenksverletzung.

Tabelle 4. Graduelle Arthroseentwicklung bei verschiedenen Typen der zentralen Hüftluxation (n = 55)

Arthrose	Typ I a (n = 34)	Typ I b (n = 18)	Typ II (n = 3)	Gesamt
Grad I	2	1	1	4
Grad II	12	6	–	18
Grad III	8	8	1	17
Grad IV	4	2	1	7
Gesamt	26	17	3	46

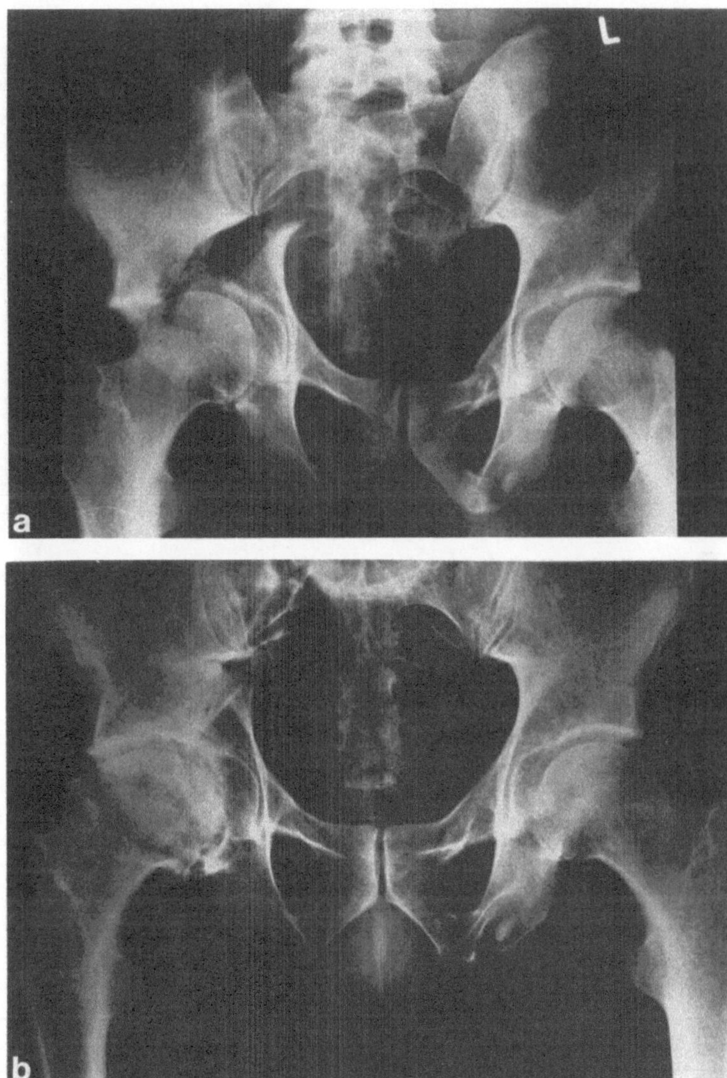

Abb. 2a, b. 28jähriger Mann, zentrale Hüftluxation Typ Böhler I a (**a**). 17 Jahre nach der konservativen Extensionbehandlung fortgeschrittene Coxarthrose bei sehr guter Hüftfunktion (6 – 6 – 6) des jetzt 44jährigen Mannes (**b**)

Schlußfolgerungen

Aus den Nachuntersuchungsergebnissen von 55 Patienten mit nicht oder konservativ behandelter zentraler Hüftluxation 1–31 Jahre nach dem Unfall ergibt sich folgendes:

Von 13 primären Nervenstörungen bildeten sich nur 3 Peronaeuslähmungen zurück. Verkalkungen wurden lediglich in 7,3% der Fälle gesehen. Eine Coxarthrose entwickelte sich in 83,6% der Fälle, wobei die Zunahme des Ausprägungsgrades und der Häufigkeit direkt

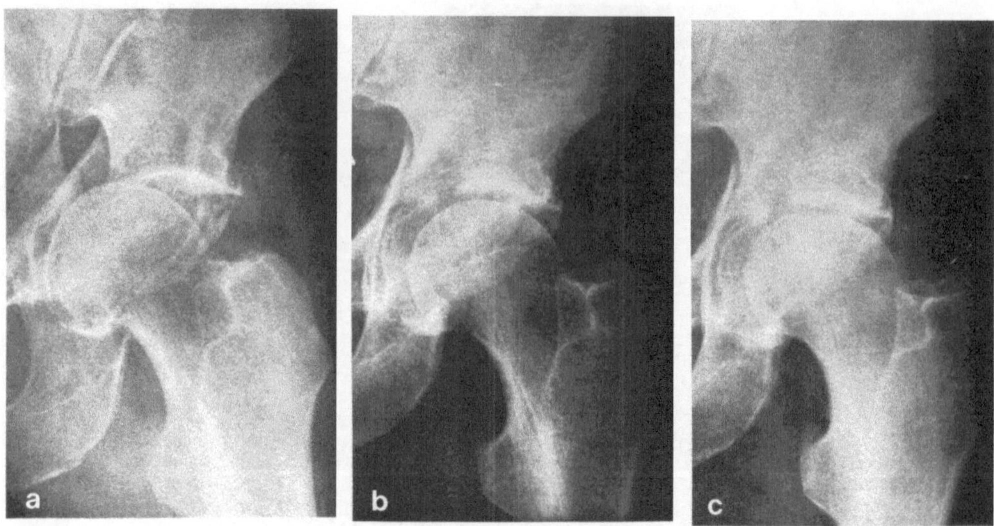

Abb. 3 a–c. 53jähriger Mann, zentrale Hüftluxation Typ Böhler I a (**a**). Gutes konservatives Repositionsergebnis, jedoch Entwicklung einer Hüftkopfteilnekrose 3 Monate (**b**) bzw. 5 Monate (**c**) später

Tabelle 5. Klinisches Ergebnis 1–31 Jahre nach zentraler Hüftluxation (n = 55)

Ergebnis	nach 1. Unfalljahr (n = 12)	nach 2. Unfalljahr (n = 10)	3.–5. Unfalljahr (n = 13)	6.–31. Unfalljahr (n = 20)	Gesamt
sehr gut gut	5	9	7	13	7 27
mäßig schlecht	7	1	6	7	10 11
Gesamt	12	10	13	20	55

proportional dem Beobachtungszeitraum war. Hüftkopfteilnekrosen traten in 16,4% der Fälle nach durchschnittlich 1 1/2 Jahren lediglich beim Luxationstyp I a auf. Klinisch zeigten fast zwei Drittel der Patienten ein sehr gutes bis gutes Ergebnis. Ein Drittel der Patienten mußte nach durchnittlich 5 Jahren operativ vornehmlich in Form der Hüftarthrodese oder Totalendoprothese versorgt werden. Eine Rente zwischen 25% und 60% bezogen noch 36% der Patienten wegen der Folgen ihrer Hüftverletzungen.

Die Synopsis der Ergebnisse läßt die konservative Behandlung der zentralen Hüftluxation besonders beim älteren Menschen weiterhin als berechtigt erscheinen.

Literatur

1. Böhler, L.: Technik der Knochenbruchbehandlung. 12.–13. Aufl. Wien:Maudrich 1954
2. Ender, H.G.: Die Formen der Hüftpfannenbrüche. H. Unfallheilk. *124*, 9 (1975)
3. Merle d'Aubigne: Zit. n. H.G. Ender (1975)
4. Mockwitz, J., Contzen, H., Schellmann, W.D.: Operative oder konservative Behandlung von Hüftgelenksverrenkungsbrüchen. H. Unfallheilk. *124*, 99 (1975)
5. Pipkin, G.: Treatment of grade IV fracture dislocation of the hip. J. Bone Jt. Surg. *39-A*, 1027 (1957)

Hüftkopfkalottenfrakturen

C.-H. Schweikert und H. Weigand

Wird der Hüftkopf durch ein heftiges Knieanpralltrauma bei abduziertem Oberschenkel und einer Beugestellung von 60° oder weniger gegen den kräftigen dorsocranialen Pfannenrand getrieben, so kann neben der Luxation nach hinten oben eine Hüftkopfkalottenfraktur auftreten [2]. Das abgescherte Fragment stammt aus dem ventrocaudalen Kopfanteil und bleibt stets in der Pfanne liegen. Es besitzt manchmal noch eine schmale Verbindung mit der unteren Gelenkkapsel. Die Frakturlinie verläuft von unten nach oben innen. Sie zieht bei großen Fragmenten cranial bis in die Tragzone des Hüftkopfes, so daß die Fovea capitis femoris mit dem Lig. teres am Kopffragment verbleibt (Abb. 1). Die Blutversorgung eines derart großen Kalottenfragmentes kann also über das Lig. teres und anhaftende Kapselanteile gewährleistet sein [5].

Die Hüftkopfkalottenfrakturen treten fast ausschließlich in Verbindung mit einer hinteren, oberen Hüftluxation auf. Sie gehören zu den seltensten Verletzungen des Hüftgelenks. Die erste Beschreibung eines derartigen Falles stammt von Birkett [1] aus dem Jahre 1869. Danach kennen wir nur wenige Berichte, denen aber nie eine große Anzahl von Fällen zugrunde liegt. Pipkin [11] konnte 1957 mit 25 Kalottenfrakturen seinerzeit das weitaus größte Patientengut vorweisen, das allerdings aus mehreren Kliniken zusammengetragen wurde. In der Folgezeit war es dann Duquennoy [3], dessen Publikation 1975 mit 28 eigenen Fällen die bisher größte Fallzahl enthielt.

Die heute allgemein angewandte Klassifizierung der traumatischen Hüftluxationen mit Kalottenfraktur des Hüftkopfes, die mit einer Fraktur des Oberschenkelhalses oder des Pfannenrandes kombiniert sein können, wurde von Pipkin [11] angegeben. Sie hat sich hinsichtlich Prognose und Therapie als wertvoll erwiesen und unterscheidet folgende vier Kombinationstypen (s. Abb. 2–5).

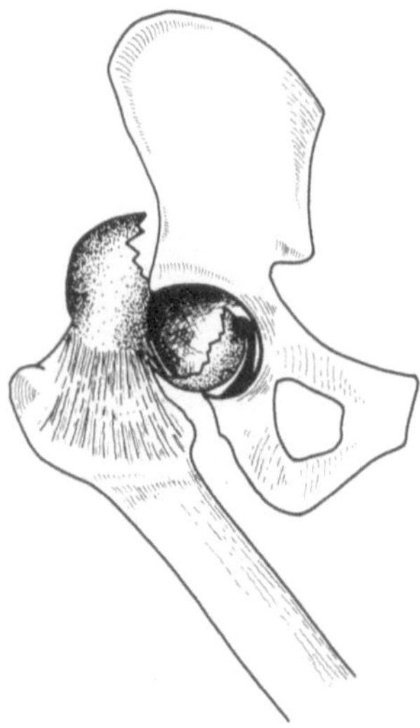

Abb. 1. Hintere obere Luxation des Hüftkopfes mit Abscherung eines großen caudalen Kalottenfragmentes, das in der Pfanne liegen bleibt. Über das Lig. teres und anhaftende Kapsel- bzw. Synovialanteile kann eine ausreichende Blutversorgung des Fragmentes gewährleistet sein

Tabelle 1. Verteilung von 23 Hüftkopfkalottenfrakturen auf die einzelnen Kombinationstypen nach Pipkin

Hüftkopfkalottenfraktur	Zahl
Typ 1	6
Typ 2	4
Typ 3	5
Typ 4	8
Gesamt	23

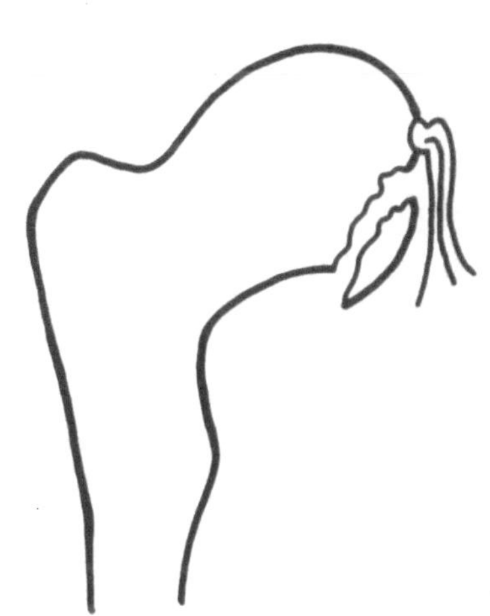

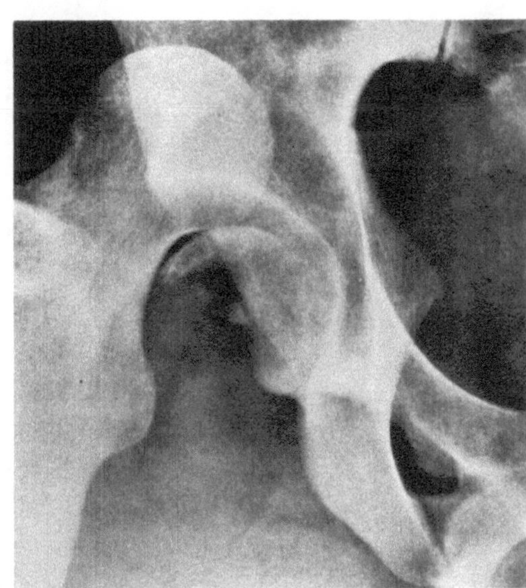

Abb. 2. Hüftkopfkalottenfraktur vom Typ 1 nach Pipkin. Die Frakturlinie endet cranial unterhalb der Fovea capitis femoris

Der *Typ 1* stellt die Kombination einer hinteren-oberen Hüftluxation mit Absprengung eines kleinen, caudalen Hüftkopfkalottenfragmentes dar. Das Fragment bleibt stets in der Pfanne zurück. Die Frakturlinie endet cranial unterhalb der Fovea capitis femoris.

Beim *Typ 2* dagegen handelt es sich um die Kombination einer hinteren-oberen Hüftluxation mit Absprengung eines großen, caudalen Hüftkopfkalottenfragmentes. Hier muß zunächst auf einen Fehler aufmerksam gemacht werden, der sich vor Jahren in die deutschsprachige Literatur eingeschlichen hat und von Autor zu Autor mitgeschleppt wurde [9, 12, 13]. Pipkin sah in seiner Typ 2-Verletzung nicht – wie so oft zitiert – die Absprengung eines Fragmentes ausschließlich vom oberen, cranial der Fovea capitis femoris gelegenen Kopfanteil, sondern eine Fraktur am unteren Hüftkopf, deren Linie cranial über die Fovea hinaus bis in die Belastungszone des Kopfes verläuft. Lediglich die obere Kopfhälfte betreffende Kalottenfrakturen sind nur bei gleichzeitiger vorderer Hüftluxation möglich und somit ausgesprochen selten. Das Fragment wird dabei aus dem dorsocranialen Kopfanteil

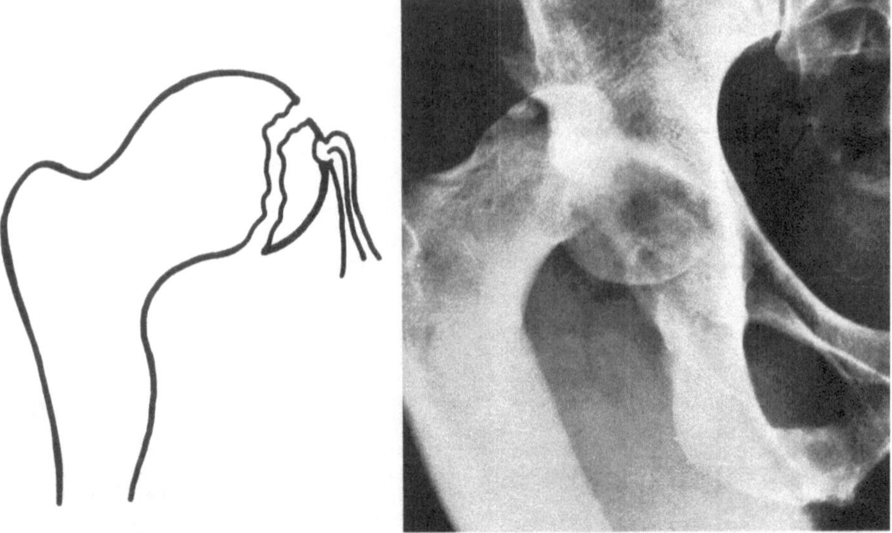

Abb. 3. Hüftkopfkalottenfraktur vom Typ 2 nach Pipkin. Die Frakturlinie endet cranial der Fovea capitis femoris

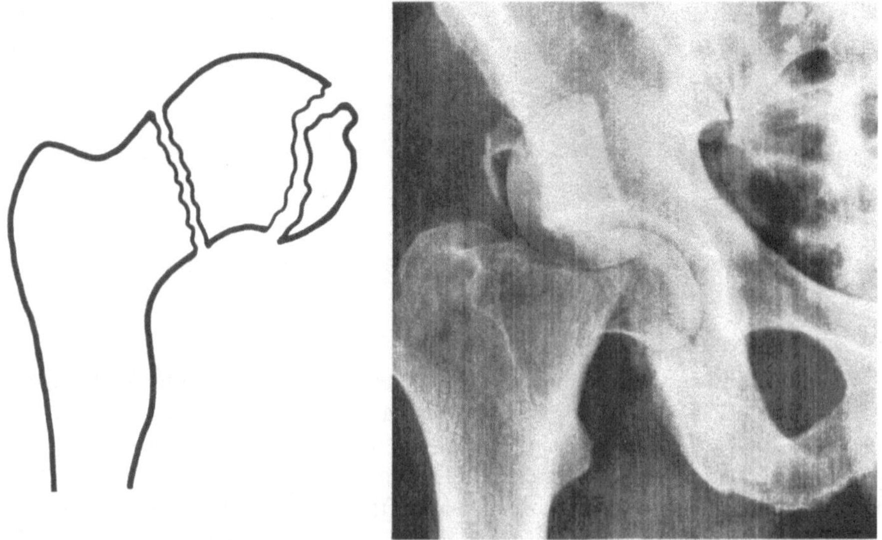

Abb. 4. Hüftkopfkalottenfraktur vom Typ 3 nach Pipkin

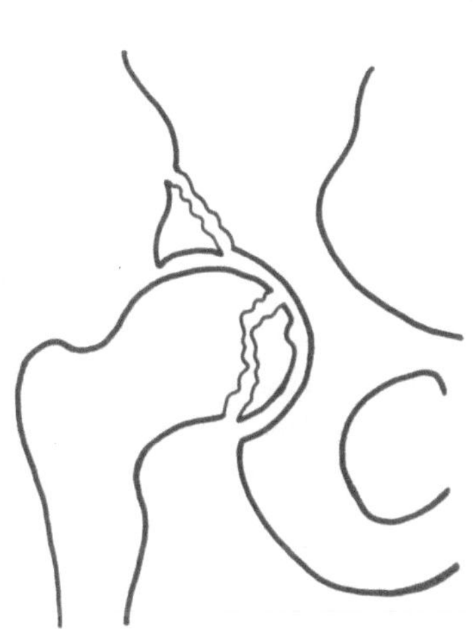

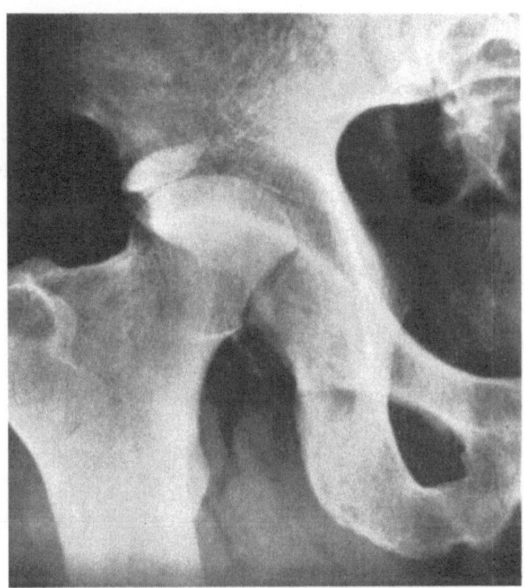

Abb. 5. Hüftkopfkalottenfraktur vom Typ 4 nach Pipkin

angesprengt. Die von Pipkin 1957 in seiner Arbeit vorgestellten Fälle vom Typ 2 zeigen aber alle eine hintere Luxation! So gesehen wird die von ihm angegebene Zahl von neun Typ 2-Verletzungen unter 25 Hüftkopfkalottenfrakturen verständlich.

Die extrem seltene vordere Hüftgelenksluxation mit cranialer Kalottenfraktur bleibt im weiteren Verlauf dieses Referats unberücksichtigt. In der Literatur konnten wir nur bei Trojan [17] und Scham [14] je einen mit Röntgenbildern belegten Fall finden. Wir selbst haben eine derartige Verletzung nur ein einziges Mal gesehen.

Unter *Typ 3* verstand Pipkin die Kombination von Typ 1 oder Typ 2 mit einer medialen Schenkelhalsfraktur. Der Verletzungsmechanismus bei diesem Typ erfordert ein zeitlich hintereinanderliegendes Einwirken zweier Kräfte. Die erste führt zur Luxation mit Kalottenbruch und die zweite zur Schenkelhalsfraktur, wobei der Schenkelhals über dem Pfannenrand als Hypomochlion abgebrochen wird.

Und schließlich noch der *Typ 4*. Er ist die Kombination von Typ 1 oder Typ 2 mit einer dorsocranialen Pfannenrandfraktur.

Eigenes Patientengut

In der Zeit vom 1.1.1961 bis zum 31.12.1977 wurden in unserer Klinik 23 Hüftkopfkalottenfrakturen behandelt. Die Aufschlüsselung dieser Verletzungen nach der von Pipkin angegebenen Einteilung zeigt Tabelle 1. Der Typ 4 war mit acht Fällen am häufigsten vertreten. Wie aus Tabelle 2 zu ersehen handelte es sich um 18 Männer und 5 Frauen. Das Durchschnittsalter betrug 42,7 Jahre, wobei der älteste Patient 72 und der jüngste 16 Jahre alt waren.

Unter den Verletzungsursachen (Tabelle 3) standen die Autounfälle mit 82,6% ganz eindeutig im Vordergrund.

Art und Häufigkeit der Begleitverletzungen in unserem Patientengut gehen aus Tabelle 4 hervor. Ein Patient wies keinerlei Nebenverletzungen auf. Eine unfallbedingte Läsion des N. ischiadicus wurde in keinem Fall beobachtet.

Behandlungsergebnisse

Alle 23 Patienten konnten nachuntersucht werden. Das Intervall zwischen Unfall und Nachuntersuchung betrug 1,5 bis 15 Jahre, im Mittel 3,2 Jahre. Die Auswertung der Nachuntersuchungsbefunde erfolgte nach den vier Kriterien Schmerzen, Gehfähigkeit, Beweglichkeit

Tabelle 2. Alters- und Geschlechtsverteilung bei 23 Hüftkopfkalottenfrakturen

Alter	männlich	weiblich	gesamt
10–19	3	1	4
20–29	3		3
30–39	4		4
40–49	2	2	4
50–59	2		2
60–69	2	2	4
70–79	2		2

Tabelle 3. Unfallursachen von 23 Hüftkopfkalottenfrakturen

Autounfall	19	(82,6%)
Mopedunfall	2	(8,7%)
Sturz aus großer Höhe	2	(8,7%)

Tabelle 4. Aufschlüsselung der Begleitverletzungen nach den Körperregionen bei 23 Hüftkopfkalottenfrakturen

Körperregion	Anzahl der Verletzungen
Kopf	20
Obere Extremität	6
Thorax	6
Wirbelsäule	–
Abdomen	–
Becken	1
Untere Extremität	24
Gesamt	57

und Röntgenbefund. Die zugrunde gelegten Bewertungsmaßstäbe und der Punkteschlüssel zur Ermittlung des Gesamtergebnisses bei jedem einzelnen Patienten wurden bei der Besprechung der Behandlungsergebnisse der Hüftpfannenbrüche ausführlich dargelegt. Tabelle 5 zeigt die Behandlungsergebnisse des gesamten Patientengutes, aufgeschlüsselt nach den einzelnen Kombinationstypen nach Pipkin.

Bei den Hüftkopfkalottenfrakturen vom *Typ 1 und 2* war das Spätresultat in allen Fällen sehr gut oder gut. Die Behandlungsart geht aus Tabelle 6 hervor. Bei neun Patienten war die Behandlung konservativ, bei einem wurde primär eine Totalendoprothese implantiert. In acht Fällen war nach geschlossener Reposition des Hüftkopfes das Kalottenfragment genügend adaptiert und ging im weiteren Verlauf eine knöcherne Bindung mit dem übrigen Kopfanteil ein. Im Ausheilungsbild fand sich dann meist neben einer kleinen Stufe ein geringer Substanzverlust am caudalen Hüftkopf.

Verletzungen vom *Typ 3* nach Pipkin, d.h. caudale Kalottenfrakturen in Kombination mit einer medialen Schenkelhalsfraktur, haben wir in fünf Fällen beobachtet. Da es sich ausschließlich um ältere Patienten mit einem Durchschnittsalter von 64 Jahren handelte, wurde in allen Fällen kurz nach dem Unfall der totalendoprothetische Hüftgelenkersatz vorgenommen.

Die weitaus schlechtesten Ergebnisse unserer Serie fanden sich in der Gruppe der *Typ 4-Verletzungen*. Bei nur zwei Patienten was das Gesamtergebnis gut. Die übrigen sechs entwickelten eine schwere Hüftkopfnekrose mit erheblicher Beeinträchtigung der Gelenkfunktion. Es ist auffällig, daß in all diesen Fällen die Hüftkopfreposition verspätet zwischen drei Tagen und fünf Monaten erfolgte. Die Behandlung war zweimal konservativ, in drei

Tabelle 5. Gesamtergebnis von 23 Hüftkopfkalottenfrakturen, aufgeschlüsselt nach den einzelnen Kombinationstypen nach Pipkin

Gesamtergebnis	Hüftkopfkalottenfraktur			
	Typ 1	Typ 2	Typ 3	Typ 4
sehr gut und gut	6	4	5	2
mäßig und schlecht	–	–	–	6

Tabelle 6. Behandlungsart bei 23 Hüftkopfkalottenfrakturen, aufgeschlüsselt nach den einzelnen Kombinationstypen nach Pipkin

Behandlungsart	Hüftkopfkalottenfraktur			
	Typ 1	Typ 2	Typ 3	Typ 4
konservativ	6	3	–	2
primäre TP	–	1	5	–
Verschraubung des Randfragmentes	–	–	–	3
Verschraubung des Kopffragmentes	–	–	–	1
offene Reposition und transarticuläre Spickung	–	–	–	2

Fällen wurde das Randfragment, in einem Fall das Kopffragment verschraubt. In zwei Fällen lag der Unfall drei bzw. fünf Monate zurück, so daß nach Reposition des Hüftkopfes eine temporäre, transarticuläre Spickung erforderlich war (Tabelle 6).

Kasuistik

Es sollen drei Fälle einer Hüftluxation mit Hüftkopfkalottenfraktur wegen ihres typischen Verlaufs vorgestellt werden.

Fall K., G. (Abb. 6): Der 38jährige Patient wurde nach einem Autounfall mit einer hinteren oberen Hüftluxation eingeliefert. Die Röntgenaufnahme vom Hüftgelenk zeigt außerdem die Absprengung eines kleinen Kalottenfragmentes vom caudalen Hüftkopf (Typ 1 nach Pipkin). Die Luxation wurde eine Stunde nach dem Unfall beseitigt. Danach hatte sich das Kopffragment genügend angelegt. Zwei Jahre später war das klinisch-röntgenologische Ergebnis gut.

Fall P., Ch. (Abb. 7): Die 67jährige Patientin hatte sich bei einem Autounfall eine Hüftkopfkalottenfraktur vom Typ 2 nach Pipkin zugezogen. Nach der geschlossenen Reposition des Hüftkopfes war das große Fragment stark verkippt. Wegen des Alters haben wir auf eine blutige Reposition und Fixation des Kalottenfragmentes verzichtet und eine Woche später den primären Hüftgelenkersatz vorgenommen.

Fall M., W. (Abb. 8): Der 16jährige Mopedfahrer trat erst fünf Monate nach dem Unfall in unsere Behandlung. Vorausgegangen war die konservative Therapie einer proximalen Tibiafraktur im Oberschenkelliegegipsverband. Vier Monate nach dem Unfall sei erstmalig eine Fehlstellung des Beines bei einer ambulanten Kontrolluntersuchung aufgefallen. Die Röntgenuntersuchung zeigte jetzt einen nach hinten luxierten Hüftkopf, eine große Knochenaussprengung aus dem dorsocranialen Pfannenrand und eine kleinere aus dem caudalen Hüftkopf. Bei der operativen Freilegung des Hüftgelenkes fand sich eine weitgehende Zertrümmerung des hinteren Pfannenrandes sowie eine ausgeprägte Zerstörung des Gelenkknorpels. Wir haben uns deshalb mit der Reposition und transarticulären Spickung des Hüftkopfes begnügt. Die Röntgenkontrolle sechs Monate später zeigte bereits schwere postraumatische Veränderungen im Sinne einer Nekrose des Hüftkopfes mit beginnender Ankylosierung.

Diskussion

Das seltene Ereignis einer Hüftluxation mit gleichzeitiger Fragmentaussprengung am Hüftkopf wirft immer wieder therapeutische Probleme auf. Nur wenige Chirurgen verfügen aufgrund eines größeren eigenen Patientengutes über ausreichende persönliche Erfahrungen. Normalerweise ist jeder, der mit einer derartigen Verletzung konfrontiert wird, auf Erfahrungsberichte und Empfehlungen in der Literatur angewiesen. Die hier herrschenden unterschiedlichen Ansichten erschweren aber oft die Entscheidung für ein bestimmtes therapeutisches Vorgehen. Im Einzelfall müssen zusätzliche Faktoren wie Alter des Pati-

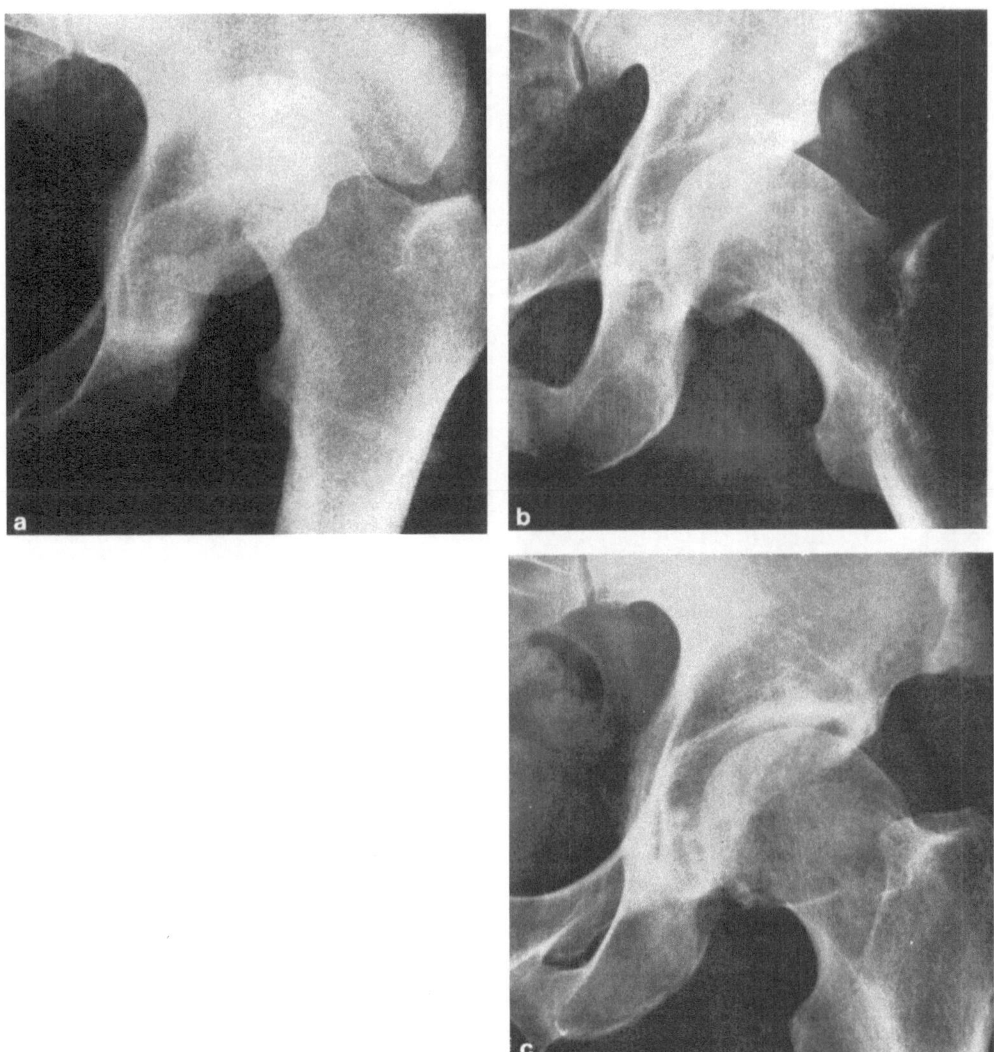

Abb. 6. a 38jähriger Patient mit einer Hüftkopfkalottenfraktur vom Typ 1 nach Pipkin, **b** Geschlossene Reposition des Hüftkopfes eine Stunde nach dem Unfall. Das kleine Kopffragment hat sich nicht ganz stufenlos angelegt, **c** Gutes klinisches und röntgenologisches Resultat nach zwei Jahren

enten, Schwere der Begleitverletzungen und bereits bestehende degenerative Veränderungen am Hüftgelenk berücksichtigt werden.

Einigkeit besteht allgemein in der Forderung nach einer sofortigen Reposition des Hüftkopfes [15, 16], da die Entstehung einer Nekrose ganz entscheidend vom Zeitpunkt

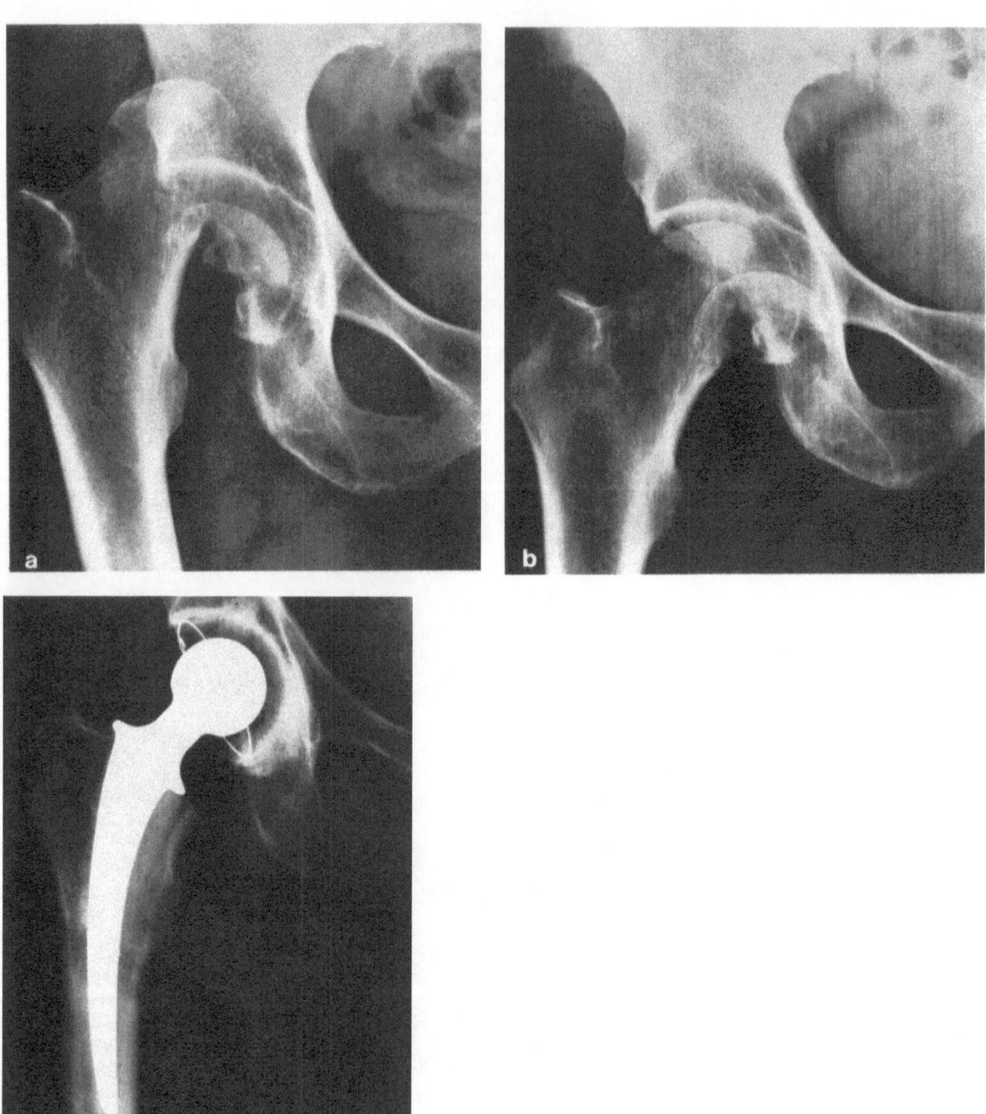

Abb. 7. a 67jährige Patientin mit einer Hüftkopfkalottenfraktur vom Typ 2 nach Pipkin, **b** Geschlossene Reposition des Hüftkopfes zwei Stunden nach dem Unfall. Das große Kopffragment ist stark verkippt, **c** Primärer Hüftgelenkersatz nach einer Woche

der Reposition abhängt. Die Reposition selbst muß so schonend wie möglich bei optimaler Muskelrelaxation erfolgen. Wegen der verminderten Stabilität des Schenkelhalses kann es zu einer iatrogenen Fraktur durch allzu brüske Repositionsmaßnahmen kommen [3, 8, 11, 13, 16]. Diese Gefahr ist bei großen Fragmentaussprengungen besonders gegeben.

Tabelle 7 zeigt die Häufigkeit der Hüftkopfnekrose bei 17 Kalottenfrakturen, aufgeschlüsselt nach dem Zeitpunkt der Hüftkopfreposition. Alle unsere sechs Fälle mit post-

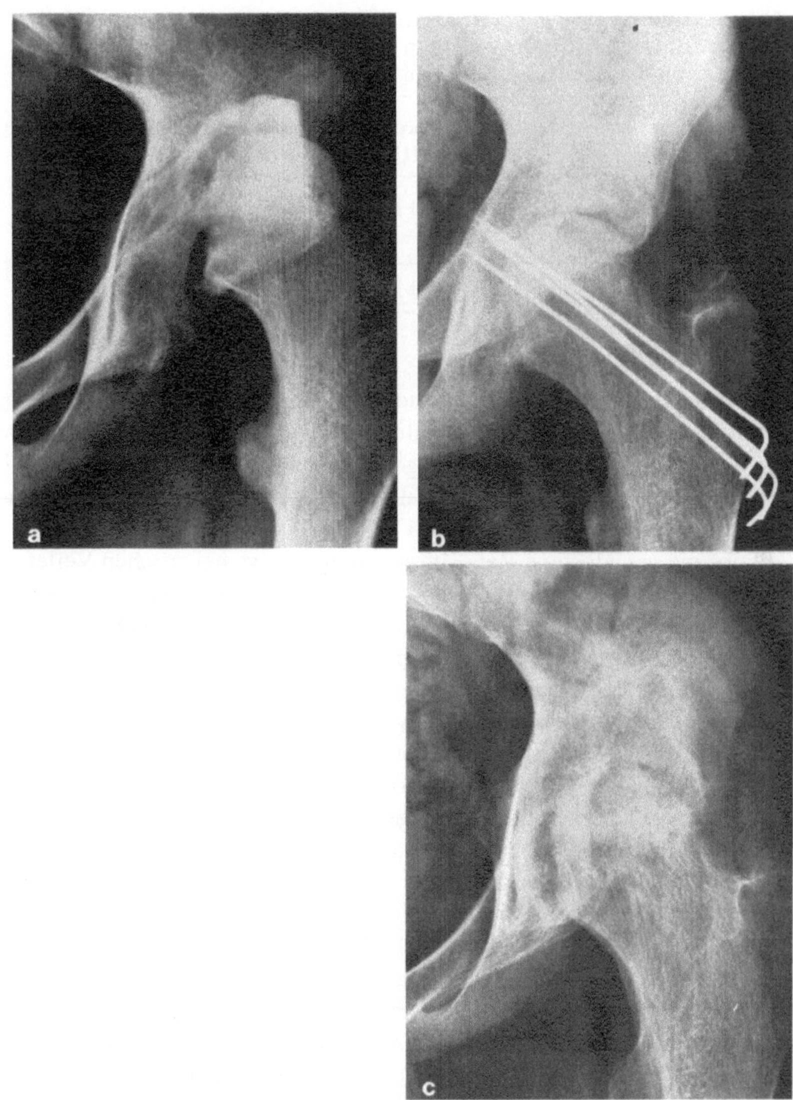

Abb. 8. a 16jähriger Mopedfahrer mit einer fünf Monate alten Hüftkopfkalottenfraktur vom Typ 4 nach Pipkin, **b** Offene Reposition und temporäre, transarticuläre Spickung des Hüftkopfes. Bei der Operation fanden sich eine weitgehende Zertrümmerung des hinteren, oberen Pfannenrandes sowie eine ausgeprägte Zerstörung des Gelenksknorpels, **c** Die Röntgenkontrolle nach weiteren sechs Monaten zeigt eine Hüftkopfnekrose mit beginnender Ankylosierung

traumatischer Hüftkopfnekrose wurden anfangs übersehen und erst nach drei Tagen und später reponiert.

Immer wieder werden die Fragen diskutiert, ob man das abgesprengte Kopffragment vernachlässigen, entfernen oder fixieren soll, ob prinzipiell eine geschlossene Reposition versucht oder primär offen vorgegangen werden soll und wann die Indikation für eine primäre

Tabelle 7. Häufigkeit der posttraumatischen Hüftkopfnekrose bei 17 Hüftkopfkalottenfrakturen vom Typ 1, 2 und 4 nach Pipkin, aufgeliedert nach dem Zeitpunkt der Hüftkopfreposition

	N	keine HKN	segment. HKN	totale HKN
Reposition < 6 Std	11	11	–	–
Reposition > 6 Std	6	–	2	4
Gesamt	17	11	2	4

Arthrodese oder Prothesenimplantation gegeben ist. Legt sich nach der Reposition des Hüftkopfes das Kalottenfragment stufenlos an, was allerdings nur ausnahmsweise geschieht, so darf mit einem guten Spätergebnis gerechnet werden [5, 7, 9, 16, 18]. Aber auch ein nicht ideal reponiertes Fragment kann belassen werden, solange es keine Bewegungseinschränkung im Hüftgelenk verursacht [2, 11].

Bleibt die geschlossene Reposition erfolglos, was bei frischen Verletzungen meist durch ein blockierendes Fragment bedingt ist, oder besteht eine primäre Ischiadicusläsion, so ist die sofortige chirurgische Intervention mit Beseitigung des Hindernisses und Reposition des Hüftkopfes angezeigt. Das Fragment selbst kann dabei belassen, entfernt oder verschraubt werden. Kollmann [6] und Stewart [16] empfehlen die Exstirpation auch größerer Fragmente. Duquennoy [3] und Kelly [5] dagegen warnen dringend vor einem solchen Vorgehen, da nach ihrer Erfahrung der verbleibende große Defekt unweigerlich zur sekundären Arthrose führe. Um die Kugelgestalt des Hüftkopfes zu erhalten, sehen sie in der Verschraubung des Fragmentes das einzige logische Behandlungsverfahren. Da große Fragmente im Regelfall über das Lig. teres und anhaftende caudale Kapselanteile ausreichend ernährt sind, dürfen zur Operationserleichterung diese wichtigen Verbindungen nicht durchtrennt werden.

Hat die unblutige Reposition nicht zur ausreichenden Fragmentadaption geführt und wird die Gelenkfunktion hierdurch gestört, so kann ein kleines Bruchstück außerhalb der Belastungszone entfernt werden. Die Kongruenz wird dadurch nicht wesentlich beeinträchtigt, und das Spätergebnis ist in der Regel gut. Ein verdrehtes, großes Kalottenfragment sollte bei jungen Patienten möglichst durch Schraubenosteosynthese versorgt werden.

Die Diskussion um den endoprothetischen Ersatz als primäres chirurgisches Verfahren bei Hüftluxationsfrakturen mit Ausbruch eines oder mehrerer großer Kopffragmente, d.h. also mit ausgiebiger Zerstörung des Hüftkopfes, ist nicht neu. Bereits 1954 wurde von Palin und Richmond [10] bei einem 45jährigen Patienten mit einer derartigen Verletzung eine Judet-Prothese eingesetzt. Es steht außer Zweifel, daß heute dem primären alloarthroplastischen Hüftgelenkersatz nach seiner rasanten Fortentwicklung in den letzten Jahren bei der Behandlung dieser seltenen Hüftluxationsfraktur eine große Bedeutung zukommt. Er stellt bei Patienten über 65 Jahren mit großen Fragmentaussprengungen aus dem Hüftkopf, insbesondere natürlich bei gleichzeitiger Pfannenrandzerstörung und medialer Schenkelhalsfraktur, inzwischen die Methode der Wahl dar [4, 12, 16]. Dabei muß im Falle eines großen Pfannenrandfragmentes vor Implantation der Prothesenpfanne zur Herstellung eines soliden knöchernen Widerlagers zuerst die Rekonstruktion der Hüftpfanne mit stabiler Osteosynthese vorgenommen werden.

Bei Jugendlichen mit schweren Typ 3- und Typ 4-Verletzungen ist die Entscheidung für ein bestimmtes Vorgehen meist schwierig. Hier muß sorgfältig zwischen der rekonstruktiven, gelenkerhaltenden Osteosynthese, der Arthrodese und in Ausnahmefällen auch der Totalendoprothese abgewogen werden.

Nach ausgiebigem Studium der Literatur und aufgrund eigener Erfahrungen bei 23 Patienten mit Hüftkopfkalottenfraktur empfehlen wir bei den einzelnen Kombinationstypen nach Pipkin folgende Behandlungsrichtlinien:

Typ 1. Sofortige geschlossene Reposition des Hüftkopfes. Bei guter Fragmentstellung konservative Weiterbehandlung im Fersenbein-Streckverband auf der Schlittenschiene für vier bis sechs Wochen. Ein dislociertes Fragment wird belassen, solange es die Gelenkfunktion nicht beeinträchtigt. Bei Interposition Arthrotomie und Fragmententfernung. Volle Belastung nach fünf bis sechs Monaten.

Typ 2. Sofortige geschlossene Reposition des Hüftkopfes. Vermeidung brüsker Repositionsmaßnahmen wegen der Gefahr einer iatrogenen Schenkelhalsfraktur. Bei guter Fragmentstellung konservatives Vorgehen wie bei Typ 1. Bei Verdrehung des Fragmentes Schraubenosteosynthese beim jungen, primärer Hüftgelenkersatz beim alten Patienten.

Typ 3. Rekonstruktionsversuch mit Schrauben- und Winkelplattenosteosynthese beim jungen, primärer Hüftgelenkersatz beim alten Patienten.

Typ 4. Bei kleinen Kopf- und Randfragmenten konservative Therapie wie beim Typ 1, bei großen Fragmenten Osteosynthese bzw. Endoprothese. Zur sicheren Verankerung der Prothesenpfanne zuerst operative Wiederherstellung des dorsalen Hüftpfannenrandes.

Literatur

1. Birkett, J.: Description of a dislocation of the head of the femur, complicated with its fracture. Med. chir. Trans. *52*, 133 (1869)
2. Chakraborti, S., Miller, I.M.: Dislocation of the hip associated with fracture of the femoral head. Injury 7, 134 (1975)
3. Duquennoy, A., Decoulx, J., Capron, J.-C., Torabi, D.J.: Les luxations traumatiques de la hanche avec fracture de la tete femorale. A propos de 28 cas. Rev. Chir. orthop. *61*, 209 (1975)
4. Epstein, H.C.: Traumatic dislocations of the hip. Clin. Orthop. *92*, 116 (1973)
5. Kelly, R.P., Yarbrough, S.H.: Posterior fracture-dislocation of the femoral head with retained medial head fragment. J. Trauma *11*, 97 (1971)
6. Kollmann, K.: Ein Beitrag zur Luxation des Hüfgelenks mit gleichzeitiger Fraktur des Femurkopfes. Arch. orthop. Unfall-Chir. *59*, 312 (1966)
7. Merle d'Aubigne, R.: Notre Experience de la Luxation Traumatique de la Hanche. Rev. Chir. orthop. *45*, 506 (1959)
8. Merle d'Aubigne, R.: Diskussion über das Thema "Traumatische Hüftgelenksschädigungen". Z. Unfallmed. Berufskr. *55*, 222 (1962)
9. Oberhammer, J.: Frakturen des Femurkopfes bei der traumatischen Hüftluxation. H. Unfallheilk. *124*, 272 (1975)
10. Palin, H.C., Richmond, A.: Dislocation of the hip with fracture of the femoral head. A report of three cases. J. Bone Jt. Surg. *36-B*, 442 (1954)

11. Pipkin, G.: Treatment of Grade IV Fracture-Dislocation of the Hip. A Review. J. Bone Jt. Surg. *36-A*, 1027 (1957)
12. Refior, H.J., Küsswetter, W.: Die Femurkopffraktur und ihre Behandlung. Arch. Orthop. Unfall-Chir. *76*, 129 (1973)
13. Russe, O., Scheuba, G.: Oberschenkelkopfkalottenbruch. Klin. Med. *21*, 252 (1966)
14. Scham, S.M., Fry, L.R.: Traumatic Anterior Dislocation of the Hip with Fracture of the Femoral Head. A Case Report. Clin. Orthop. *62*, 133 (1969)
15. Senegas, J., Quancard, X., Liorzou, G.: Luxations-Fractures Parcellaires de la Tete Femorale. Attitude Therepeutique d'apres 28 cas. Bordeaux Med. *5*, 2023 (1972)
16. Stewart, M.J.: Management of Fractures of the Head of the Femur Complicated by Dislocation of the Hip. Orthop. Chir. N. Amer. *5*, 793 (1974)
17. Trojan, E., Perschl, E.A.: Die Behandlungsergebnisse von 69 frischen traumatischen Hüftgelenksverrenkungen und Hüftgelenksverrenkungsbrüchen. Ergebn. Chir. orthop. *40*, 90 (1956)
18. Urist, M.R.: Fracture-dislocation of the hip joint. The nature of the traumatic lesion. Treatment, late complications and end results. J. Bone Jt. Surg. *30-A*, 699 (1948)

Diskussionsbemerkungen und Empfehlungen aller Teilnehmer (Leitung: S. Weller)

Zusammengefaßt und redigiert: A. Rüter und C. Burri

Beckenrandbrüche

Differentialdiagnostisch müssen Ossifikationsstörungen abgegrenzt werden. Die Indikation zum operativen Vorgehen ist bei dislocierten Fragmenten oder anhaltender Schmerzhaftigkeit gegeben. Abrißfrakturen heilen – wenn überhaupt – häufig mit überschießender, funktionell störender Callusbildung aus. Hier sollte die Indikation zur operativen Refixation großzügig gestellt werden.

Acetabulumfrakturen

Operative Behandlung

Indikation: Die Indikation zur operativen Stabilisierung ist bei allen Frakturen der Hüftpfanne gegeben, die in den tragenden Anteilen – also dorsaler und cranialer Pfeiler – mit Dislokationen oder Instabilitäten einhergehen. Ein primärer prothetischer Gelenkersatz kann bei über 65jährigen Patienten *mit vorbestehender Arthrose* indiziert sein. Eine primäre Prothese bei weit dislocierten Fragmenten stellt jedoch einen aufwendigen und technisch schwierigen Eingriff dar, da zur Prothesenverankerung die Pfanne rekonstruiert werden muß. Es erscheint daher in der überwiegenden Anzahl der Fälle richtiger, zunächst den Erfolg der Pfannenrekonstruktion abzuwarten und die Prothese nötigenfalls zu einem späteren Zeitpunkt zu implantieren.

Auch bei veralteten verschobenen Frakturen ist der Versuch der Rekonstruktion angezeigt. Die Aussicht einer anatomischen Rekonstruktion ist zwar bereits nach 3–4 Wochen erheblich eingeschränkt. Der Wiederaufbau des Gelenkblockes schafft jedoch die Voraussetzungen für weitere Eingriffe bei eingetretener Arthrose.

Primäre Arthrodesen sollten nicht durchgeführt werden. Einerseits läßt sich das definitive Schicksal des verletzten Gelenkes meist nicht sicher vorhersagen. Andererseits kann das Ausmaß einer möglichen Kopfnekrose nicht richtig abgeschätzt werden, so daß der Arthrodeseversuch hierdurch mit einer hohen Mißerfolgsrate belastet ist.

Zugänge: Der hintere Zugang nach Henry und Marcy und Fletcher erlaubt zwar eine breite Darstellung der cranialen Pfannenanteile und der Beckenschaufel. Die Erweiterung nach cranial geht jedoch mit der Gefahr einer Schädigung des N. gluteus cranialis einher. Der Zugang sollte daher keinesfalls routinemäßig bis zum Beckenkamm geführt werden. Vielmehr reicht es, ihn zunächst bis handbreit über das Gelenk auszudehnen. Falls die Bruchform eine weitere Freilegung notwendig macht, muß der Nerv aufgesucht und schonend beiseitegehalten werden.

Für die Brüche des hinteren Pfannenrandes und die einfachen Frakturen des hinteren Pfeilers reicht die Darstellung durch den üblichen hinteren Zugang nach Moore.

Ausgedehntere Brüche der Beckenschaufel machen einen zweiten ventralen Zugang notwendig, durch den diese Frakturen von der Beckeninnenseite her stabilisiert werden können.

Der große Zugang nach Lexer wurde nicht zuletzt deswegen verlassen, da die hierbei notwendige Trochanterablösung häufig zu Pseudarthrosen führte. Da die Refixation des Trochanters mittels Zuggurtungsprinzip heute sicherer geworden ist, wird dieser Zugang wieder an Bedeutung gewinnen.

Prinzipiell empfiehlt es sich, Frakturen des Acetabulums in Seitenlage des Patienten mit beweglich abgedecktem Bein zu operieren, da hierdurch die Repositionsmanöver wirkungsvoll unterstützt werden können.

Außerdem erlaubt dies den Oberschenkelkopf gegenüber dem Frakturdefekt der Pfanne in verschiedenen Positionen einzustellen und so Überblick über begleitende Kopfschäden zu erhalten.

Repositionshilfen: Die *Repositionszange* leistet sowohl bei Verletzungen des hinteren und cranialen wie des vorderen Pfeilers ausgezeichnete Hilfe.

Zum Einsetzen des *Beckenrepositoriums* wird meist die Ablösung des Leistungsbandes notwendig. Der N. cutaneus femoris lateralis muß sorgfältig nach medial abgeschoben werden. Nach Ansicht der Diskussionsteilnehmer kann ein Großteil der Frakturen, die der Reposition von ventral mit dem Beckenrepositorium zugänglich sind, jedoch sicherer und schonender von dorsal angegangen werden.

Implantate: Bei Abbrüchen des hinteren Pfannenrandes und guter Spongiosaqualität kann es ausreichend sein, die Fragmente durch 2 Spongiosaschrauben mit Unterlagscheibe zu refixieren. Sicherer erscheint jedoch auch in diesen Fällen die Verwendung einer sorgfältig vorgebogenen schmalen Platte.

Diese Osteosynthese wird zum Vorgehen der Wahl bei Absprengung mehrer Fragmente oder Frakturen des gesamten Pfeilers. Auch alle übrigen Frakturformen machen die Verwendung vorgebogener schmaler Platten notwendig.

Konservative Behandlung

Indikation: Isolierte Frakturen des ventralen Pfeilers, die nicht erheblich verschoben sind müssen nicht operativ stabilisiert werden. Durch qualitativ ausreichende Schrägaufnahmen sind ausgedehntere Frakturen bzw. größere Dislokationen jedoch unbedingt auszuschließen. Bei diesen Bruchformen wird nach Rückgang stärkerer Schmerzen sofort die funktionelle Behandlung unter Teilbelastung aufgenommen. Extensionen und Bettruhe sind nicht notwendig.

Trümmerfrakturen des Pfannengrundes können auch operativ häufig nicht anatomisch rekonstruiert werden. Entschließt man sich aus diesen Überlegungen oder aus Gründen der allgemeinen Situation des Patienten zur konservativen Therapie, sollte diese mit einem Repositionsversuch in Narkose beginnen. Anschließend Anlegen einer supracondylären Drahtextension.

Der Erfolg des Repositionsmanövers läßt abschätzen, inwieweit durch konservative Behandlung eine Wiederherstellung der Pfanne erreicht werden kann. Die nachfolgende Extension sichert das erreichte Ergebnis oder kann es in den ersten Tagen noch graduell verbessern.

Bei der konservativen Behandlung von Pfannengrundbrüchen mit zentraler Dislokation des Kopfes verbessert ein Seitenzug über eine Trochanterschraube den mechanischen Effekt der Extension. Diese Trochanterschraube darf jedoch nur eingebracht werden, wenn die Alternative einer operativen Therapie endgültig fallengelassen wurde. Die Weichteilverhältnisse um die Schraube verbieten in aller Regel bereits nach wenigen Tagen den hier verlaufenden dorsalen Zugang zur Osteosynthese der Fraktur.

Bei Längs- und Querextension wird erstere mit 8 bis 10 kg, letztere mit 4 bis 6 kg belastet. Der Querzug wird nach 4 Wochen entfernt, der Längszug weitere 2 Wochen belassen.

Nachbehandlung

Eine Extensionsbehandlung nach operativer Wiederherstellung der Pfanne wird nur von wenigen Diskussionsteilnehmern durchgeführt. Hierbei üben die Patienten jedoch die Gelenkbeweglichkeit auf entsprechenden Bewegungsschienen bereits während dieser Zeit.

In einer ausgedehnten Diskussion läßt sich eine postoperative Extensionsbehandlung jedoch nicht überzeugend begründen.

Die Entlastung des operierten Gelenkes durch Benützung von Gehstützen bei Teilbelastung mit 10–15 kg und Bewegungsübungen unter krankengymnastischer Anleitung ist notwendig bis zur Frakturheilung. Als Richtwerte ergeben sich hierbei folgende Zeiten:

Brüche des Pfannenrandes und einfache Brüche des hinteren Pfeilers: 8 bis 10 Wochen.
Brüche des cranialen Pfeilers und Kombinationsverletzungen: 12 bis 14 Wochen.

Es gibt keinen gesicherten Hinweis dafür, daß sich durch längere Entlastungszeiten die Rate der Kopfnekrose senken läßt. Mögliche Revitalisierungsvorgänge nehmen sicher Zeiträume von 1–2 Jahren in Anspruch. Dabei kann nicht gesagt werden, ob entsprechend lange Entlastungszeiten das Endergebnis tatsächlich günstig beeinflussen oder nur den Zeitpunkt des Kopfeinbruches hinauszögern.

Kalottenfrakturen

Bei diesen Verletzungen muß zunächst versucht werden eine geschlossene Reposition durchzuführen. Wie bei allen Luxationen hat diese dringlich, d.h. innerhalb der ersten 6 Stunden zu erfolgen.

Gelingt die Reposition und legt sich das abgesprengte Fragment an, kann konservativ mit Teilbelastung für 8–10 Wochen weiterbehandelt werden.

Stellt das Fragment ein Repositionshinternis dar, muß das Gelenk freigelegt werden. Kleine Fragmente sind zu entfernen. Größere Fragmente werden – speziell bei Jugendlichen – an antomischer Stelle durch eine Schraubenosteosynthese fixiert. Hierbei müssen die Schrauben vom Rande der Knorpelbedeckung her als Zugschrauben eingebracht werden. Keinesfalls dürfen die Schraubenköpfe in den belasteten Kopfanteilen liegen.

Die Nachbehandlung erfolgt analog dem Vorgehen bei konservativer Therapie.

III. Luxationen im Beckenbereich

Pathophysiologie und Systematik der ligamentären Beckenverletzungen und der traumatischen Hüftverrenkungen

A. Pannike

Die deutliche Zunahme von Verkehrsunfällen mit großer Energieumsetzung hat nicht nur zu einem erheblichen Anstieg der Beckenverletzungen, sondern auch zu einem Wandel der typischen Unfallmechanismen geführt. Dennoch sind die rein ligamentären Verletzungen des Beckengefüges ebenso wie die traumatischen Hüftverrenkungen ohne Knochenbeteiligung seltene Verletzungen geblieben. Gerade weil der einzelne Kliniker jeweils nur eine geringe Zahl derartiger Verletzungen überblicken kann, erscheint es sinnvoll, einheitliche Beurteilungskriterien anzustreben, um sich prospektiv, aber auch rückblickend, einen besseren Überblick zu verschaffen. Durch den Zweifüßlergang hat das menschliche Becken die Funktion des tragenden Fundamentes der Wirbelsäule übernommen, stützt das Abdomen und dient insbesondere der Last- und Kraftüberleitung von der Wirbelsäule auf die unteren Gliedmaßen und umgekehrt.

Die mechanischen Voraussetzungen für diese Aufgaben sind nicht nur in der Stärke und Struktur des knöchernen Beckenrings zu sehen. Entscheidend für die elastische Anpassung und Tragfähigkeit ist die syndesmale Verspannung des gewölbeartigen Beckengefüges, dessen seitliche Bögen durch die Darmbeine gebildet werden und das vorn über die Schambeine durch die außerordentlich straffe Bandhaft der Schamfuge und hinten durch das zwischen den sacro-ilicalen Bändern aufgehängte und schlußsteinartig eingepaßte Kreuzbein geschlossen wird.

Die auf LWK 5 auftreffende Last wird vom Kreuzbein aufgenommen und gleichmäßig über die Kreuz-Darmbeingelenke auf die Darmbeinschaufeln übertragen und über die Sitzbeinhöcker in Richtung auf das Acetabulum weitergeleitet. Ein Teil des Bodenwiderstandes gegen das Körpergewicht wird über Schenkelhals und Hüftkopf auf das Acetabulum übertragen. Der Rest wird über die horizontalverlaufenden Schambeinäste weitergeleitet und in der Schamfuge mit der korrespondierenden Kraft von der Gegenseite ausbalanciert. Diese Kraftlinien bilden einen kompletten Ring, der dem Beckenring entspricht.

Da sich das Kreuzbein symmetrisch nach unten verjüngt, wirkt es wie ein Keil, der vertikal zwischen die beiden Darmbeine eingepaßt ist. Das Kreuzbein ist an den Darmbeinen mit kräftigen Bändern aufgehängt und wird um so fester fixiert, je größer die zu tragende Last ist. Es ist daher ein "selbstblockierendes System".

Das Kreuzbein ist auch in der Transversalebene zwischen die Darmbeine eingepaßt und stützt diese ab. Jedes Darmbein kann als Hebelarm aufgefaßt werden, dessen jeweiliger Drehpunkt im Kreuzbeingelenk liegt.

Außer durch die Einklemmung des Kreuzbeins wird die mechanische Stabilität und Widerstandsfähigkeit des Beckens dorsal durch die außerordentlich kräftigen Sacroiliacal-Ligamente gewährleistet.

Dieser sacroiliacale Bandapparat, der die Kreuzdarmbeingelenke dorsal absichert setzt sich zusammen aus:

1. dem proximalen und distalen Anteil des Lig. ilio-lumbale,
2. der Zwischenschicht des Lig. sacroiliacum dorsale mit einem zwischen Darmbeinkante und S 1 ausgespannten Band und 4 weiteren Bändern zwischen Darmbeinkante und Kreuzbeinhöckern,
3. der ventralen Fasernschicht des Lig. sacroiliacum dorsale
4. dem Lig. sacrospinosum und dem Lig. sacrotuberosum sowie
5. der tiefen Schicht des Lig. sacroiliacum dorsale, die als Lig. axiale (Lig. interosseum) die Bewegung des Kreuzbeins um eine transversale Achse kontrolliert. Wesentlich schwächer ausgebildet ist die ventrale Bandhaft zwischen Kreuz- und Darmbein,
6. das Lig. sacroilacum ventrale.

Eine weitere anatomische Besonderheit ist in der unregelmäßig begrenzten Gelenkform und dem teils konkaven und teils konvexen Verlauf des Gelenkspaltes zu sehen.

Hierdurch ergeben sich diagnostische Schwierigkeiten, da eine ausreichende röntgenologische Beurteilung der Kreuz-Darmbeingelenke durch Übersichts- oder Einblicksaufnahmen zumeist nicht möglich ist und nur das Schichtbildverfahren mit Vergleich beider Gelenke weiterhilft.

Die elastische Verspannung des vorderen Beckenrings wird durch den außerordentlich straffen Bandapparat der Schamfuge erreicht. Im wesentlichen unterscheiden wir 4 Ligamente:

1. Das dicke und außerordentlich kräftige Lig. pubicum anterius, welches den vorderen Gelenkabschluß bildet und wie in der Ansicht von ventral erkennbar, aus einer straffen Verflechtung schräg- und querverlaufender Faserzüge besteht.
2. Das Lig. pubicum posterius und
3. das Lig. pubicum superius sind wesentlich schwächer ausgebildet und geben nur geringe Stabilität. Wesentlich kräftiger angelegt ist wiederum
4. Das distal abschließende Lig. arcuatum pubis (Lig. pubicum distale).

Kapandji und G.E. Voigt haben die Bedeutung der außerordentlich kräftigen und straffen aponeurotischen Verflechtung des Lig. pubicum anterius hervorgehoben. Bei der vollständigen Symphysenzerreißung rupturiert häufig nicht das Band selbst, sondern reißt subperiostal von einem, mitunter auch teilweise vom anderen Schambein ab. Dies wird von den genannten Autoren weniger als Beweis für die Stabilität des Bandes gewertet, sondern damit begründet, daß die Ursprünge der geraden und schrägen Bauchmuskeln und eines Teils der Adductoren an dieser praesymphysialen Aponeurose beteiligt sind.

Unterschiedliche Ansichten bestehen über die Funktion der Schambeine und über die sich in der Schamfuge ausgleichenden korrespondierenden Kräfte von beiden Seiten. In der Regel wird davon ausgegangen, daß entsprechend den Vorstellungen von Farabeuf u.a. der vordere Anteil des Beckenrings beim aufrechten Stand keine lasttragende Funktion hat. Diese Ansicht fand Bestätigung durch Pauwels, der in seiner Arbeit über die Beanspruchung des Beckens, insbesondere der Beckenfugen, die Ausführungen von Lühken aufgriff und ableiten konnte, daß die Symphyse beim symmetrischen Stand auf beiden Beinen auf Zug beansprucht wird.

Wenn die Symphyse gesprengt ist führt das Auseinanderücken der beiden Schambeinäste gleichzeitig zu einem korrespondierenden Auseinanderklaffen der beiden Darmbeine in den Kreuzbeingelenken, so daß das Kreuzbein weniger fest fixiert wird und nach vorn verschoben werden kann.

Durch diesen mechanischen Vorgang wird die vollständige wechselseitige Abhängigkeit der verschiedenen Anteile des Beckenrings verständlich, die sich vor allem darin zeigt, daß jede ausreichend intensive und an beliebiger Stelle angreifende Gewalteinwirkung die mechanische Stabilität des gesamten Beckengefüges beeinträchtigen kann und muß. Dies erklärt auch, daß die Verletzungen der Schamfuge und der Kreuzdarmbeingelenke mit Ausnahme der äußerst seltenen isolierten Verletzungen ätiologisch und pathophysiologisch als eine einheitliche Komplexverletzung zu betrachten sind. In bequemer Grundstellung mit einseitiger Belastung werden die Gelenke des Beckens durch das Körpergewicht in Funktion gebracht. Wirbelsäule, Kreuzbein, Darmbein und untere Gliedmaße bilden hier zusammen ein koordiniertes Gelenksystem mit 2 Gelenken. Diese sind das Hüftgelenk und das Kreuzdarmbeingelenk. Das Körpergewicht, hier das Gewicht des Rumpfes lastet auf S 1 und hat die Tendenz, das Promontorium abzusenken. Das Kreuzbein kommt dadurch in eine Rotation, so daß eine "Nutationsbewegung" entsteht, d.h. eine gering dimensionierte Kreiselbewegung um eine feststehende transversale Achse. Diese Bewegung wird limitiert durch das im Vergleich zum Lig. sacro-iliacum dorsale schwächer ausgebildete Lig. sacro-iliacum ventrale, insbesondere jedoch durch das Lig. sacrospinosum und sacrotuberosum.

Gleichzeitig bewirkt jedoch der Bodenwiderstand, der über die Oberschenkel auf das Hüftgelenk der belasteten Seite übertragen wird, im Zusammenspiel mit dem Körpergewicht über das Kreuzbein eine Kippung des Darmbeins nach dorsal. Diese Dorsalkippung des Beckens veranschaulicht die in den Kreuzdarmbeingelenken stattfindende "Nutationsbewegung".

Die Bewegung in dem zumeist als Amphiarthrose aufgefaßten Kreuzdarmbeingelenk ist jedoch so gering, daß es sinnvoller wäre, nicht von einer Bewegung, sondern von einer gerichteten Kraft zu sprechen, da in der Tat kaum ein nennenswertes Bewegungsausmaß vorhanden ist. Wie bei der über den Oberschenkel fortgeleiteten Gewalteinwirkung hebt der Bodenwiderstand beim Einbeinstand oder normalen Gehen die belastete Hüfte an, während die Hüfte der Gegenseite durch das Eigengewicht des unbelasteten Beines nach unten gezogen wird. Das führt zu einer Scherkraft, die an der Symphyse angreift und die Hüfte auf der belasteten Seite anhebt und die gegenseitige Hüfte senkt. Normalerweise verhindern die Bänder der Symphyse jede Bewegung; erst bei einer Symphysenzerreißung wird der Schambeinast der belasteten Seite beim Gehen nach proximal dislociert.

Die Tatsache, daß während des Gehens in den Kreuzdarmbeingelenken eine gegenüber der in der Symphyse beobachteten gegensinnige Bewegung stattfindet, erklärt, warum bei den Verletzungen der Kreuzdarmbeingelenke, die noch immer relativ häufig unerkannt bleiben, bei jedem Lastwechsel Schmerzen empfunden werden. Schmerzfreies Gehen und Stehen ist daher nicht von der Stabilität der tragenden Beckenanteile abhängig, sondern auch von der mechanischen Stabilität der ligamentären Verspannung des Beckengefüges.

Durch die Untersuchungen von Westerborn und Imhäuser wissen wir, daß eine Symphysenzerreißung erst dann eintreten kann, wenn die ventralen Bänder mindestens eines Kreuzdarmbeingelenkes bereits eingerissen sind. Wenn die Verletzungen der Kreuzdarmbeingelenke und die Symphysenzerreißung daher im folgenden als Verletzungseinheit diskutiert werden, soll damit vor allem darauf hingewiesen werden, daß bei einer röntgenologisch sichtbaren Symphysenzerreißung grundsätzlich nach einer korrespondierenden Sprengung oder Subluxation zumindest eines Kreuzdarmbeingelenkes gesucht werden muß.

Die Ergebnisse von Poigenfürst, Voigt u.a. bestätigen, daß isolierte Verletzungen der Kreuzdarmbeingelenke oder der Schamfuge außerordentlich selten sind. In der Regel gehen diese ligamentären Verletzungen mit Frakturen des vorderen oder hinteren Beckenrings, aber auch mit vertikal verlaufenden Kreuzbeinfrakturen einher.

Ohne weitergehende Differenzierung der Mechanik der Beckenverletzungen unterscheiden wir für die Besprechung der Bandverletzungen zwischen der indirekten, auf das Becken übergeleiteten Gewalteinwirkung und der direkten Kompression des Beckens. Die direkte Beckenkompression entsteht in der Regel als "Seit-zu-Seit"-Kompression oder in Pfeilrichtung von vorn nach hinten oder umgekehrt. Bei schräg angreifender Gewalt tritt ein Rotationsmechanismus hinzu. Bei der über den Femur fortgeleiteten Gewalteinwirkung finden wir

1. eine Symphysenzerreißung und
2. eine Sprengung des Kreuzdarmbeingelenkes (Abb. 1)

oder

1. einen Bruch des Scham- und Sitzbeins mit
2. einer Sprengung des Kreuz-Darmbeingelenkes (Abb. 2)

oder

1. eine Fraktur des Schambeins,
2. eine Sitzbeinfraktur und
3. eine Sprengung der Kreuz-Darmbeinfuge (Abb. 3)

oder

1. eine Symphysenzerreißung mit
2. einem neben der Kreuz-Darmbeingelenk aufsteigenden Bruch der Darmbeinschaufel (Abb. 4).

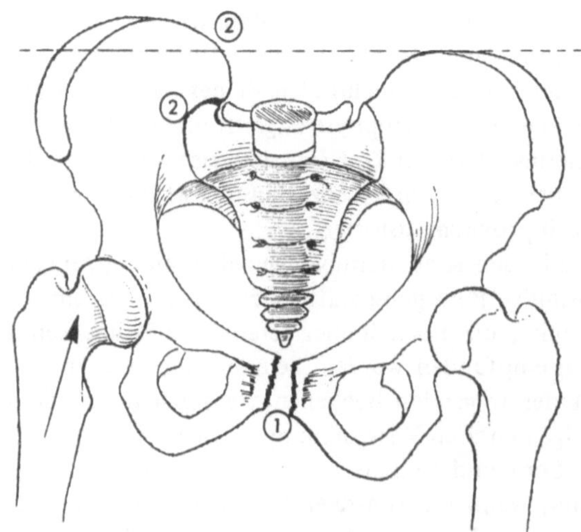

Abb. 1. Symphysenzerreißung (1) mit Sprengung des Kreuz-Darmbeingelenkes (2)

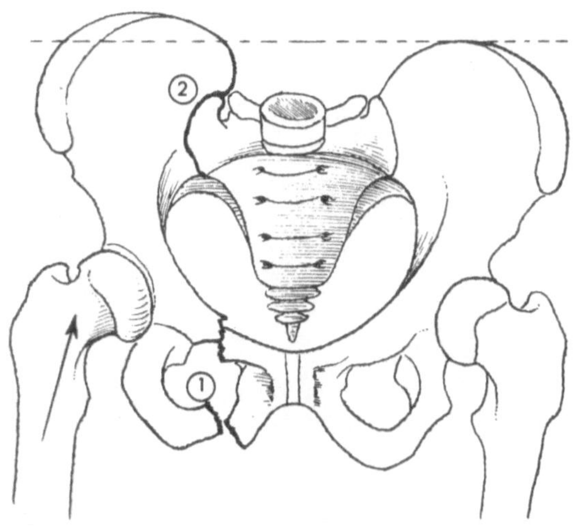

Abb. 2. Bruch des Scham- und Sitzbeins (1) mit einer Sprengung der Kreuz-Darmbeinfuge (2)

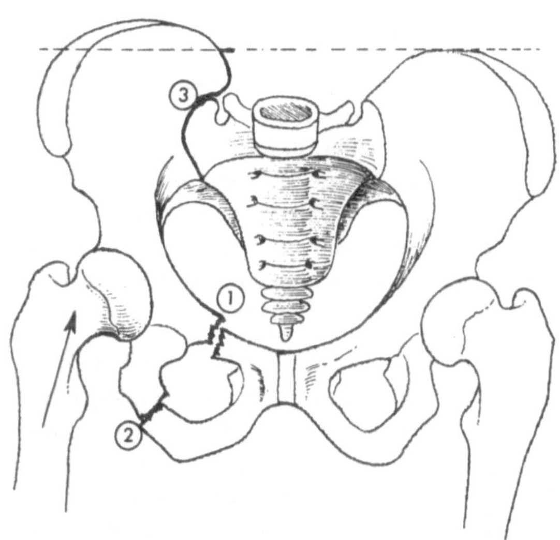

Abb. 3. Bruch des Schambeins (1) mit Bruch des Sitzbeins (2) und Sprengung der Kreuz-Darmbeinfuge (3)

Die typischen Verletzungsmuster sind folgende:

I. Direkte anteroposteriore Kompression

1. Ruptur und deutliche Diastase der Symphyse;
2. Luxation des Kreuz-Darmbein-Gelenkes.

II. Direkte Seit-zu-Seit-Kompression

1. Ruptur der Symphyse;
2. Luxation des Kreuz-Darmbein-Gelenkes;
3. Medialverschiebung einer Beckenhälfte.

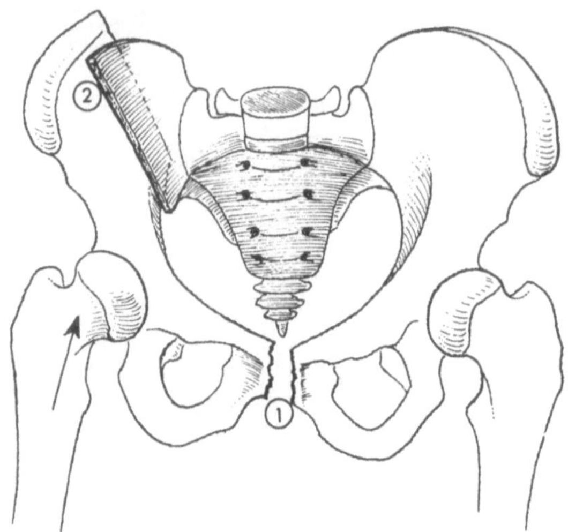

Abb. 4. Symphysenzerreißung (1) mit einem neben dem Kreuz-Darmbeingelenk aufsteigenden Bruch der Darmbeinschaufel (2)

Malgaigne und in neuerer Zeit Kager unterscheiden 5 typische Beckenverrenkungen.

1. Verrenkung der Symphyse;
2. Teilverrenkung oder Verrenkung des Kreuzdarmbeingelenkes;
3. Verrenkung des Kreuzbeins;
4. Verrenkung einer Beckenhälfte;
5. doppelseitige Beckenverrenkung.

Eine weitere Differenzierung findet sich bei Eggers, der bei den Verrenkungen einer Beckenseite einen Hyperabduktionstyp und einen Hyperextensionstyp in Abhängigkeit von Beugung und Rotation der luxierten Beckenhälften unterscheidet. Es sind dies die nachstehend aufgeführten Verrenkungsformen:

1. Hyperabduktionstyp bei Streckstellung des Oberschenkels (Abb. 5);
2. Hyperabduktionstyp bei 90° Beugung des Femurs (Abb. 6);
3. Hyperextensionstyp mit Rotation des Darmbeins in der Sagittalebene (Abb. 7);
4. Hyperextensionstyp mit Innenrotation; das verrenkte Darmbein steht vor der unverschobenen Beckenhälfte (Abb. 8);
5. Hyperextentionstyp mit Innenrotation; das verrenkte Darmbein steht hinter der unverschobenen Beckenhälfte (Abb. 9).

Vor einigen Jahren hat Markham auf eine typische Verletzung des nicht angeschnallten Rücksitzpassagiers hingewiesen. Bei Abduktion in beiden Hüftgelenken kommt es durch den Aufprall auf den Vordersitz zu einer Kombination von vorderer Hüftluxation und Sprengung des Kreuzdarmbeingelenkes auf der Gegenseite (Abb. 10).

Traumatische Hüftverrenkungen

Die älteste Einteilung der Verrenkungen des Hüftgelenkes geht auf Hippokrates zurück. Dennoch findet sich bis heute im Schrifttum weder in der Klassifizierung, noch in der Bewertung der Unfallursachen und des Unfallmechanismus eine durchgehende Überein-

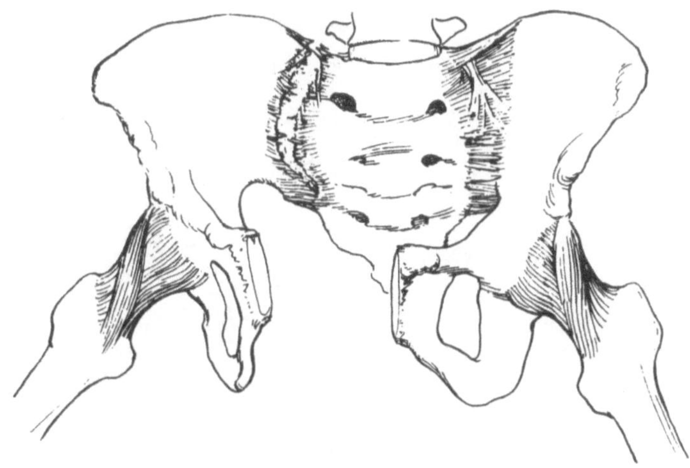

Abb. 5. Beckenverrenkung mit Hyperabduktion und Streckung des Oberschenkels (n. Eggers)

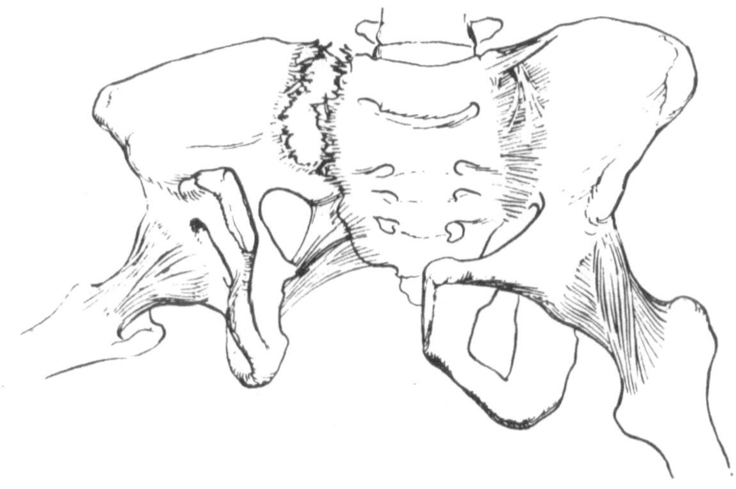

Abb. 6. Beckenverrenkung mit Hyperabduktion und 90° Beugung des Oberschenkels (n. Eggers)

stimmung. Die Hüftverrenkungen ohne Knochenbeteiligung waren seltene Verletzungen und sind trotz deutlicher Zunahme der direkten und indirekten Beckentraumen durch den Straßenverkehr seltene Verletzungen geblieben.

Key und Conwell unterschieden 1951 4 typische traumatische Hüftverrenkungen, wobei sie sich an der auf das seitliche Beckenprofil projizierten Roser-Nelatonschen Linie zwischen dem vorderen oberen Darmbeinstachel und dem Sitzbeinhöcker orientierten.

In der Regel wird heute zwischen den häufigeren hinteren und den selteneren vorderen Hüftverrenkungen unterschieden. Als typische Hüftverrenkungen gelten:

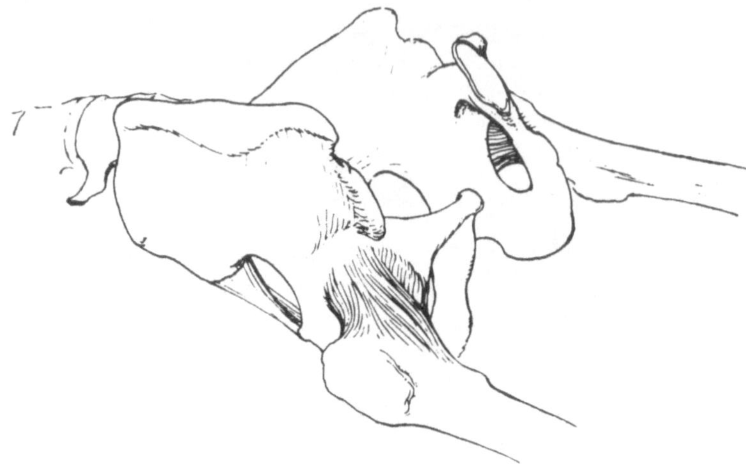

Abb. 7. Beckenverrenkung mit Hyperextension des Hüftgelenkes und Rotation des Darmbeins in der Sagittalebene (n. Eggers)

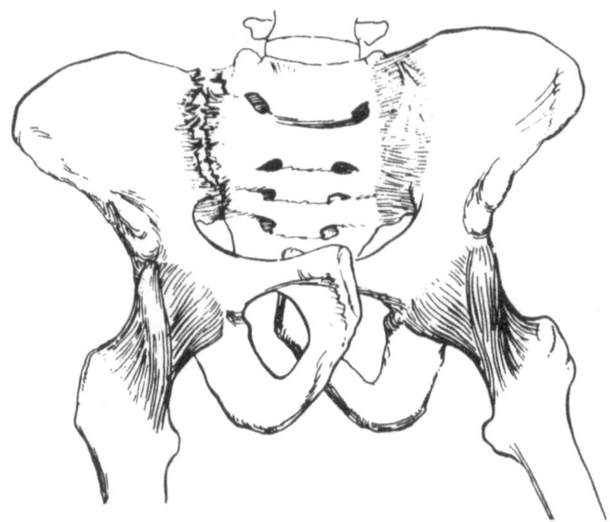

Abb. 8. Beckenverrenkung mit Hyperextension und Innenrotation; das verrenkte Darmbein steht vor der unverschobenen Beckenhälfte (n. Eggers)

I. Hintere Luxationen

1. Luxatio coxae iliaca (57%);
2. Luxatio coxae ischiadica (18%).

II. Vordere Luxationen

1. Luxatio coxae pubica oder iliopectinea (20%);
2. Luxatio coxae obturatoria (5%).

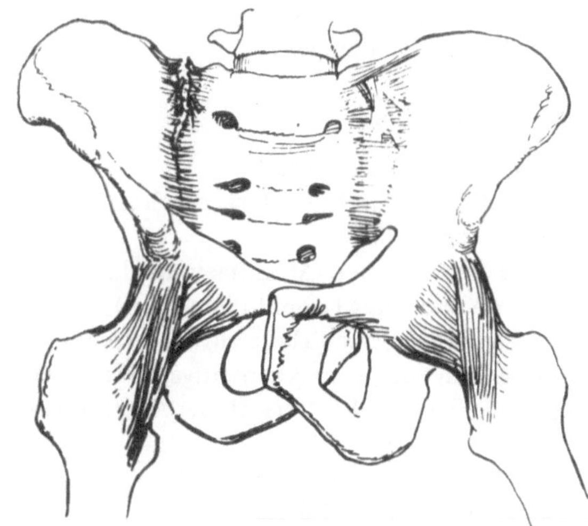

Abb. 9. Beckenverrenkung mit Hyperextension und Innenrotation; das verrenkte Darmbein steht hinter der unverschobenen Beckenhälfte (n. Eggers)

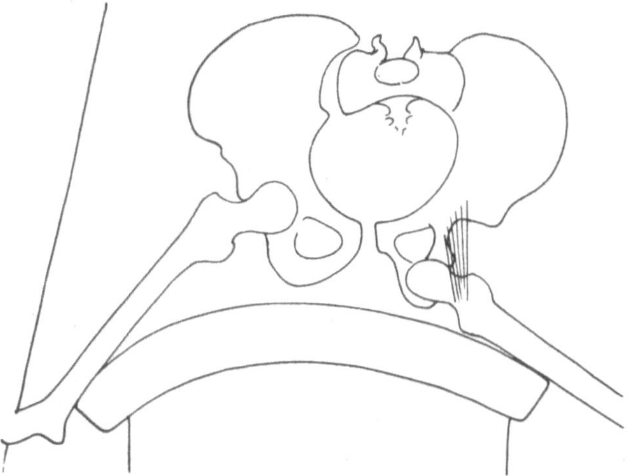

Abb. 10. Typisches Verletzungsbild des nichtangeschnallten Rücksitzpassagiers: vordere Hüftluxation und Sprengung des Kreuz-Darmbeingelenkes der Gegenseite (n. Markham)

Zu den seltenen Hüftluxationen werden gerechnet:

1. Luxatio coxae iliaca eversa;
2. Luxatio coxae supra-cotyloidea;
3. Luxatio coxae infra-cotyloidea;
4. Luxatio coxae perinealis;
5. Luxatio coxae scrotalis;
6. Luxatio coxae erecta.

Nigst stellte 1964 in seiner Monografie die typische Fehlstellung dem korrespondierenden Unfallröntgenbild bei den hinteren und vorderen Hüftverrenkungen gegenüber.

Im einzelnen lassen diese typischen 4 Verrenkungsformen die folgenden charakteristischen Merkmale erkennen:

Hintere Hüftluxation:

I. Luxatio coxae iliaca (Abb. 11)
1. leichte Beugung im Hüftgelenk, das Bein ist fast völlig gestreckt;
2. leichte Adduktion;
3. leichte Innenrotation (M. glutaeus medius und M. glutaeus minimus);
4. relative Verkürzung (Kopf hinten oben);
5. Trochanter major und Hüfte auffällig vorgewölbt;
6. Knie gebeugt und dem gegenseitigen Oberschenkel angelegt;
7. federnde Fixation bei Versuch der Abduktion und Außenrotation.

II. Luxatio coxae ischiadica (Abb. 12)
1. stärkere Beugung im Hüftgelenk;
2. stärkere Adduktion, das gebeugte Knie liegt auf dem gegenseitigen Oberschenkel;
3. starke Innenrotation;
4. Trochanter major und Gesäß auffällig stark vorgewölbt;
5. federnde Fixation bei Versuch der Abduktion und Außenrotation.

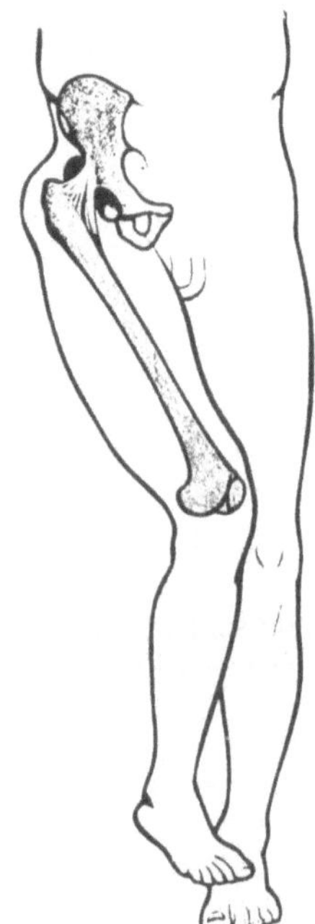

Abb. 11. Luxatio coxae iliaca

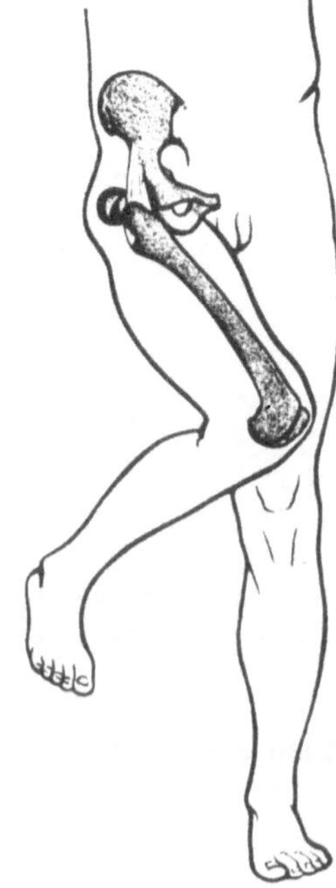

Abb. 12. Luxatio coxae ischiadica

Vordere Hüftluxationen:

I. Luxatio coxae pubica oder iliopectinea (Abb. 13)

1. starke Außenrotation (90°),
2. leichte Abduktion ($15-20^{\circ}$) und leichte Streckung im Hüftgelenk (M. glutaeus maximus, M. piriformis, M. obturator externus und internus);
3. Kopf steht an der Schambeinkante oder auf der Eminentia ilipectinea;

II. Luxatio coxae obturatoria (Abb. 14)

1. Beugung im Hüftgelenk;
2. Außenrotation;
3. stärkere Abduktion;
4. Kopf liegt palpabel auf der Membrana obturatoria (unter M. pectineus, M. obtorator externus und den Mm. adductores).

III. Luxatio coxae perinealis

1. starke Beugung im Hüftgelenk;
2. starke Außenrotation;
3. starke Abduktion;
4. Kopf steht noch tiefer als bei luxatio obturatoria.

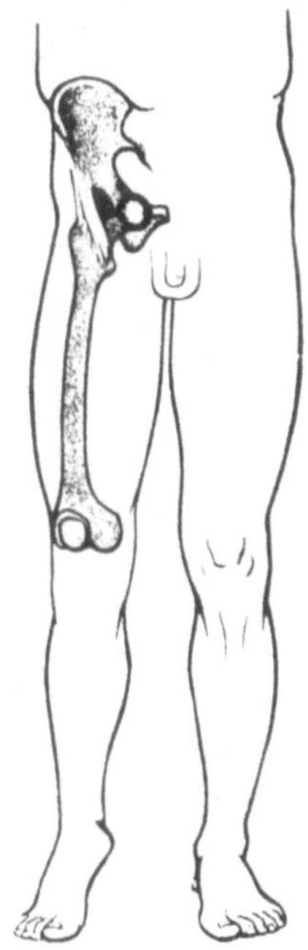

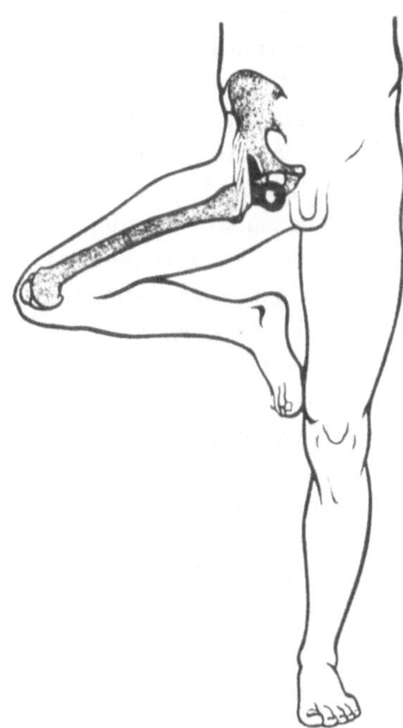

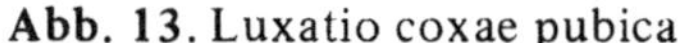

Abb. 13. Luxatio coxae pubica

Abb. 14. Luxatio coxae obturatoria

Unfallmechanismus

Als typische Ursachen der Hüftverrenkungen beschrieb Böhler 1954
1. Hebelwirkung und Drehung;
2. Stoßwirkung;
3. Stoß- und Hebelwirkung;
4. Hebel- und Stoßwirkung mit fortdauernder Gewalteinwirkung nach Eintritt der Verrenkung.

Die hinteren Hüftverrenkungen entstehen in der Regel als Knieanprallverletzung bei gebeugtem und adduciertem Oberschenkel. In Abhängigkeit von der im Augenblick der Verrenkung im Hüftgelenk bestehenden Beugung und Adduktion kommt es entweder zu einer hinteren oberen (Lux. iliaca) oder einer hinteren unteren (Lux. ischiadica) Verrenkung des Hüftkopfes.

Bei diesem Unfallmechanismus wird der Hüftkopf durch die hintere untere Portion der Gelenkkapsel gestoßen und kann die Außenrotatoren (M. piriformis, Mm. gemelli, M. obturator internus) perforieren und zerreißen. Wenn die Weichteile den dislocierten Hüftkopf knopflochartig umspannen oder das Labrum articulare abreißt und den Pfanneneingang blockiert, kann dies die geschlossene Reposition unmöglich machen.

Die durch Knieanprall bei gebeugtem Hüftgelenk entstehenden hinteren Luxationen werden zusätzlich dadurch begünstigt, daß die Beugestellung der Hüfte als Position der ligamentären Instabilität anzusehen ist.

In aufrechter Körperhaltung oder bei Streckstellung des Hüftgelenkes sind alle Bänder, insbesondere das nahezu vertikal verlaufende Lig. iliofemorale, gespannt, während sie in Beugestellung erschlaffen und der Hüftkopf nicht mit vergleichbarer Kraft in das Acetabelum gepreßt wird.

Wenn zur Beugung des Hüftgelenkes die Anspreizung des Oberschenkels hinzutritt, wie etwa beim Sitzen mit übergeschlagenen Beinen, genügt eine relativ geringe axial auf Knie und Femur auftreffende Gewalt, um eine hintere Hüftverrenkung auszulösen. In gleichem Sinne wirkt die außerordentlich große Hebelkraft der Adductoren, die in Adduktionsstellung des Oberschenkels und bei Hinzutreten weiterer stabilitätsmindernder Faktoren (Flachpfanne, Coxa valga, vermehrte Antetorsion) die Tendenz zeigen, den Hüftkopf nach proximal über den Pfannenrand zu dislocieren.

Bei den wesentlich selteneren vorderen Hüftverrenkungen (10–12% aller traumatischen Hüftluxationen) wird der Hüftkopf durch die vordere untere Portion der Gelenkkapsel herausgehebelt und in Richtung auf das Schambein oder das Foramen obturatum disloeiert.

De Palma und Katznelson berichten darüber, daß der Hüftkopf in Ausnahmefällen nicht allein die vordere Gelenkkapsel, sondern auch den M. ilio-psoas perforiert, so daß eine offene Einrichtung erforderlich werden kann. Bei der Luxatio c. pubica wird der Hüftkopf durch starke Hyperextension und Außenrotation gewaltsam nach vorn aus der Hüftpfanne gehebelt. Das Bein steht dann in Neutralposition oder leichter Abduktion.

Unfallmechanismus der vorderen Hüftluxationen:

I. Luxatio c. pubica
1. das Bein ist nur leicht abduziert und außenrotiert,
2. die dislocierende Kraft greift auf der Oberschenkelstreckseite an und

3. zwingt das Bein in starke Hyperextension;
4. der Femurkopf wird durch einen Riß in der vorderen Gelenkkapsel aus dem Gelenk gehebelt.

II. Luxatio c. obturatoria
Die Luxatio obturatoria kann durch 3 verschiedene Unfallmechanismen ausgelöst werden.

Beispiel A:

1. Das Bein ist abduziert und außenrotiert, das Hüftgelenk gebeugt;
2. die dislocierende Kraft greift am Knie an und wirkt axial auf den Femur und
3. hebelt den Femurkopf durch einen Riß der Gelenkkapsel nach vorn aus dem Gelenk.

Beispiel B:

1. Das Bein ist abduziert und außenrotiert, das Hüftgelenk gebeugt;
2. die dislocierende Kraft greift auf der Innenseite des Oberschenkels an, verstärkt die Abduktion und streckt das Bein;
3. der Femurkopf wird aus dem Gelenk gehebelt.

Beispiel C:

1. Das Bein ist abduziert und außenrotiert, das Hüftgelenk gebeugt;
2. die dislocierende Kraft wirkt auf die Rückseite des Oberschenkels und
3. der Femurkopf wird aus dem Gelenk gehebelt.

Diese Vorstellungen über den Unfallmechanismus der vorderen Hüftluxationen sind nicht unwidersprochen geblieben. So berichtete Proctor 1973, daß er unter 100 Hüftverrenkungen keine echte Verrenkung nach vorn gesehen habe. Er folgerte daraus, daß die Klassifizierung "vordere Luxation" lediglich die Position beschreibt, in welcher sich der Hüftkopf nach eingetretener Verrenkung befindet, aus dieser Position jedoch nicht notwendigerweise auch der Entstehungsmechanismus abgeleitet werden könne. Proctor geht so weit, die Möglichkeit der Hüftverrenkung nach vorn überhaupt in Zweifel zu ziehen, da der außerordentlich kräftig ausgebildete vordere Kapsel-Bandapparat eine Verrenkung nach vorn grundsätzlich unmöglich mache.

Große Aufmerksamkeit ist den Begleitverletzungen der hinteren und vorderen Hüftverrenkungen zu schenken. Während bei den hinteren Hüftverrenkungen die Ischiadicusschädigung, nach der vor und nach der Einrichtung zu forschen ist, im Vordergrund steht, wird von Hampson und Nerubay auf die Möglichkeit einer begleitenden Gefäßschädigung bei der vorderen Hüftverrenkung hingewiesen.

Auf die Darstellung der außerordentlich seltenen doppelseitigen traumatischen Hüftverrenkungen, über die u.a. Marquardt und Kuderna berichtet haben, muß bei diesem Überblick verzichtet werden.

Eine Sonderstellung nehmen die ebenfalls außerordentlich seltenen traumatischen Hüftverrenkungen bei Kindern ein, über die im Schrifttum u.a. von Litton und Workman, Schlonsky, Flach und Kudlich sowie von einer wissenschaftlichen Forschungsgruppe der Pennsylvania Orthopaedic Society berichtet wurde. Übereinstimmend wird von den genannten Autoren festgestellt, was auch durch den abschließenden eigenen Fall (Abb. 15

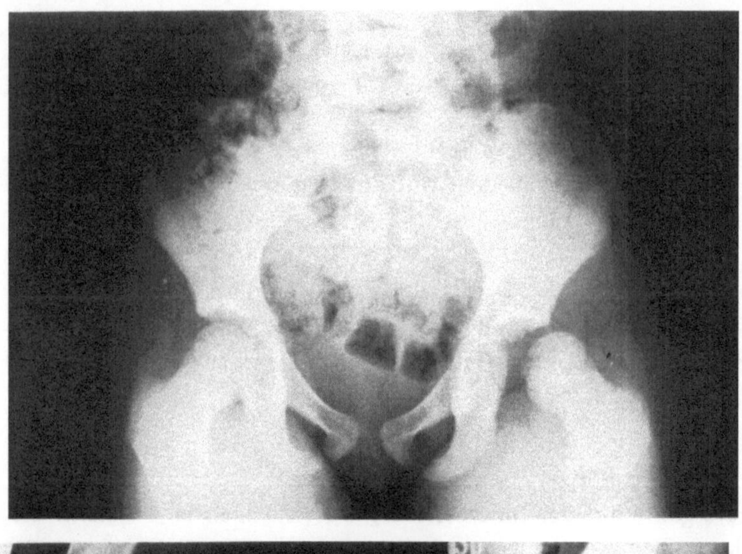

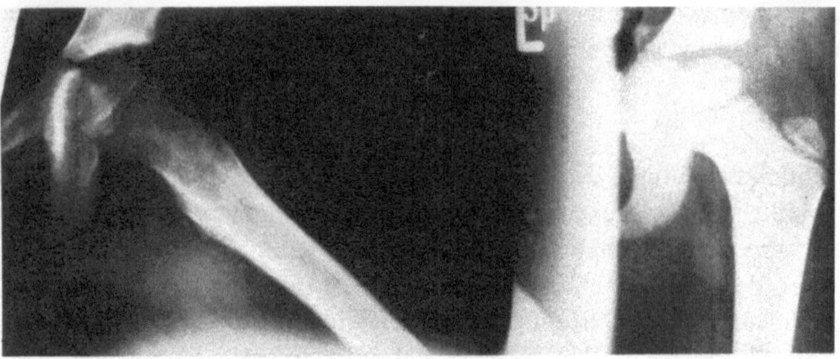

Abb. 15. a Hüftverrenkung links im Kindesalter, **b** Kontrolle nach Reposition

a und b) bestätigt werden konnte, daß im Kindesalter auch ein relativ geringfügiges Trauma eine Hüftverrenkung auslösen kann. Das Alter des verletzten Kindes und die Art der im Einzelfall durchgeführten Behandlung scheinen für das Schicksal des Hüftkopfes von geringerer Bedeutung zu sein als der Schweregrad der Gewalteinwirkung und der Begleitverletzungen.

Literatur

1. Bette, H.: Die Röntgenuntersuchung des Iliosacralgelenkes und ihre Fehlerquellen. Verh. Dtsch. Orthop. Ges. *48*, 304 (1961)
2. Boehler, L.: Die Technik der Knochenbruchbehandlung. Wien: Maudrich, 12./13. Aufl. 1954, Nachdruck 1977
3. Broudy, A.S., Scott, R.D.: Voluntary Posterior Hip Dislocation in Children. J. Bone Jt. Surg. *57-A*, 716 (1975)
4. Bürkle de la Camp, H., Schweiger, M.: Handbuch der gesamten Unfallheilkunde. Bd. III, Stuttgart: Enke 1965

5. Dihlmann, W.: Röntgendiagnostik der Sacroilicalgelenke und ihrer nahen Umgebung. Stuttgart: Thieme 1978
6. Drecker, R., Stucke, K.: Knieanprallverletzungen. Mschr. Unfallheilk. *77*, 341 (1974)
7. Eggers, G.W.N.: Dislocation of the os coxae. Am. J. Surg. *83*, 300 (1952)
8. Fineschi, G.: Die traumatische Hüftverrenkung bei Kindern. Arch. orthop. Unfall-Chir. *48*, 225 (1956)
9. Flach, A., Kudlich, H.: Schenkelkopfnekrosen nach traumatischen Hüftluxationen und Schenkelhalsfrakturen Jugendlicher. Zbl. Chir *20*, 860 (1962)
10. Fusi, F.: Traumatologia – Apparato locotomore. Minerva Medica (1967)
11. Grobelski, M.: Die traumatischen Hüftverrenkungen im Kindesalter. Arch. orthop. Unfall-Chir. *48*, 691 (1957)
12. Hampson, W.G.J.: Venous obstruction by anterior dislocation of the hip joint. Jnjury. Vol. *4/1*, 69
13. Heinzelmann, P.R., Nelson, C.L.: Recurrent Traumatic Dislocation of the Hip. J. Bone Jt. Surg. *58-A*, 895 (1976)
14. Hunter, G.A.: Posterior dislocation and Fracture-Dislocation of the Hip. J. Bone Jt. Surg. *51-B*, 38 (1969)
15. Imhäuser, G., Hohmann, G.: In: Handbuch der Orthopädie. Hackenbroch, M., Lindemann, K. (Hrsg.), Bd. II. Stuttgart: Thieme 1958
16. Kager, A.: Verrenkung einer Beckenhälfte. Zbl. Chir. *85*, 66 (1960)
17. Kamith, H.: Handbuch der med. Radiologie, Bd. VI/2. Berlin-Heidelberg-New York: Springer 1974
18. Kapandji, J.A.: The Phyiology of the Joints. Vol. II/Vol. III, 2nd ed. Edinburg: Ch. Livingstone 1970 und 1974
19. Katznelson, A.M.: Traumatic anterior dislocation of the hip. J. Bone Jt. Surg. *44-B*, 129 (1962)
20. Kuderna, H.: Ein Fall von gleichzeitiger, beidseitiger, traumatischer Hüftverrenkung. Arch. Orthop. u. Unfallchir. *57*, 40 (1965)
21. Lanz, T. von, Wachsmuth, W.: Praktische Anatomie – Bein und Statik. Berlin-Heidelberg-New York: Springer 1972
22. Lewis, M.M.: Complete anterior dislocation of the Sacro. Iliac Joint. J. Bone Jt. Surg. *58-A*, 136 (1976)
23. Liebenberg, F., Domisse, G.F.: Recurrent post-traumatic dislocation of the hip. J. Bone Jt. Surg. *51-B*, 632 (1969)
24. Litton, L.O., Workman, C.: Traumatic anterior Dislocation of the hip in children. J. Bone Jt. Surg. *40-A*, 1419 (1958)
25. Lutter, L.D.: Post-traumatic Hip Redislocation. J. Bone Jt. Surg. *55-A*, 391 (1973)
26. Markham, D.E.: Anterior Dislocation of the Hip and Diastasis of the contralateral sacroiliac joint. Brit. J. Surg. *59*, 296 (1972)
27. Marquardt, W.: Die doppelseitige traumatische Hüftluxation. Arch. orthp. Unfallchir. *37*, 189 (1936)
28. Mason, M.L.: Traumatic dislocation of the hip in childhood. J. Bone Jt. Surg. *36-B*, 630 (1954)
29. M'Bamali, E.J.: Unusual traumatic anterior dislocation of the hip. Inj. *6/3*, 220 (1975)
30. Nerubay, J.: Traumatic anterior dislocation of Hip Joint with vascular damage. Clin. Orthop. *116*, 129 (1976)
31. Nigst, H.: Spezielle Frakturenlehre, Bd. III. Stuttgart: Thieme 1964
32. Offergeld, H.: Verletzungen und Sprengungen des Beckenringes. Arch. klin. Chir. *109*, 331 (1932)
33. De Palma, A.F.: The management of Fractures and Dislocations, 2nd ed. Philadelphia: Saunders 1970
34. Paterson, J.: The torn acetabulum labrum. J. Bone Jt. Surg. *393*, 306 (1957)
35. Pauwels, F.: Gesammelte Abhandlungen zur funktionellen Anatomie des Bewegungsapparates. S. 183. Berlin-Heidelberg-New York: Springer 1965

36. Pennsylvania Scientific Research Committe: Traumatic Dislocation of the Hip Joint in Children. J. Bone Jt. Surg. *50-A*, 79 (1968)
37. Poigenfürst, J.: Symphysenzerreißungen – Erfahrungen an 76 Fällen. H. Unfallheilk. *70* (1962)
38. Proctor, H.: Dislocation of the Hip Joint and their complications. Inj. *5/1*, 1 (1973)
39. Rao, J.P., Read, R.B.: Luxatio erecta of the Hip. Clin. Orthop. *110*, 137 (1975)
40. Rehn, J., Schramm, W.: Über Verrenkungen und Pfannenbrüche des Hüftgelenkes unter besonderer Berücksichtigung der Spätfolgen. Arch. Orthop. u. Unfallchir. *62*, 139 (1967)
41. Sankarankutty, M.: Traumatic inferior dislocation of the hip (Luxatio erecta) in a child. J. Bone Jt. Surg. *40-B*, 145 (1967)
42. Schlonsky, J., Miller, P.R.: Traumatic Hip Dislocations in Children. J. Bone Jt. Surg. *55-A*, 1057 (1973)
43. Seewald, K.: Traumatische Hüftgelenksluxationen bei Kindern und Jugendlichen. Arch. Orthop. Unfallchir. *51*, 635 (1960)
44. Shanmugasundaram, T.K.: Unusual dislocation of symphysis pubis with locking. J. Bone Jt. Surg. *52-A*, 1669 (1970)
45. Thompson, V.P., Epstein, H.C.: Traumatic Dislocation of the Hip. J. Bone Jt. Surg. *33-A*, 746 (1951)
46. Torok, G.: Bilateral Sacroiliac Joint Dislocation with intrapelvic Intrusion of the Intact Lubosacral Spine and Sacrum. J. Trauma *16/11*, 930 (1976)
47. Trojan, E.B.: Die frischen traumatischen Hüftverrenkungen und Hüftverrenkungsbrüche, ausgenommen die zentralen Hüftverrenkungsbrüche. Klin. Med. *14*, 353 (1959)
48. Trojan, E.B., Perschl, A.: Die Behandlungsergebnisse an 79 frischen, traumatischen Hüftgelenksverrenkungen und Hüftgelenksverrenkungsbrüchen. Ergebn. Chir. Orthop. *40*, 90 (1956)
49. Voigt, G.E.: Untersuchungen zur Mechanik der Beckenfrakturen und -Luxationen. H. Unfallheilk. *85* (1965)
50. Watson-Jones, R.: Fractures and Joint Injuries, 5th ed. Edinburg: Ch. Livingstone 1976
51. Webb, P.: Oberlapping Dislocation of the symphysis pubis. *59-A*, 839 (1977)
52. Weigand, H., Sarfert, D., Schweikert, C.-H., Walde, H.-J.: Die reine traumatische Hüftluxation des Erwachsenen. Unfallheilk. *81*, 20 (1978)
53. Weller, S., Koslowski, L., Schmitt, R.: Zur Diagnose, Behandlung und Prognose traumatischer Verrenkungen des Hüftgelenkes. Med. Welt *23*, 1312 (1962)
54. Westerborn, A.: Beiträge zur Kenntnis der Beckenbrüche und Beckenluxationen. Acta chir. scand. Suppl. *8* (1928)

Therapie der Hüftluxationen

E. Beck

Schon Hippokrates hat die Forderung aufgestellt, daß über einem luxierten Gelenk die Sonne nicht auf- oder untergehen sollte. Das heißt, es handelt sich bei einer Verrenkung immer um einen dringlichen chirurgischen Notfall. Die Reposition hat so rasch als möglich zu erfolgen. Dies trifft in besonderem Maße für das Hüftgelenk zu, weil sich hier die Prognose durch das Auftreten von Kopfnekrosen – wahrscheinlich infolge Thrombosierung von Gefäßen – bei Reposition nach 6 Stunden erheblich verschlechtert.

Auch schon Hippokrates war die Reposition einer Hüftverrenkung durch Längszug bekannt. Dupoui hat diese Methode 1963 neuerlich beschrieben. Die Reposition des Hüftgelenkes in Rückenlage wurde erstmalig von Parea im 18. Jahrhundert erwähnt. Im angloamerikanischen Sprachraum ist diese Methode seit 1910 als Reposition nach Allis bekannt (Nigst [12]). Der Chirurg steht bei gebeugtem Hüft- und Kniegelenk am Fußende des Verletzten, das Sprunggelenk zwischen seinen Beinen, und übt mit beiden Händen einen Zug auf die Kniekehle aus. Lorenz Böhler [2] hat diese Methode dahingehend geändert, daß der Patient ebenfalls in Rückenlage auf dem Boden auf einem Bügelbrett fixiert liegt. Mit einer Leintuchschlinge, die um den Nacken des Chirurgen und das Knie des Verletzten angebracht ist, wird so reponiert, daß der seitlich des Patienten knieende Chirurg sich vom Boden aufrichtet und damit einen Zug ausübt. Eine weitere Verbesserung dieser Methode wurde von Perschl angegeben (Perschl [13], Trojan [16]). Dabei wird das Kniegelenk mit einem Leintuch oder einer Gurte gefaßt und über einen Flaschenzug nach oben gezogen. Stimson (1910) und Dshanelidze (1924) haben eine Reposition in Bauchlage angegeben. Während Stimson den Patienten an den Rand des Tisches so gelagert hat, daß das Bein außerhalb des freien Randes zu liegen kam, hat Dshanelidze den Patienten an das untere Ende des Operationstisches so gelagert, daß die rechtwinkelig gebeugte Hüfte am Ende des Tisches zu liegen kam, wobei das herabhängende Bein mit der Hand des Chirurgen am Sprunggelenk gefaßt und das Kniegelenk rechtwinklig gebeugt wird. Der Chirurg übt mit seinem Knie einen Druck auf die Kniekehle des Patienten aus (Nigst [12]). Diese Methode kann auch ohne Anästhesie durchgeführt werden. Sie hat allerdings den Nachteil, daß sie bei schockierten oder mehrfach verletzten Patienten nicht durchführbar ist.

Zu erwähnen ist noch die Reposition nach De Yoe (Nigst [12]). Der Patient liegt dabei in Rückenlage auf dem Operationstisch, das Gesäß an seinem unteren Ende. Der Operateur nimmt das verrenkte Bein, stellt sich mit dem Rücken zum Patienten, legt das Bein über seine Schulter, so daß die Kniekehle auf die Schulterhöhe zu liegen kommt, und zieht jetzt am Unterschenkel, indem er sich gleichzeitig erhebt.

Die Reposition nach Bigelow wird bei adduziertem und innenrotiertem Bein durchgeführt, wobei das innenrotierte Bein auf den Bauch drückt, dann nach oben gehoben, nach außen abduziert und außenrotiert wird (Nigst [12]). Dies ist eine Methode, die der Rotationsmethode nach Kocher bei der Schulterverrenkung zu vergleichen ist. Alle Rotationsmethoden sind aber Eingriffe, die die Weichteile zusätzlich schädigen können und daher im allgemeinen abgelehnt werden.

Wir verwenden ausschließlich die Methode nach Perschl [13], weil sie eine schonende Reposition in allen Fällen gestattet.

Bei den *hinteren Verrenkungen*, d.h. bei der Luxatio iliaca und ischiadica erfolgt die Reposition in Rechtwinkelbeugung des Hüft- und Kniegelenkes. Bei der Luxatio iliaca muß der oberhalb der Hüftpfanne stehende Oberschenkelkopf durch Längszug hinter die Gelenkspfanne gebracht werden. Bei der Luxatio ischiadica entsteht durch die entsprechende Beugung im Hüftgelenk automatisch eine rein hintere Verrenkung. Es ist also das Prinzip der Reposition des Hüftgelenkes die Umwandlung einer Hüftverrenkung nach oben oder unten in eine rein hintere zu verwandeln, die dann durch Zug nach ventral reponiert werden kann. So rasch es die Umstände gestatten, am besten in Allgemeinanästhesie unter Entspannung der Muskulatur durch Muskelrelaxantien, erfolgt die Reposition in der bei der hinteren Verrenkung übigen Innenrotations- und Adduktionsstellung, wobei der Zug solange fortgesetzt wird, bis sich das Becken von der Unterlage abhebt und die Reposition damit erleichtert. Ist ein Widerstand zu verspüren, so kann durch leicht vermehrte Adduktion und Innenrotation die Gelenkkapsel entspannt werden. Ist eine Reposition dennoch nicht möglich, wird in leichter Außenrotation versucht, das Gelenk einzurichten. Immer sollte dabei die Rotation möglichst gering gehalten werden, um eine zusätzliche Weichteilschädigung zu vermeiden (Abb. 1).

Handelt es sich um *vordere Luxationen*, so ist besonders bei der seltenen Luxatio iliopectinea, bei der der Oberschenkel auf Arteria, Vena und Nervus femoralis drückt, die Reposition besonders rasch erforderlich. Sie wird durch Beugung, Einwärtsdrehung und Adduktion in eine Luxatio obduratoria verwandelt, die sich dann ebenfalls mit Zug reponieren läßt (L. Böhler [2]). Die Luxatio obduratoria wird bei entsprechendem Zug bei der Reposition nach Allis oder Perschl in eine hintere Luxation umgewandelt und als solche reponiert (Abb. 2).

Die seltene Luxatio erecta kann durch Zug nach craneal, anschließender Streckung und Innenrotation reponiert werden (Rao [15]).

Die meisten reinen Hüftverrenkungen können so reponiert werden. In seltenen Fällen ist jedoch die Reposition mit den angegebenen Methoden nicht möglich. Gelingt die ge-

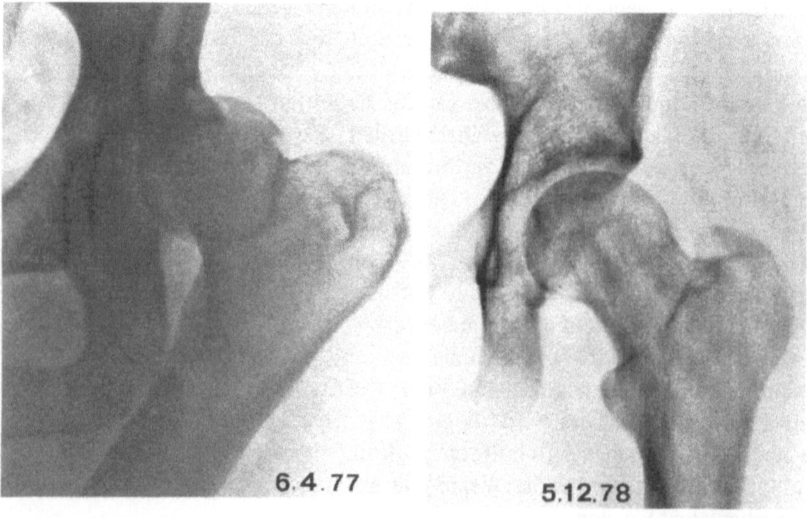

Abb. 1. Reposition einer Luxatio iliaca durch die Methode nach Perschl. Nach 5tägiger Bettruhe Belastung des Gelenkes. In der Jahreskontrolle keine Kopfnekrose erkennbar

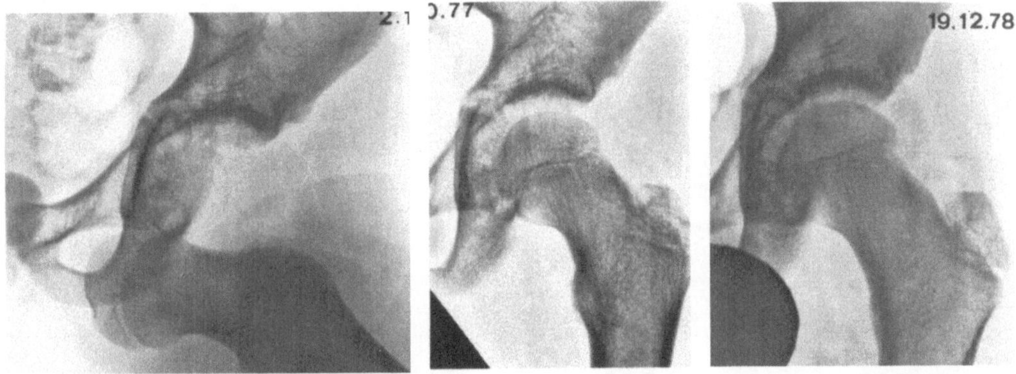

Abb. 2. Luxatio obduratoria bei einem 9jährigen Knaben. Sofortige Reposition mit der Methode nach Perschl. Entlastung für 12 Wochen. Keine Kopfnekrose in der Jahreskontrolle nachweisbar

schlossene Reposition nicht, muß operativ vorgegangen werden. Durch einen hinteren Zugang wird die Hüfte freigelegt. Man findet dann, daß der Oberschenkelkopf durch ein Loch in der Gelenkkapsel, wie der Kragenkopf durch ein Kopfloch, ausgetreten ist, und von der Gelenkskapsel festgehalten wird. Hier muß die Gelenkkapsel eingespalten werden, um die Reposition zu ermöglichen.

Das Repositionsergebnis nach Einrenkung eines Hüftgelenkes muß immer mit Röntgenbildern belegt werden, wobei insbesondere darauf zu achten ist, daß zwischen Hüftkopf- und -pfanne keine Diastase nachweisbar ist. Wenn eine solche erkennbar ist, handelt es sich um eine Interposition. Wenn kein röntgensichtbares Knochenstück interponiert ist, muß es sich um die Interposition von Weichteilen, meist dem Labrium glenoidale, handeln. Die in das Gelenk interponierten Knochenstücke stammen entweder vom hinteren Pfannenrand oder vom Hüftkopf. Bei Interposition ist unbedingt die Revision des Hüftgelenkes erforderlich, um das Interponat zu entfernen. Meist wird hierzu der hintere Zugang gewählt, in seltenen Fällen, insbesondere wenn tomographisch nachgewiesen ist, daß das Interponat mehr ventral gelegen ist, kann dies durch einen vorderen Zugang entfernt werden (Abb. 3).

Während der Wert der sofortigen schonenden Reposition der reinen Hüftgelenksverrenkung allgemein anerkannt ist und daher gefordert werden muß, gehen die Ansichten über die zweckmäßigste Nachbehandlung diametral auseinander. Es stehen hier zwei konträre Meinungen im Widerstreit. Einerseits besteht die Ansicht, daß wegen der Gefahr der auftretenden Hüftkopfnekrose unbedingt eine Extension oder zumindest eine Entlastung des Hüftgelenkes erfolgen sollte, andererseits wird die Meinung vertreten, daß die frühzeitige Belastung des Hüftgelenkes nach einer Hüftverrenkung ohne weiteres möglich sei. Die Dauer der vorgeschlagenen Extension ist ebenfalls großen Schwankungsbreiten unterworfen.

Weigand [17, 18] glaubt, daß die zweckentsprechendste Nachbehandlung die Extension für 3–4 Wochen, bis zur Heilung des Kapselrisses sei, wobei gleichzeitig auf der Schlittenextension bewegt werden sollte. Anschließend wird noch eine Entlastung bis 12 Wochen ab Unfall gefordert. Andere Autoren sind der Meinung, daß bis zu 12 Wochen extensiert

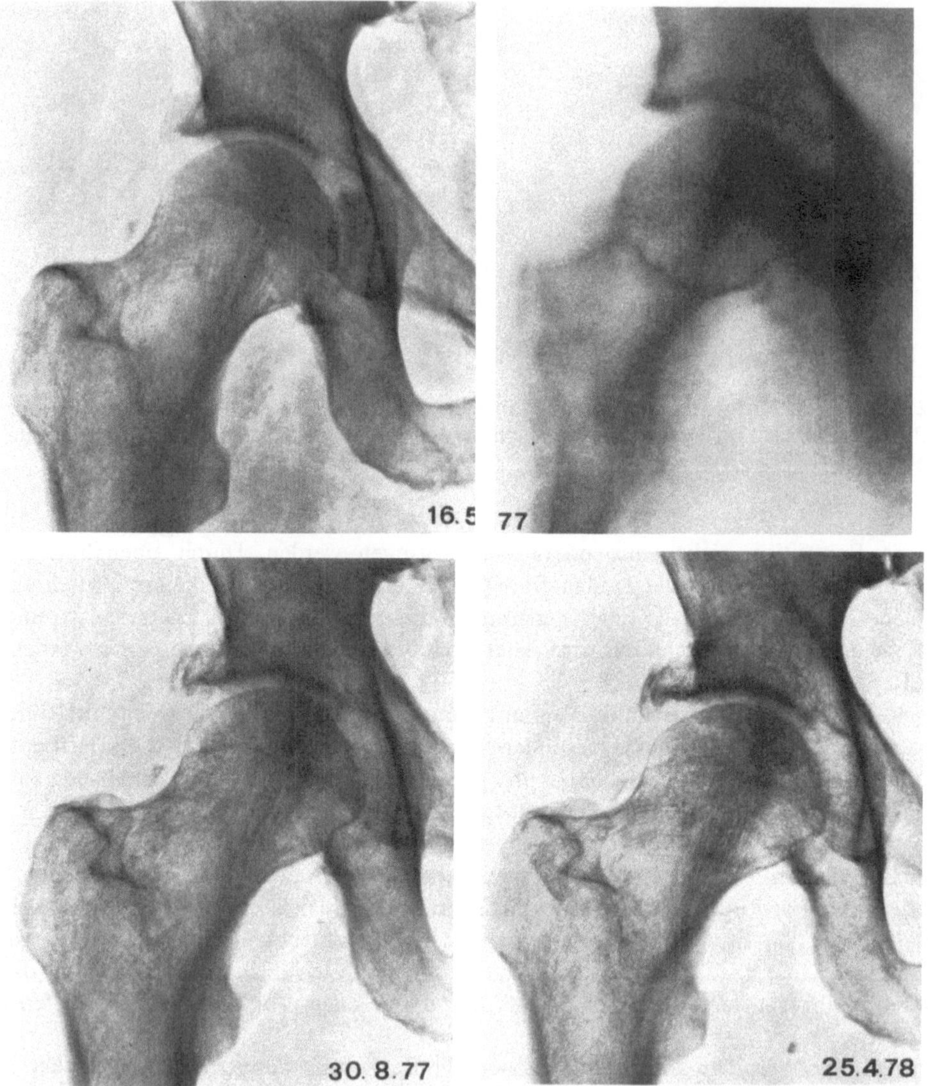

Abb. 3. Der 38jährige Mann wurde 4 Wochen nach dem Unfall mit einer Interposition nach reponiertem Hüftverrenkungsbruch zugewiesen. Im Tomogramm liegt das abgebrochene Knochenbruchstück, das vom unteren Kopfpol stammt, mehr ventral. Entfernung durch ventralen Zugang. Das Spätergebnis ist gut, keine Kopfnekrose erkennbar

werden sollte. Die von Watson-Jones vertretene Ansicht, daß 6–8 Wochen ein Becken-Beingipsverband angelegt werden sollte, um den Weichteilschaden zur Ausheilung zu bringen, wird heute praktisch von keinem Autor mehr geteilt, weil ja bekannt ist, daß es durch länger dauernde Ruhigstellung eines Gelenkes zu Knorpelschädigungen kommen kann (Nigst [12]).

Die vollkommen entgegengesetzt Meinung, vor allem von Lorenz Böhler [2] und seiner Schule vertreten, ist die kurzdauernde Lagerung des Patienten im Bett für maximal 10 Tage, bis zur Schmerzfreiheit, und dann Mobilisation des Patienten unter voller Belastung. Diese Meinung wird vor allem dadurch untermauert, daß die Zahl der aufgetretenen Hüftkopfnekrosen bei Frühbelastung nicht häufiger als bei der Extensionsbehandlung, die Nachbehandlungszeit aber wesentlich verkürzt ist. Die längerdauernde Ruhigstellung in Extension zur Heilung des Kapselrißes ist nicht erforderlich, weil das Auftreten einer habituellen Hüftluxation nach der traumatischen Hüftverrenkung zu den Seltenheiten gehört (Heinzelmann [8]). Diese Ansicht begründet sich auch darauf, daß die Kopfnekrose bei der reinen Hüftverrenkung, die durch Hebelwirkung entsteht und nicht durch Anprall des Hüftkopfes an der Gelenkspfanne, nur dann zu Kopfnekrosen führt, wenn die Reposition verzögert erfolgt. Es kommt dann zu einer avasculären Kopfnekrose, die unter der Belastung deformiert wird. Die Belastung ist nicht die Ursache der Kopfnekrose, sondern sie führt lediglich zu einer Deformierung der schon bestehenden Nekrose. Diese Deformierung des Hüftkopfes nach Nekrose tritt meist nach der 12. Woche auf, zu einem Zeitpunkt also, wenn die Anhänger der Extensionsbehandlung oder der entlastenden Behandlung ihre Patienten ebenfalls belasten lassen. Das Auftreten von Kopfnekrosen und Deformierungen des Oberschenkelkopfes trotz Extensionsbehandlung ist ein Beweis dafür, daß die Extensionsbehandlung die Kopfnekrose und den sekundären Einbruch nicht verhindern können. Umgekehrt ist das Fehlen von Kopfnekrosen bei Extensionsbehandlung kein Beweis für die Zweckmäßigkeit dieser Behandlung, weil auch bei Frühbelastung diese Kopfnekrosedeformität nicht auftritt. Will man das Einbrechen des Oberschenkelkopfes bei bestehender avasculärer Nekrose verhindern, müßte man wahrscheinlich 1 Jahr oder länger entlasten, bis es zur Revascularisation des nekrotischen Kopfbezirkes kommt. Bei verspäteter Reposition der Hüftverrenkung ist jedoch mit einer Kopfnekrosehäufung zu rechnen. Hier wäre die intraossale Venographie als Methode zur frühzeitigen Feststellung einer Abflußstörung aus dem Oberschenkelkopf zu diskutieren, um einerseits Fälle, bei denen es voraussichtlich nicht zur Hüftkopfnekrose kommt, nicht überlang entlasten zu lassen, und umgekehrt Fälle, bei denen der Abfluß fehlt, schon vom Beginn an ausreichend lange konsequent zu entlasten.

Bei Kindern wird, da die Durchblutung der Oberschenkelkopfepiphyse noch weitgehend vom Lig. teres, das ja bei der Luxation reißt, abhängig ist, eine Entlastung bis zu 12 Wochen empfohlen (Hammelbo [7], MacFarlane [12]).

Daß es trotzdem bei Frühbelastung nicht zur Kopfnekrose kommen muß, zeigt der Fall eines 9jährigen Buben, der trotz der Vorschrift zu entlasten, frühzeitig belastet hat, ohne daß es zum Auftreten einer Kopfnekrose gekommen wäre (Abb. 4).

Die geschlossene Reposition veralteter Hüftgelenksverrenkungen gelingt nur etwa bis zu 4 Wochen. Nach dieser Zeit gelingt sie nur dann, wenn zunächst eine suprycondyläre Nagelextension angelegt und solange gezogen wird, bis der Kopf in die Höhe der Pfanne kommt. Dann wird unter Beugung und Zug reponiert. Allerdings ist hier zu vermerken, daß die Prognose dieser verspätet eingerichteten Hüftverrenkungen infolge Auftretens von Kopfnekrosen immer zweifelhaft ist. Nach dieser Zeit können Luxationen der Hüfte nur mehr offen eingerichtet werden, wobei auch hier mit einer gehäuften Kopfnekrose zu rechnen ist.

Werden bei einer Hüftverrenkung zarte, *schalenförmige Abriße* röntgenologisch vom hinteren Pfannenrand festgestellt, so werden solche Verrenkungen wie reine Hüftverrenkungen behandelt. Es handelt sich hier um Hüftverrenkungen, die ebenfalls durch Hebelwirkung entstanden sind, bei denen an Stelle der Gelenkskapsel eben der Rand

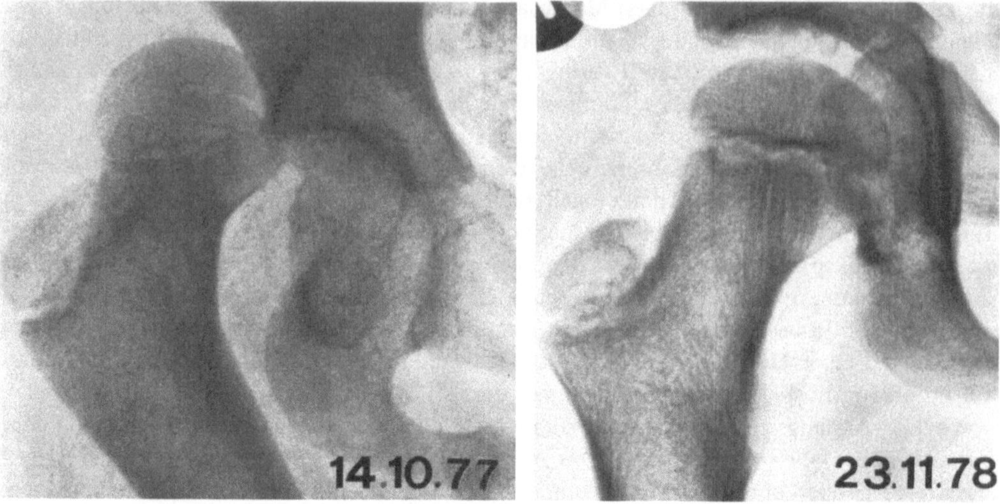

Abb. 4. 9jähriger Knabe, der sich die Luxatio iliaca beim Fußballspiel zugezogen hat. Reposition nach Perschl. Trotz der angeordneten Entlastung für 3 Monate hat er voll belastet. Es ist nicht zum Auftreten einer Kopfnekrose gekommen

knöchern abgerissen ist. Die Größe dieses Fragmentes kann aber nur durch eine hintere Schrägaufnahme einwandfrei festgestellt werden. Bei rascher Reposition ist ebenso wie bei der reinen Hüftverrenkung, nicht mit einer Kopfnekrose zu rechnen. Die Nachbehandlung ist auch dementsprechend gleich.

Verrenkungsbrüche mit dem Abbruch eines hinteren und oberen Anteiles der Gelenkspfanne, die durch Stauchung des Oberschenkels vom Knie her eingetreten sind und je nach Beugung des Hüftgelenkes weiter craneal oder dorsal gelegen sind, unterscheiden sich von den übrigen reinen Verrenkungen auch in der Prognose wesentlich. Hier kommt es durch Anprall des Oberschenkelkopfes an die Gelenkspfanne zu spongiösen Frakturen des Oberschenkelkopfes im dorso-cranealen Anteil (J. Böhler [1]). Diese Frakturen sind röntgenologisch nicht sichtbar, weil es infolge der spiralig angeordneten, elastischen Fasern, zu einer Aufrichtung der spongiösen Fraktur kommt, wie etwa wenn ein Tennisball vorübergehend zusammengedrückt und dann wieder losgelassen wird. Hintere obere Verrenkungsfrakturen des Hüftgelenkes mit Abscherung des hinteren Pfannenrandes sind häufig mit Schädigungen des Nervus ischiadicus, insbesondere seines fibularen Anteiles, verbunden. Hier gilt, wie bei den reinen Luxationen, daß eine sofortige Reposition durchgeführt werden muß. Das Repositionsergebnis muß röntgenologisch kontrolliert werden, wobei auch hier die hintere Schrägaufnahme die Größe des Fragmentes erkennen läßt. L. Böhler [2] empfiehlt in jenen Fällen, in denen eine konservative Behandlung aus allgemeiner Indikation durchgeführt werden soll, die Prüfung der Stabilität des Gelenkes. Gelingt es nicht, durch einen Schub vom Knie das Hüftgelenk nach hinten-oben zu luxieren, ist eine Extensionsbehandlung nicht erforderlich. Die Lagerung erfolgt in Streckstellung des Hüftgelenkes, um die Gefahr der Luxation nach dorsal zu verringern. Ist jedoch bei der Prüfung der Stabilität eine Verrenkung nach hinten-oben möglich, muß unbedingt eine supracondyläre Nagelextension, die mit dem siebenten Teil des Körpergewichtes belastet wird, angelegt werden. Die konservative Weiterbehandlung dieser Fälle ist jedoch die Ausnahme. In der Regel werden diese operativ versorgt, wenn es der Allgemeinzustand des Verletzten zuläßt. Dieses ist insbesondere dann der Fall, wenn eine Ischiadicuslähmung nachweisbar ist, weil dann eine rasche Dekompression durchgeführt werden muß. Die Indikation zur Osteosynthese wird aber auch – wie bei jeder Gelenkfraktur – deshalb gestellt, weil eine stufenlose Ausheilung der belasteten Gelenksfläche und damit Verhinderung einer Arthrose erzielt werden muß. Es wird der dorsale Zugang gewählt und das abgebrochene Knochenstück angeschraubt (Abb. 5). Sind jedoch mehrere kleinere Knochenstücke abgebrochen, so ist es zweckmäßiger diese mit einer Platte, die von der Beckenschaufel bis auf den oberen Sitzbeinast reicht, zu stabilisieren, zumal wegen der Gefahr der intraarticulären Lage der Schrauben diese kaum im rechten Winkel zur Bruchfläche angebracht werden können.

Auch hier gehen die Ansichten über die zweckentsprechendste Nachbehandlung auseinander. Muß aus irgendeinem Grund konservativ behandelt werden, so sollte die Extension für mindestens 12 Wochen belassen werden. Die operative Behandlung dieser Verletzungen bringt den Vorteil, den Oberschenkelkopf beurteilen zu können. Man kann eventuelle Knorpelschäden oder Impressionen auch makroskopisch erkennen und kann dann die Nachbehandlung danach ausrichten. Die regelmäßige und konsequente Extension für 12 Wochen, gleichzeitig mit der Verschraubung des hinteren Pfannenrandes, wie sie L. Böhler [2] gefordert hat, ist wahrscheinlich nicht notwendig. Die Überlegung in diesen Fällen wäre, daß durch gleichzeitige Extension der Druck der Muskulatur auf das Hüftgelenk ausgeschaltet wird. Bei stabiler Osteosynthese wird die konsequente Entlastung für 12 Wochen ausreichend sein, weil es in dieser Zeit zu einer genügend guten Konsolidierung der Kompressionsfraktur des Oberschenkelkopfes kommt. Bei diesen Verrenkungsbrüchen des Hüftgelenkes ist zum Unterschied zu den reinen Hüftverrenkungen eine konsequente Entlastung für 3 Monate sinnvoll, weil es sich ja hier nicht um vasculäre Nekrosen handelt, sondern um Impressionsfrakturen, die sich aber wieder aufgerichtet haben. Es ist anzunehmen, daß es innerhalb von 3 Monaten zu einer Ausheilung dieser spongiösen Frakturen kommt, sodaß nach diesem Zeitraum eine Belastung des Hüftgelenkes nicht zu einer sekundären Deformierung des Kopfes führt, wenn nicht gleichzeitig eine avasculäre Störung vorliegt. Die Entlastung ist außerdem notwendig, weil die Osteosynthese des Pfannenrandes der Belastung nicht gewachsen wäre und es zu einer sekundären Verschiebung und Stufenbildung und damit zu einer Präarthrose kommen würde.

Hüftverrenkungen nach dorsal und dorso-craneal, mit gleichzeitigem *Bruch des Pfannenbodens*, müssen zunächst unbedingt eingerichtet werden. Zeigt der Pfannenbodenbruch keine wesentliche Verschiebung, kann konservativ weiterbehandelt werden, wobei eine Entlastung durch Extension angezeigt ist (Abb. 6). Ist jedoch eine Stufenbildung oder eine stärkere Diastase erkennbar, muß die Osteosynthese der Hüftgelenkspfanne durchgeführt werden, um eine spätere Coxarthrose zu vermeiden.

Bei den Luxationen mit gleichzeitigem *Abbruch von Kalottenfragmenten* des Hüftkopfes ist einmal zwische Abbrüchen oberhalb der Fovia centralis in der Belastungszone und caudal der Fovia centralis in der nicht belasteten Zone zu unterscheiden (Pipkin [14]). Zu differenzieren sind ebenfalls Abbrüche kleiner Kopfkalottenfragmente und größerer Kopfkalottenfragmente. Liegt ein Abbruch eines kleinen Kopfkalottenfragmentes vor, sollte zunächst unbedingt geschlossen eingerichtet werden. Nach dem Einrichten sind Röntgenkontrollen anzufertigen. Liegt das abgebrochene kleine Knochenstück gut an, oder

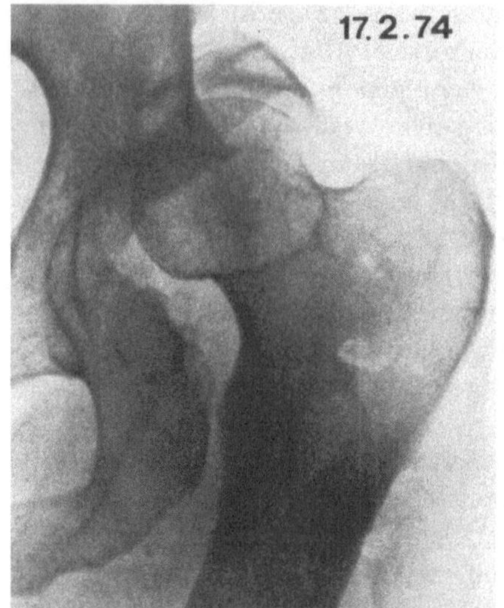

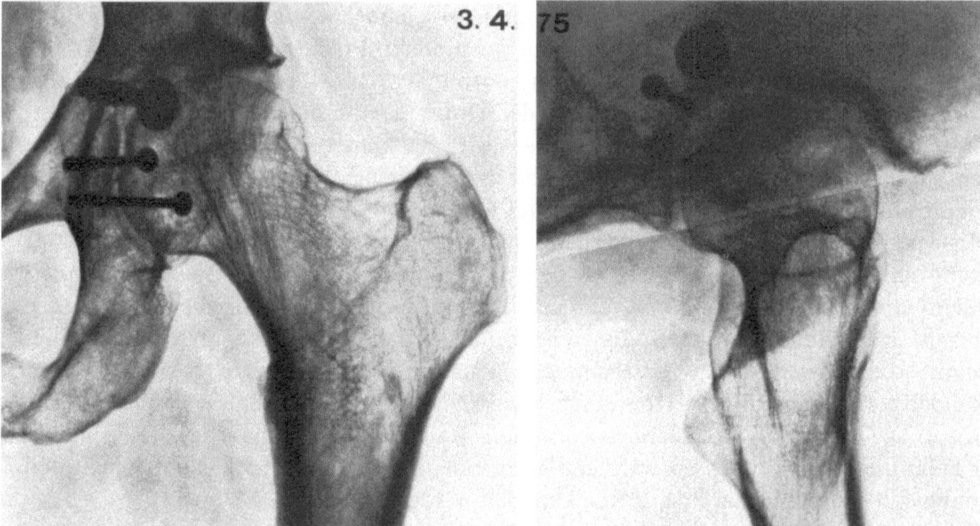

Abb. 5. Hinterer Hüftverrenkungsbruch mit Ischiadicuslähmungen bei einer 45jährigen Frau, die sich diese Verletzung bei der Gymnastik zugezogen hat. Sofortige Reposition und Verschraubung des Pfannenrandes haben zur guten Funktion und Rückbildung der Ischiadicuslähmung geführt

liegt es caudal im Gelenk, außerhalb der Belastungszone, kann konservativ weiterbehandelt werden (Abb. 7). Ist jedoch das abgebrochene Knochenstück in das Gelenk interponiert, muß das Hüftgelenk eröffnet und das Knochenstück entfernt werden.

Bei Abbruch eines großen Kalottenfragmentes ist bei der geschlossenen Reposition die Gefahr einer zusätzlichen Schenkelhalsfraktur groß (Chakraborti [3], Decoulx [4], Duquemoy [6]). Hier ist die offene Reposition und die Verschraubung eines großen Kalottenfragmentes bei jugendlichen Verletzten die zweckentsprechendste Behandlung. Bei

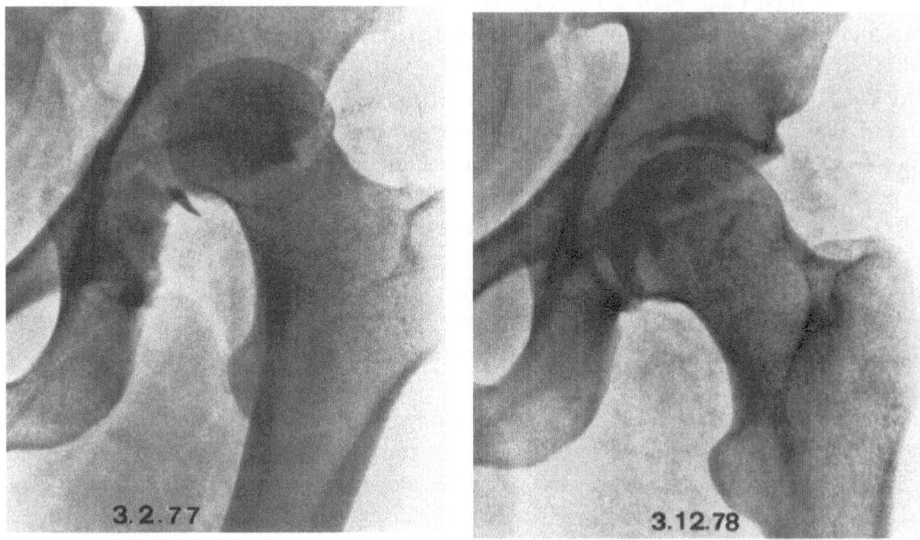

Abb. 6. Luxatio iliaca mit Abbruch eines schmalen Pfannenrandes und Bruch des Pfannenbodens bei 21jährigem Mehrfachverletzten. Sofortige Reposition und Extension für 12 Wochen. Keine Kopfnekrose, gute Funktion

älteren Verletzten sollte jedoch wegen der meist auftretenden Schenkelkopfnekrose besser ein prothetischer Ersatz durchgeführt werden.

Hüftverrenkungen mit gleichzeitiger *Lösung der Oberschenkelkopfepiphyse*, können konservativ außerordentlich schwer eingerichtet werden. Hier hat die offene Einrichtung

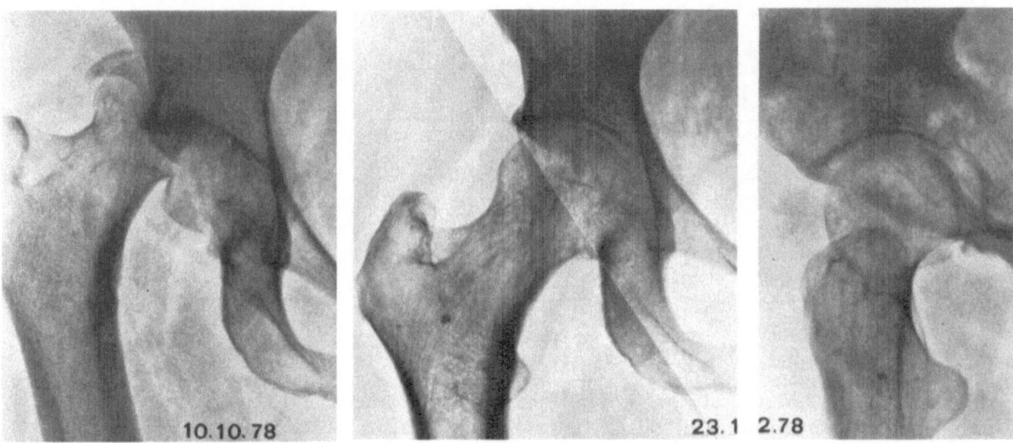

Abb. 7. Luxatio iliaca mit Abbruch eines schmalen Pfannenrandes und einer kleinen Kalotte unterhalb der Fovea centralis. Nach Reposition hat sich diese gut angelegt. 12 Wochen Extension. Keine Kopfnekrose bei guter Funktion

der sehr seltenen Fälle Platz zu greifen. Die Osteosynthese kann bei jüngeren Patienten mit Spickdrähten erfolgen, wobei man dann hoffen darf, daß es nicht zu einem vorzeitigen Schluß der Epiphysenfuge kommt. Bei älteren Jugendlichen würde jedoch die Verschraubung der Kopfepiphyse eine gute Stabilität, einen vorzeitigen Verschluß der Epiphyse bewirken, dafür aber auch die Möglichkeit eines Anschlusses and die Durchblutung des Schenkelhalses bringen. In diesen Fällen sollte unbedingt durch lange Zeit entlastet werden, um die Revascularisation zu fördern.

Bei Hüftverrenkungen mit *Bruch des Schenkelhalses* kann bei jugendlichen Verletzten die Verschraubung des Schenkelhalsbruches versucht werden. Die Gefahr der Kopfnekrose ist jedoch sehr groß. Man muß fast mit Sicherheit mit einer Kopfnekrose rechnen, kann aber unter Umständen Zeit gewinnen (Abb. 8). Bei älteren Patienten ist es viel zweckmäßiger, den Oberschenkelkopf zu entfernen und eine prothetische Ersatzoperation durchzuführen.

Die Hüftverrenkung mit gleichzeitiger *Fraktur des Oberschenkelschaftes* stellt uns häufig vor große Probleme, insbesondere deswegen, weil diese Luxation sehr häufig übersehen wird (Dehne [5]). Es muß daher unbedingt und wiederholt betont werden, daß bei jeder Fraktur des Oberschenkelschaftes eine Röntgenuntersuchung des Hüftgelenkes zu erfolgen hat, insbesondere dann, wenn sich das proximale Fragement nicht richtig einstellen will. Übersehene Hüftverrenkungen, die bei Kenntnis dieser Problematik nicht mehr vorkommen sollten, verschlechtern natürlich die Prognose wesentlich. Das zweite Problem ist, daß bei bestehender Oberschenkelschaftfraktur die Reposition der Hüftverrenkung mit gedeckten Methoden auf Schwierigkeiten stoßen kann, weil die am peripheren Fragment ansetzende Kraft nicht auf das Hüftgelenk einwirken kann (Lehmann u. Mitarbeiter [9]). Extensionsmethoden am proximalen Fragment sind nicht ohne weiteres anzuwenden und mit Komplikationen verbunden. Am besten werden diese Kombinationsverletzungen offen eingerichtet.

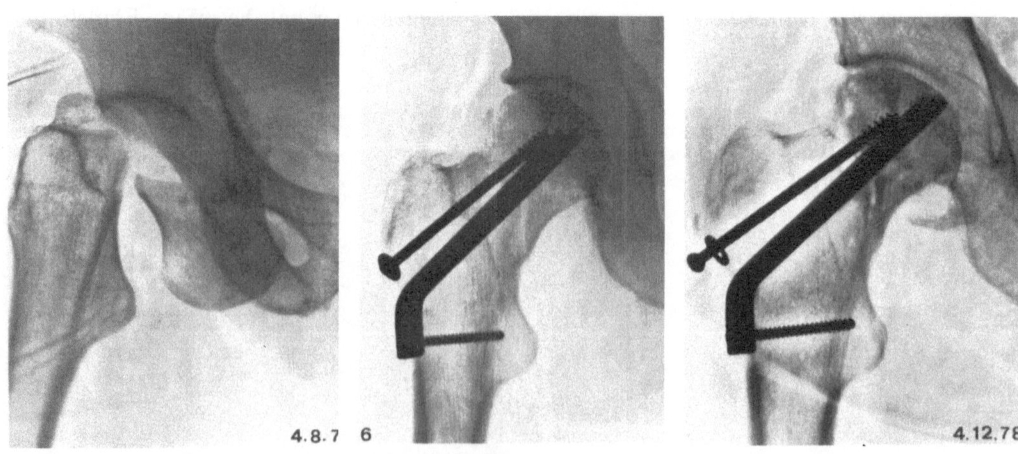

Abb. 8. 53jähriger Mann, der bei einem Flugzeugabsturz mehrfach verletzt wurde, und sich auch eine Hüftverrenkung mit Bruch des Schenkelhalses zugezogen hat. In einem auswärtigen Krankenhaus Reposition und Versorgung mit 130-Grad-Winkelplatte und Spongiosaschraube. Die Spätkontrolle zeigt eine Kopfnekrose. Das Plattenende liegt knapp an der Kopfoberfläche. Wegen der konsequenten Entlastung ist die Deformierung relativ gering und der Patient hat wenig Beschwerden

Bei der offenen Einrichtung der Oberschenkelschaftfraktur kann durch direkten Zug am proximalen Fragment die Hüfte geschlossen eingerichtet werden. Anschließend ist eine Osteosynthese der Oberschenkelschaftfraktur möglich.

Kommt es zum Auftreten einer *Kopfnekrose*, so wird durch die Belastung der Kopf deformiert und es tritt bei längerem Fortbestehen eine sekundäre Arthrose ein. Bei der Kopfnekrose nach Hüftkopfluxation ist zu unterscheiden zwischen der sogenannten "Kopfnekrose", die durch Impression des Oberschenkelkopfes entstanden ist und der "avasculären Nekrose" des Oberschenkelkopfes. Die Impressionsfraktur liegt mehr dorso-craneal, während die durch Gefäßstörung entstandene Kopfnekrose mehr ventro-craneal lokalisiert ist da es sich hier um die Zerstörung des lateralen Epiphysengefäßes nach Trueta handelt. Die Röntgenuntersuchung in 30 und 60 Grad Beugung nach R. Schneider kann diese Differentialdiagnose erbringen. Wenn keine sekundäre Arthrose erkennbar ist, kann bei jugendlichen Patienten bei der durch Impression entstandenen dorso-cranealen Kopfnekrose durch eine Extensionsosteotomie und bei der craneo-ventralen avasculären Nekrose durch eine Flexionsosteotomie der zerstörte Bezirk des Oberschenkelkopfes aus der Belastungszone herausgebracht und die Coxarthrose damit hintangehalten werden. Ist es jedoch im Rahmen einer solchen Kopfnekrose zum Auftreten einer sekundären Arthrose gekommen, bleibt zur Behandlung nur mehr die Arthrodese oder Arthroplastik, je nach Alter und Beruf des Verletzten (Mockwitz [11]). Neben Hemi- und Totalprothesen haben bei jüngeren Verletzten auch Schalenprothesen ihre Berechtigung.

Über die primäre Behandlung von Hüftverrenkungen und Verrenkungsbrüchen besteht heute prinzipiell eine weitgehende Übereinstimmung. Bei reiner Hüftverrenkung muß die sofortige, schonende Reposition gefordert werden. Dies trifft auch für Hüftverrenkungen mit zarten, schalenförmigen Abrißen zu. Die Hüftverrenkung mit Abbruch des Pfannenrandes muß sofort reponiert, der Pfannenrand durch Osteosynthese mit Schrauben oder Platten versorgt werden. Bei Hüftverrenkung und gleichzeitigem Bruch des Pfannenbodens ohne Verschiebung, wird nach Reposition der Hüftverrenkung durch Extension konservativ weiterbehandelt. Bei Verschiebung der Pfannenbodenfraktur muß diese durch Osteosynthese versorgt werden. Beim Abbruch kleiner Kopffragmente wird gedeckt reponiert. Hat sich das Stück gut angelegt, oder liegt es caudal in der Gelenkkapsel, außerhalb der belasteten Zone, kann konservativ weiterbehandelt werden. Bei Interposition des Fragmentes muß es entfernt werden. Bei Abbruch eines großen Kopfkalottenfragmentes kann dieses bei jugendlichen Verletzten angeschraubt und die Hüfte reponiert werden, bei älteren Verletzten muß der Oberschenkelkopf prothetisch ersetzt werden. Bei Hüftverrenkungen mit Epiphysenlösungen soll je nach Alter des Verletzten eine Bohrdraht- oder Schraubenosteosynthese durchgeführt werden. Hüftverrenkungen mit gleichzeitigem Schenkelhalsbruch können bei jugendlichen Verletzten mit einer Schraubenosteosynthese, bei älteren Verletzten jedoch durch den prothetischen Ersatz behandelt werden. Bei Oberschenkelfrakturen mit Hüftverrenkungen kann durch die offene Reposition ein direkter Zug am proximalen Fragment ausgeübt und damit die gedeckte Reposition erreicht werden. Es muß anschließend die Osteosynthese der Schaftfraktur durchgeführt werden. In der zweckentsprechendsten Nachbehandlung von Hüftverrenkungen und Hüftverenkungsbrüchen besteht jedoch eine große Diskrepanz. Es sollte der anschließenden Diskussion überlassen werden, eine einheitliche Auffassung über die zweckentsprechendste Nachbehandlung zu erlangen.

Literatur

1. Böhler, J.: Experimentelle Untersuchungen über die Ursache der sogenannten Kopfnekrose nach Verrenkungen des Hüftgelenkes. Chirurg *24*, 344 (1953)
2. Böhler, L.: Die Technik der Knochenbruchbehandlung. 12./13. Aufl. Ergänzungsband, 1963, Wien: Maudrich 1954
3. Chakraborti, S., Miller, I.M.: Dislocation of the hip associated with fracture of the femoral head. Injury *7*, 134 (1975)
4. Decoulx, J., Capron, J.C., Torabi, D.J.: Les luxations traumatiques de la hanche avec fracture de la tete femorale. A propos de 28 cas. Rev. Chir. Orthop. *61*, 209 (1975)
5. Dehne, W., Immermann, W.: Dislocation of the hip combined with fracture of the shaft of the femur on the same side. J. Bone Jt. Surg. *33-A*, 731 (1951)
6. Duquemoy, A.J., Decoulx, J., Capron, J.-C., Torabi, D.J.: Les luxations traumatiques de la hanche avec fracture de la tete femorale. Revue Chirurgie orthopedique *61*, 209 (1975)
7. Hammbelbo, T.: Traumatic hip dislocation in childhood. A report of three cases. Acta Orthop. Scand. *47*, 446 (1976)
8. Heinzelmann, P.R., Nelson, C.L.: Recurrent traumatic dislocation of the hip. Report of a case. J. Bone Jt. Surg. *58-A*, 895 (1976)
9. Lehmann, L., Friedrich, B., Rockenstein, R.: Zur Problematik von Frakturen und Luxationen der Hüfte bei gleichzeitiger Femurfraktur. Akt. Traumatologie *6*, 39 (1976)
10. MacFarlane, I., King, D.: Traumatic dislocation of the hip joint in children. Aust. N.Z.I. Surg. *46*, 227 (1976)
11. Mockwitz, J.: Verrenkung des Hüftgelenkes. Akt. Traumatologie *5*, 31 (1975)
12. Nigst, H.: Spezielle Frakturen und Luxationslehre. Bd. III: Hüftgelenk und proximaler Oberschenkel. Stuttgart: Thieme 1964
13. Perschl, A.: Neue Methode zur Einrichtung traumatischer Hüftverenkungen. Klin. Med. *10*, 579 (1955)
14. Pipkin, G.: Treatment of grade IV fracture dislocation of the hip. J. Bone Jt. Surg. *39-A*, 1027 (1957)
15. Rao, J.P., Read, R.B.: Luxation eracta of the hip. An interesting case report. Clin. Orthop. *110*, 137 (1975)
16. Trojan, E., Perschl, A.: Die Behandlungsergebnisse von 79 frischen traumatischen Hüftgelenksverrenkungen und Hüftgelenksverrenkungsbrüchen. Erg. Chir. Orthop. *40*, 90 (1956)
17. Weigand, H., Strube, H.D., Schweikert, C.H.: Die doppelseitige traumatische Hüftgelenksluxation. Akt. Traumatol. 7, 193 (1977)
18. Weigand, H., Sarfert, D., Schweikert, C.H., Walde, H.J.: Traumatische Hüftluxation des Erwachsenen. Analyse von 24 nachuntersuchten Fällen. Unfallheilk. *81*, 20 (1978)

Therapie der Symphysensprengung und Iliosacralgelenksluxation

L. Kinzl und A. Rüter

Der knöcherne Beckenring wird iliosacral und an der Symphyse durch zwischengeschaltete knorpelige Scheiben druckfest sowie durch straffe überbrückende Bänder zugfest verbunden. An den Iliosacralgelenken finden wir ein ventrales wie dorsales Bandsystem, letzteres gilt (Voigt [9]) als eines der kräftigsten Bandstrukturen des Körpers. An der Symphyse wirken das Lig. pubis superior und das Lig. arcuatum.

Kommt es bei massiven Gewalteinwirkungen auf das Becken zur überkritischen Deformation des Ringsystems, so sind Gefügestörungen die Folge. Dabei können neben rein knöchernen Kontinuitätsunterbrechungen im vorderen wie hinteren Beckenringsegment reine ligamentäre Läsionen an den Beckenfugen auftreten.

Am häufigsten finden sich jedoch Kombinationen von knöchernen wie ligamentären Verletzungen. So sind nach Eberele [2] in etwa 1/3 der Fälle die Symphysenrupturen vergesellschaftet mit vorderen Ring- bzw. Acetabulumfrakturen. In etwa 1/5 der Fälle liegen knöcherne wie ligamentäre Läsionen des hinteren Beckenringes vor, und in 2/5 handelt es sich um eine Kombination von Symphysenverletzungen mit vorderen wie hinteren Vertikalbrüchen.

Der Straßenverkehr ist unter den Verletzungsursachen mit nahezu 60% an erster Stelle zu nennen. Interessanterweise sind über 2/3 dieser Verunfallten bei Fußgängern zu suchen, der Rest setzt sich aus KFZ-Insassen bzw. Motorradfahrern zusammen. Mit etwa 26% folgen dann die Verletzungen durch Arbeitsunfälle, meist Abstürze von Gerüsten.

In der Regel sind diese Patienten polytraumatisiert, isolierte Verletzungen der Beckenfugen stellen eher die Ausnahme dar.

Alleinige Zerreißungen der iliosacralen Bänder sowie isolierte Symphysenrupturen sind extrem selten (Hertel et al. [3]), manche Autoren negieren sogar ihre Existenz (Möseneder et al. [6]), da ihrer Meinung nach jede Ruptur der Symphyse, also eine Aufweitung des vorderen Beckenringes, vergesellschaftet sein muß mit Dehnungen bzw. Zerreißungen der iliosacralen Bandstrukturen. Findet sich bei bestehender Symphysenruptur allerdings gleichzeitig eine Fraktur des Beckenringes, so stellt diese Bruchstelle den zweiten Schadensort dar, die benachbarte iliosacrale Bandverbindung wird intakt bleiben.

Für diese soeben wiedergegebene Auffassung sprechen anatomische Studien von Westerborn [10] sowie klinische Untersuchungen von Poigenfürst [7], welche zeigen konnten, daß bei einer Aufweitung der Symphyse von mehr als 1,5 cm immer iliosacrale Bandläsionen vorliegen. Bei Symphysenweiten von 1,5 bis 3 cm sind in der Regel die ventralen iliosacralen Bänder rupturiert, die entsprechende Beckenhälfte klappt um die dorsalen Bandstrukturen wie der Deckel eines Buches um den Buchrücken auf. Bei Weiten über 3 cm liegt eine komplette, d.h. ventrale wie dorsale Bandzerreißung vor und damit ein gravierender Stabilitätsverlust des Beckens. Biomechanischen Überlegungen zufolge (Müller-Färber et al. [5]) ist nämlich die Intaktheit des hinteren Beckenringanteils für die Stabilität des gesamten Beckens von ausschlaggebender Bedeutung. Die Rumpflast verteilt sich hauptsächlich über das hintere Beckensegment auf die unteren Extremitäten. Den vorderen Beckenringstrukturen, also den anatomisch weit schwächer ausgebildeten Sitz- und Schambeinästen mit der Symphyse, kommt dabei nur eine Sicherungsfunktion zu, indem sie hohe, auf das Becken einwirkende Zug- und Druckspannungsspitzen abpuffern bzw. abfedern. So führt z.B. beim symmetrischen Zweibeinstand die Rumpflastumverteilung auf die Beine zu einer reinen Zugbelastung an der Symphyse sowie zu einem Aufklappen der unteren Anteile des Iliosacralgelenkes.

Beim symmetrischen Sitzen hingegen muß die Symphyse ausschließlich Druckbelastungen abfangen. Iliosacral kommt es beidseits zu einer Aufklapptendenz der cranialen Gelenksanteile. Beim Einbeinstand trifft die Symphyse ein mehr-dimensionaler Spannungszustand in Form von Druck- und Scherkräften. Dieses Kräfteungleichgewicht tendiert zum Übereinanderschieben der Schambeinäste. Das gleichseitige Iliosacralgelenk erfährt unter dieser Bedingung seine höchste Belastung, indem es in den caudalen Gelenkabschnitten zu exzessiven Druck-Spannungsspitzen, cranial hingegen zu höchsten Zugbelastungen kommt.

Unter dem Aspekt dieser komplexen, sich je nach Belastungsverhältnissen ändernden Kraftumverteilung an den Beckenfugen muß es das Ziel der therapeutischen Bemühungen sein, suffiziente, d.h. belastbare Bandverbindungen an den geschädigten Beckenfugen wiederherzustellen.

Dies setzt voraus, daß der dislocierte Beckenring exakt reponiert und die Reposition dann über eine längere Zeit gehalten wird, damit die Bändern in ihrer ursprünglichen Länge verheilen bzw. durch narbige Schrumpfungen wieder so kräftig werden, daß die physiologischen Wechsellasten, die auf die Fugen einwirken, abgefangen werden können.

Die früher ausschließlich durchgeführte konservative Behandlung versucht die Wiederherstellung des Beckenringes durch manuelle Reposition bzw. Dauerextension mit anschließender Kompression des Beckens zu erreichen (Tabelle 1).

So geben Hirschberg den Beckengips mit Klammerkompression und Block die Drahtextension am Beckenkamm an. Zum wohl verbreitetsten Verfahren wurde die Böhlersche Beckenschwebe über 8 bis 12 Wochen. Der reine Schlaufenverband hingegen, die Drahtextension am Tuber ossis ischii sowie der geschlossene Beckengips mit Gummizügeln oder der Beckengips in Seitenlage nach Watson-Jones blieben mehr oder weniger Einzelbeschreibungen.

Betrachtet man die Resultate nach konservativ behandelten Beckenfugenverletzungen, so wird nach Möseneder [6] deutlich, daß eine anhaltende Schmerzfreiheit nur bei denjenigen Patienten zu erreichen ist, bei denen die Beckenfugenläsionen in exakt anatomischer Stellung abheilen. Alle anderen, und dies nach Rüter [8] etwa 2/3 der Patienten mit derartigen Verletzungen, klagen über zeitweilige bzw. dauernde belastungsabhängige Schmerzen. Als pathologisch-anatomisches Substrat lassen sich dann für diese Fälle entweder

Tabelle 1. Konservative Therapie

Hirschberg	Beckengips mit Klammerkompression
Block	Drahtextension am Beckenkamm
Böhler, L.	Beckenschwebe mit Extension
Naujoks	Schlaufenverband
Nissen	Drahtextension am Tuber ossis ischii
v. Frisch	Gespaltener Beckengips mit Gummizügeln
Watson-Jones	Beckengips in Seitenlage

abnorme Symphysenweiten oder -stufen bzw. unter Belastung klaffende Iliosacralfugen erkennen.

Wegen diesen nicht ganz überzeugenden funktionellen Endergebnissen bei der konservativen Behandlung von Beckenfugenverletzungen und unter dem Gesichtspunkt der Pflegeerleichterung, der Abkürzung einer oft komplikationsbehafteten Langzeitliegebehandlung und dem Prinzip einer möglichst frühzeitigen funktionellen Nachbehandlung entschließen sich neuerdings immer mehr Chirurgen zum aktiven operativen Vorgehen.

Die Anzahl der Stabilisierungsverfahren ist umfangreich, ein Überblick ist in Tabelle 2 wiedergegeben. Zur Überbrückung der Symphyse sowie des Iliosacralgelenkes erwies sich uns die Verwendung von Unterschenkelplatten der AO als das sicherste Verfahren.

Bei Symphysenrupturen mit alleiniger Läsion der ventralen iliosacralen Bandstrukturen genügt u.E. die alleinige Reposition und Retention der Symphyse. Technisch gehen wir über einen queren leicht bogenförmigen Zugang über der Symphyse auf die dislocierten Schambeinäste ein, bringen möglichst weit lateral der medialen knöchernen Schambeinastbegrenzung 2 Spongiosaschrauben in a.p.-Richtung ein und reponieren über diese Schrauben mit Hilfe einer der handelsüblichen Beckenrepositionszangen. Neben dem exakten Niveauausgleich der beiden Seiten ist auf eine bleibende Symphysenweite von etwa 0,5–1 cm zu achten. Danach wird bei liegender Zange eine leicht vorgebogene (konkav) 4-Loch-Unterschenkel-DCP von cranial her aufgebracht und die beiden fugennahen Spongiosaschrauben exakt in die absteigenden Schambeinäste versenkt. Die beiden peripheren Plattenlöcher werden dann wahlweise mit kurzen Spongiosa- bzw. Corticalisschrauben besetzt (Abb. 1). Das Anbringen einer Platte ventralseitig halten wir für gefährlich, da Weichteilprobleme resultieren können.

Handelt es sich um komplette iliosacrale Zerreißungen mit Beckenluxationen, so muß u.E. in jedem Fall die Läsion im Bereich des hinteren Beckenringsegmentes operativ reponiert und stabilisiert werden. Inwieweit zusätzlich an der Symphyse eine Plattenosteosynthese durchgeführt werden muß, hängt vom Einzelfall, d.h. von der dann noch ver-

Tabelle 2. Operative Therapie

Finsterer	Drahtnaht
Heinemann	Naht
Jones	Drahtumschlingung
Lehmann	ISG Arthrodese mit Schraube
Moene	Draht mit Braham Band
Brendel	"Symphysis reduction tractor" danach Drahtumschlingung
Tierney	Naht mit Braham Band und ISG Arthrodese mit Schraube
Steele	1. Span über die Symphyse; 2. (n. 2 Wochen) ISG Arthrodese
Whiston	2 gekreuzte Drahtstifte
Judet, R.	Knochenspan mit 2 Schrauben
Domisse	2 Schrauben mit Drahtumschlingung
Pennal	2 Schrauben mit extracutanem Stahlband
AO	Platte mit Schrauben

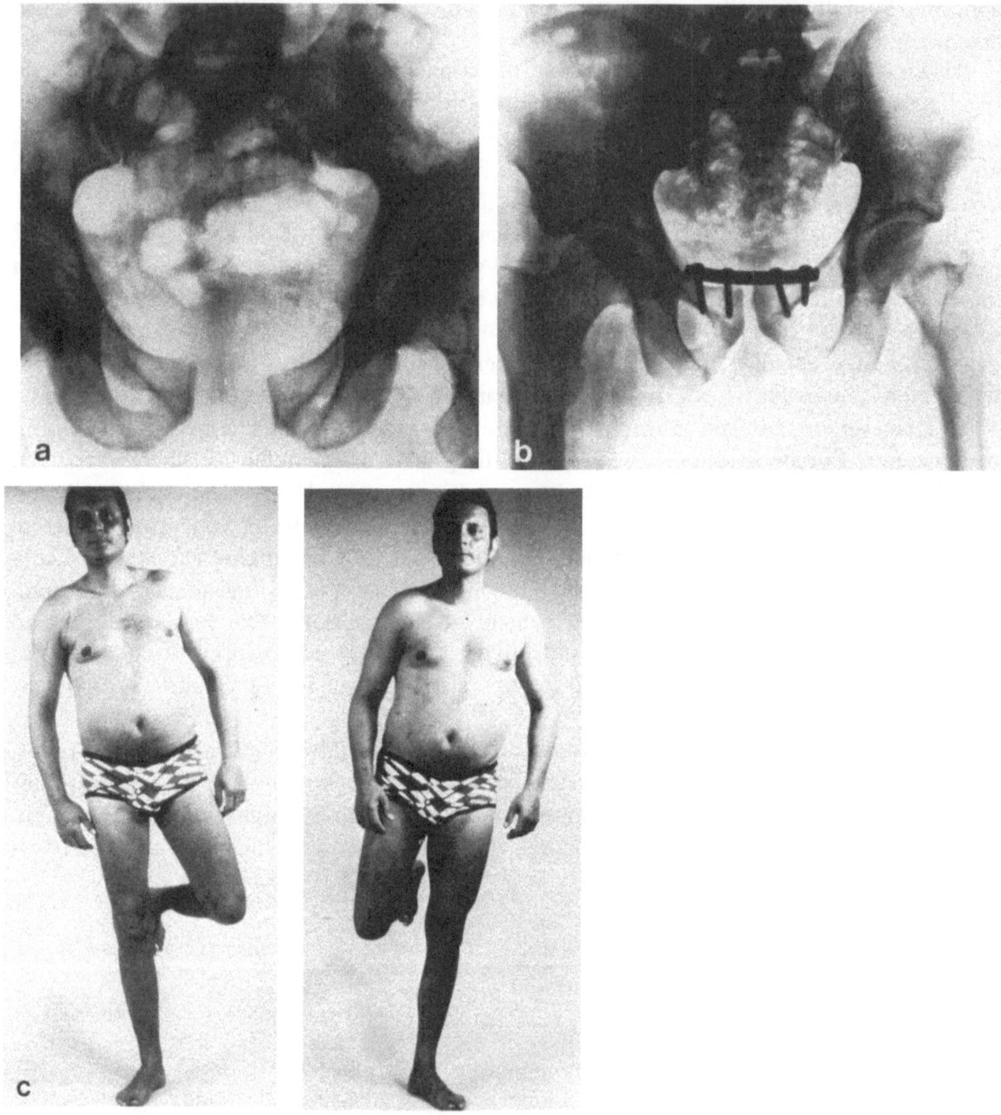

Abb. 1. a 35jähriger Fußgänger, der von einem PKW von links hinten angefahren wurde und neben einer Symphysensprengung eine sichere Iliosacralgelenkssprengung links erlitt, **b** Versorgungsbild mit 4 Loch DCP an der Symphyse. Auf eine Intervention an der Iliosacralfuge mußte wegen kontusionierter Weichteile verzichtet werden, **c** Funktionsaufnahmen in jeweiligem Einbeinstand 4 Monate nach dem Unfall

bleibenden Symphysenweite, der Weichteilschädigung sowie der anderweitigen Begleitverletzungen ab.

Die Reposition wird iliosacral in ähnlicher Weise durchgeführt wie für die Symphyse dargestellt. Die Retention kann dann wiederum mit Hilfe einer 4-Loch-Unterschenkel-DCP erfolgen. Biomechanischen Überlegungen zufolge erscheint es uns jedoch wegen der eingangs dargelegten Belastungsverhältnisse des Beckens iliosacral günstiger, lange Spongiosaschrauben zu verwenden und diese unter Transfixation des Gelenkes im oberen Gelenksabschnitt in cranio-caudaler, im unteren Abschnitt in entgegengesetzter Richtung einzubringen. Um eine sichere Gewinderverankerung im Kreuzbeinkörper zu erreichen, ist die Schraubenrichtung von dorsal nach ventral geringfügig aufsteigend zu wählen (Abb. 2).

Ein operatives Vorgehen an der Symphyse halten wir auch gerechtfertigt bei denjenigen Fällen, bei denen urologische Begleitkomplikationen, wie Rupturen der Harnblase und Harnröhre vorliegen. Zum ersten kann davon ausgegangen werden, daß primär eine Kontamination des Wundbereiches kaum gegeben ist und daher die Ruhigstellung der Symphyse eher als Infektprophylaxe zu werten ist und zum anderen die Fragmentimmobilisation die günstige Voraussetzung für jedwede plastische Maßnahme an der Harnröhre bzw. Blase schafft.

Werden Patienten allerdings erst nach Tagen, von dem die spezifischen Begleitverletzungen versorgenden Urologen zugewiesen, so verbietet sich die blutige Reposition und interne Fixation an der Symphyse. Hier sehen wir dann die Indikation für den Fixateur externe ebenso gegeben wie bei der Primärversorgung von Beckensprengungen bzw. Luxationen mit ausgedehnter Weichteil- und Enddarmverletzungen.

Durch das herdferne Einbringen der Stabilisatoren werden zusätzliche Schädigungen der Vascularisation am Knochen und der Weichteile vermieden und dennoch ausreichend stabile Verhältnisse geschaffen, so daß eine pflegeleichte Lagerung und funktionelle Nachbehandlung einsetzen kann. Zudem bleiben alle Möglichkeiten für die Sekundäreingriffe, die unter Umständen zur Behandlung der Begleitverletzungen notwendig werden, offen. Das operative Vorgehen der Osteosynthese mit dem Fixateur am Becken ist u.a. umfassend von K.H. Müller dargelegt worden; es sei in diesem Zusammenhang lediglich erwähnt, daß die räumliche Anordnung des Fixateurs eine trapezförmige Konfiguration aufweisen sollte, da sie nach biomechanischen Untersuchungen von Bonnel [1] die stabilste Form der äußeren Fixation des Beckens darstellt. Zu warnen ist vor einer zu großen Kompres-

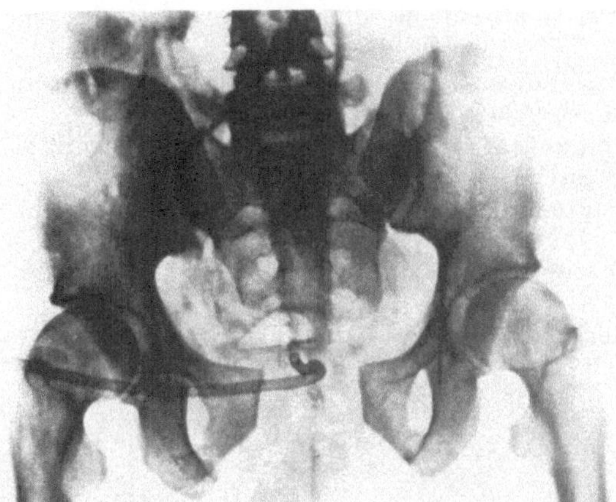

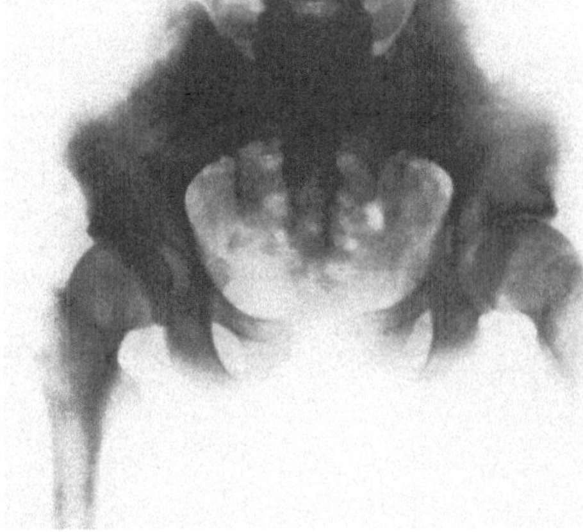

Abb. 2. Verspätete Versorgung einer komplexen Beckenfugenverletzung durch transfixierende lange Spongiosaschrauben an beiden Iliosacralgelenken. Die Versorgung an der Symphyse war kontraindiziert, da es nach primär erfolgter Übernähung der Blasenruptur und bei liegender suprapubischer Fistel zu einem Weichteilinfekt gekommen war

sionskraft über das äußere Rohrgestänge, da entsprechend der Lage der Gewindestifte in beiden Beckenhälften es zu auswärts gerichteten Kippmomenten an der Beckenschaufel mit entsprechendem Aufklappen und Dislokation am Beckenboden kommen kann.

Zusammenfassung

Unter dem Aspekt einer frühen funktionellen Nachbehandlung und der nicht ganz überzeugenden Resultate einer konservativen Behandlung erscheint es sinnvoll, ausgeprägtere Beckenfugenläsionen operativ zu stabilisieren.

Größere Dislokationen der Symphyse sowie komplette iliosacrale Gelenksprengungen mit Beckenluxationen sind, wenn immer es die Begleitverletzungen erlauben, primär dorsal, ggf. auch ventral operativ zu reponieren und durch überbrückende Plattenimplantate bzw. transfixierende Spongiosaschrauben iliosacral zu retinieren.

Gestatten vorliegende Begleitverletzungen die blutige Reposition und Retention am hinteren wie vorderen Beckenring nicht, so ist die geschlossene Reposition möglichst frühzeitig durchzuführen und das Repositionsergebnis durch das Anbringen äußerer Fixatoren zu halten.

Literatur

1. Bonnel, F.: Biomechanische Betrachtung über Beckenverletzungen und die Anwendung des Fixateur externe bei Zerreißungen der Symphyse und des Iliosacralgelenkes. Hefte z. Unfallheilk. *124*, 161–163 (1975)
2. Eberle, H.: Unsere Erfahrung bei konservativ und operativ behandelten traumatischen Symphysenrupturen. Hefte z. Unfallheilk. *124*, 209–212 (1974)
3. Hertel, P., Klapp, F.: Die luxatio iliosacralis. Hefte z. Unfallheilk. *124*, 291–292 (1974)
4. Müller-Färber, J.: Stabile und instabile Beckenfrakturen. Arch. Orthop. Traumat. Surg. *93*, 29–41 (1978)
5. Müller, K.H., Müller-Färber, J.: Die Osteosynthese mit dem Fixateur externe am Becken. Arch. Orthop. Traumat. Surg. *92*, 273–283 (1978)
6. Möseneder, H., Fink, A., Lippert, K.: Ergebnisse der konservativen Behandlung von Symphysenzerreißungen. Hefte z. Unfallheilk. *124*, 207–209 (1974)
7. Poigenfürst, J.: Isolierte Symphysenzerreißungen. In: Spezielle Frakturen und Luxationslehre, Bd. I/2, Nigst, H. (Hrsg.). Stuttgart: Thieme 1972
8. Rüter, A., Henkemeyer, H., Burri, C.: Ligamentäre Verletzungen des Beckens. Hefte z. Unfallheilk. *124*, 212–215 (1974)
9. Voigt, G.: Untersuchungen zur Mechanik der Beckenfrakturen und Luxationen. Hefte z. Unfallheilk. *85*, 1–92 (1965)
10. Westerborn, A.: Beiträge zur Kenntnis der Beckenbrüche. Acta Chir. Scand. Supp. *42* (1928)

Spätergebnisse nach reinen traumatischen Hüftluxationen im Kindes- und Erwachsenenalter

H. Weigand und C.-H. Schweikert

Die reine traumatische Hüftgelenksluxation ohne röntgenologisch nachweisbare Fraktur im Hüftpfannen- oder Hüftkopfbereich ist eine seltene, jedoch ernstzunehmende Verletzung. Nur wenige Autoren haben bisher über Spätergebnisse einer größeren Fallzahl reiner traumatischer Hüftverrenkungen berichtet [1, 3, 7, 8, 9]. Doch reichte die den einzelnen Publikationen zugrunde liegende Patientenzahl nicht aus, die jeweils vertretenen Ansichten über Nachbehandlung, Prognose und Komplikationsrate durch eine kritische, statistische Überprüfung zu belegen. Die Aufstellung einer Sammelstatistik aus den Angaben in der Literatur, die eine Lösung des Problems darstellen könnte, ist aus mancherlei Gründen nicht möglich. So unterscheiden viele Autoren nicht zwischen Luxationen im Kindes- und Erwachsenenalter, machen keine Angaben über den Zeitpunkt der Reposition oder beurteilen die Ergebnisse nach unterschiedlichen Bewertungskriterien. Auch wird nicht in allen Fällen eine exakte Trennung zwischen der reinen Luxation und der Luxationsfraktur vorgenommen.

Die von uns ermittelten Spätergebnisse von insgesamt 35 reinen Hüftluxationen lassen wegen der immer noch zu geringen Fallzahl auch keine statistisch gesicherten Aussagen zu über die Häufigkeit der posttraumatischen Komplikationen und den Wert spezieller Behandlungsmaßnahmen wie mehrwöchige Extension oder mehrmonatige Entlastung. Die Zielsetzung unserer Arbeit bestand zunächst in der exakten Analyse unseres Patientengutes, die allerdings den Vergleich mit Untersuchungsergebnissen anderer Autoren ermöglichen und somit die Verwendung für eine umfassende, auf viele Einzelarbeiten basierende Studie zulassen soll.

Eigenes Patientengut und Behandlungsergebnisse

In der Zeit von 1961 bis 1977 wurden in unserer Klinik 38 reine, traumatische Hüftluxationen behandelt. Davon konnten 35 Fälle nachuntersucht werden. Wegen der Besonderheiten am wachsenden Skelet, die sich aus der speziellen Anatomie und Physiologie der proximalen Femurepiphyse ergeben, wurden die traumatischen Hüftluxationen beim Erwachsenen und beim Kind einer gesonderten Betrachtung unterzogen.

Es sollen zuerst die *Luxationen beim Erwachsenen* besprochen werden. Wie aus Tabelle 1 hervorgeht, handelt es sich bei den 31 Fällen um 26 Männer und 5 Frauen. Das Durchschnittsalter betrug 36,6 Jahre, wobei der jüngste Patient 18 und der älteste 77 Jahre alt waren. Die Gliederung in dekadische Altersgruppen ergab ein Maximum bei den 20 bis 29jährigen. In 25 Fällen lag eine hintere und in 6 Fällen eine vordere Hüftluxation vor (Tabelle 2). Achtzehnmal handelte es sich um eine Luxatio iliaca, 7mal um eine Luxatio ischiadica und 6mal um eine Luxatio obturatoria. Eine Luxatio suprapubica haben wir nicht beobachtet.

Die Aufschlüsselung der Verletzungsursachen geht aus Tabelle 3 hervor. Die Unfälle im Straßenverkehr – und hier ganz besonders die Autounfälle – standen deutlich im Vordergrund.

Tabelle 1. Alters- und Geschlechtsverteilung bei 31 reinen traumatischen Hüftluxationen des Erwachsenen

Alter	männlich	weiblich	Gesamt
10–19	2		2
20–29	10	3	13
30–39	4		4
40–49	3		3
50–59	3	2	5
60–69	3		3
70–79	1		1

Tabelle 2. Verteilung von 31 reinen traumatischen Hüftluxationen des Erwachsenen auf die einzelnen Formen

Luxatio posterior iliaca	18	(58,0%)
Luxatio posterior ischiadica	7	(22,6%)
	25	(80,6%)
Luxatio anterior suprapubica	–	–
Luxatio anterior obturatoria	6	(19,4%)
	6	(19,4%)

Tabelle 3. Unfallursachen bei 31 reinen traumatischen Hüftluxationen des Erwachsenen

Autounfall	18	(58%)
Als Fußgänger vom Auto angefahren	5	(16%)
Motorradunfall	4	(13%)
Sturz aus großer Höhe	2	(7%)
Sturz auf dem Boden	1	(3%)
Verschüttung	1	(3%)

Art und Häufigkeit der Begleitverletzungen sind in Tabelle 4 aufgeführt. Diese zeigt den hohen Anteil der Verletzungen im Bereich der unteren Extremität. 25 Begleitverletzungen betrafen das gleichseitige Bein. Eine unfallbedingte Läsion des Nervus ischiadicus wurde nur in einem Fall beobachtet.

In 27 Fällen konnte kurz, d.h. innerhalb der ersten sechs Stunden nach dem Unfall, die unblutige Reposition des Hüftkopfes bei optimaler Muskelrelaxation vorgenommen werden. Bei vier Patienten erfolgte die Reposition nach 24 Stunden und später.

In 24 Fällen wurde nach der Reposition das jeweilige Hüftgelenk durch eine Fersenbein-Drahtextension auf der Schlittenschiene im Mittel für 3,8 Wochen entlastet. Nach anschließender aufbauender krankengymnastischer Übungsbehandlung wurde mit der vollen Belastung des Beines im Durchschnitt 2,8 Monate nach dem Unfall begonnen.

Tabelle 4. Aufschlüsselung der Begleitverletzungen nach den Körperregionen bei 31 reinen traumatischen Hüftluxationen des Erwachsenen

Körperregion	Anzahl der Verletzungen
Kopf	8
Obere Extremität	5
Thorax	8
Wirbelsäule	1
Abdomen	–
Becken	2
Untere Extremität	27
Gesamt	51

Die *Nachuntersuchungsergebnisse beim Erwachsenen* gehen aus den Tabellen 5 und 6 hervor. Von unseren 31 Patienten konnten 28 nachuntersucht werden. Das Intervall zwischen Unfall und Nachuntersuchung betrug 1,5 bis 15 Jahre, im Mittel 5,9 Jahre. Die Auswertung der Nachuntersuchungsbefunde erfolgte nach den vier Kriterien Schmerzen, Gehfähigkeit, Beweglichkeit und Röntgenbefund. Die zugrunde gelegten Bewertungsmaßstäbe und der Punkteschlüssel zur Ermittlung des Gesamtergebnisses bei jedem einzelnen Patienten wurde bei der Besprechung der Behandlungsergebnisse der Hüftpfannenbrüche ausführlich dargelegt. Tabelle 5 gibt die Gesamtergebnisse der 28 nachuntersuchten Patienten wieder. In 24 Fällen war das Spätresultat sehr gut oder gut, in einem Fall mäßig und in drei Fällen schlecht. Tabelle 6 zeigt die Häufigkeit der posttraumatischen Hüftkopfnekrose, Coxarthrose und paraarticulären Verkalkungen. Die Hüftkopfnekrose macht mit vier Fällen in unserem Patientengut 14,3% aus. In zwei Fällen bestand gleichzeitig eine Coxarthrose.

Tabelle 7 läßt den offensichtlichen Zusammenhang zwischen der Entstehung einer Hüftkopfnekrose und dem Zeitpunkt der Hüftkopfreposition erkennen. Bei 24 Patienten erfolgte die geschlossene Reposition innerhalb der 6-Stundengrenze. Eine Hüftkopfnekrose wurde in dieser Gruppe nicht beobachtet. In vier Fällen wurde die Reposition verspätet nach einem, zwei, neun und 42 Tagen vorgenommen. Bei diesen vier Patienten entwickelte sich eine posttraumatische Hüftkopfnekrose, und zwar je zweimal eine segmentale und totale Nekrose.

Tabelle 5. Gesamtergebnis von 28 reinen traumatischen Hüftluxationen des Erwachsenen

Gesamtergebnis	Anzahl der Fälle
sehr gut	22
gut	2
mäßig	1
schlecht	3

Tabelle 6. Häufigkeit der posttraumatischen Komplikationen bei 28 reinen traumatischen Hüftluxationen des Erwachsenen

Posttraumatische Komplikationen	Anzahl der Fälle
Hüftkopfnekrose	4
Coxarthrose (nach Hüftkopfnekrose)	2
Paraarticuläre Ossifikationen	1

Tabelle 7. Häufigkeit der posttraumatischen Hüftkopfnekrose bei 28 reinen traumatischen Hüftluxationen des Erwachsenen, aufgegliedert nach dem Zeitpunkt der Reposition

	N	keine HKN	segment. HKN	totale HKN
Reposition $<$ 6 Std	24	24	–	–
Reposition $>$ 6 Std	4	–	2	2
Gesamt	28	24	2	2

Den 31 reinen Hüftluxationen beim Erwachsenen stehen in unserem Patientengut sieben *kindliche traumatische Hüftluxationen* gegenüber. Betroffen waren sechs Knaben und ein Mädchen im Alter von 4 bis 13 Jahren. In allen Fällen lag eine hintere Luxation vor.

Die Verletzungsursachen gehen aus Tabelle 8 hervor. Es handelte sich um drei Autounfälle, drei Stürze, davon zwei aus großer Höhe, und einen Rodelunfall. Ernstere Begleitverletzungen waren nur bei zwei Kindern vorhanden. Dabei handelte es sich zweimal um eine Contusio cerebri und je einmal um eine gleichseitige und gegenseitige Oberschenkelschaftfraktur sowie eine perforierende Augenverletzung. Eine unfallbedingte Läsion des N. ischiadicus trat in keinem Fall auf.

Bei fünf Kindern konnte kurz, d.h. innerhalb der 6-Stundengrenze die geschlossene Reposition des Hüftkopfes vorgenommen werden. Bei einem Kind erfolgte die Reposition nach 21 Stunden, bei einem weitere nach 10 Tagen.

In vier Fällen wurde eine Extensionsbehandlung über im Mittel 4,5 Wochen durchgeführt. Die volle Belastung des Beines begann bei sechs Kindern im Durchschnitt nach 6,6 Monaten.

Tabelle 8. Unfallursachen bei 7 kindlichen traumatischen Hüftluxationen

Autounfall	3
Sturz aus großer Höhe	2
Sturz auf dem Boden	1
Rodeln	1

Die Tabellen 9 und 10 zeigen die *Nachuntersuchungsergebnisse der kindlichen Hüftluxationen*. Das Gesamtergebnis war in vier Fällen sehr gut, in einen Fall mäßig und in zwei Fällen schlecht. Eine posttraumatische Hüftkopfnekrose trat bei drei Kindern auf. Dabei handelte es sich um zwei segmentale und um eine totale Epiphysennekrose. In einem Fall mit segmentaler Nekrose entwickelten sich später noch stärkere, sekundärarthrotische Veränderungen. Paraarticuläre Ossifikationen – allerdings nur mäßig ausgeprägt – haben wir dreimal nach kindlichen Luxationen gesehen. Dabei handelte es sich in einem Fall um eine spornartige Verkalkung des Kapselansatzes am Pfannendach.

In Tabelle 11 sind die sieben kindlichen traumatischen Hüftluxationen nach dem Repositionszeitpunkt aufgegliedert. Die beiden Kinder mit verspäteter Reposition des Hüftkopfes entwickelten eine segmentale Hüftkopfnekrose. Bei den übrigen fünf Kindern mit Reposition des Hüftkopfes innerhalb der 6-Stundengrenze trat in einem Fall eine totale Nekrose der proximalen Femurepiphyse auf.

Tabelle 9. Gesamtergebnis von 7 kindlichen traumatischen Hüftluxationen

Gesamtergebnis	Anzahl der Fälle
sehr gut	4
gut	–
mäßig	1
schlecht	2

Tabelle 10. Häufigkeit der posttraumatischen Komplikationen bei 7 kindlichen traumatischen Hüftluxationen

Posttraumatische Komplikationen	Anzahl der Fälle
Kopfnekrose	3
Coxarthrose (nach Kopfnekrose)	1
Ossifikationen	3

Tabelle 11. Häufigkeit der posttraumatischen Hüftkopfnekrose bei 7 kindlichen traumatischen Hüftluxationen, aufgegliedert nach dem Zeitpunkt der Reposition

	N	keine HKN	segment. HKN	totale HKN
Reposition $<$ 6 Std	5	4	–	1
Reposition $>$ 6 Std	2	–	2	–
Gesamt	7	4	2	1

Kasuistik

Es sollen drei Fälle einer reinen traumatischen Hüftluxation mit typischem Verlauf vorgestellt werden.

Fall Sch., H. (Abb. 1): Die 24jährige Patientin erlitt bei einem Autounfall in Spanien eine linksseitige vordere Hüftluxation. Diese wurde erst neun Tage später unmittelbar nach der

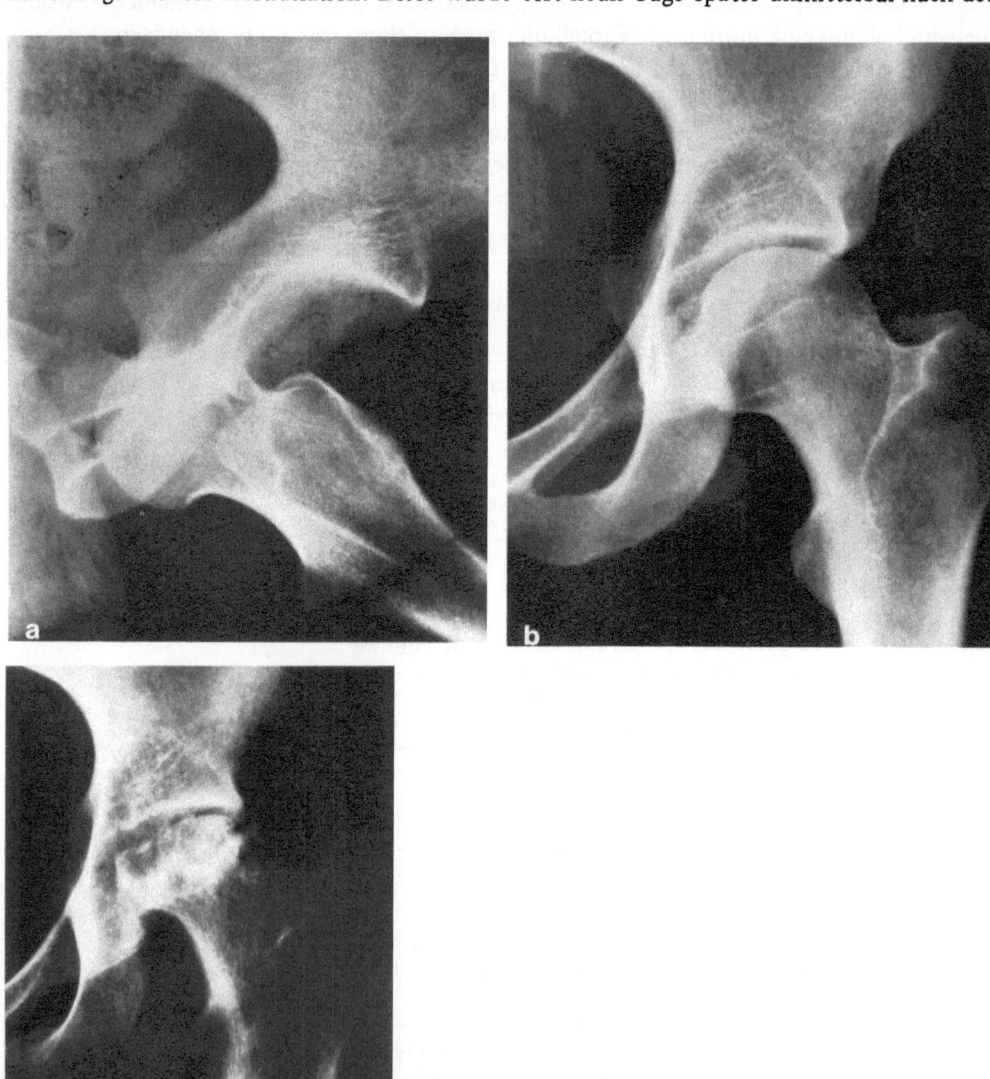

Abb. 1. a 24jährige Patientin mit einer vorderen Hüftluxation links, **b** Reposition des Hüftkopfes erst nach neun Tagen, **c** Schwerste posttraumatische Hüftkopfnekrose mit hochgradiger Funktionseinbuße 1 1/2 Jahre später

Aufnahme in unserer Klinik geschlossen reponiert. Innerhalb von 1 1/2 Jahren entwickelte sich eine schwerste Hüftkopfnekrose mit hochgradigerFunktioneinbuße.

Fall A., T. (Abb. 2): Der 6jährige Junge zog sich bei einem Rodelunfall eine hintere Hüftluxation links zu. Die Reposition erfolgte zwei Stunden nach dem Unfall. Anschließend Entlastung des Hüftgelenkes über drei Wochen in der Extension, Vollbelastung des Beines nach drei Monaten. Die klinisch-röntgenologische Kontrolle sechs Jahre nach dem Unfall ergab einen normalen Befund.

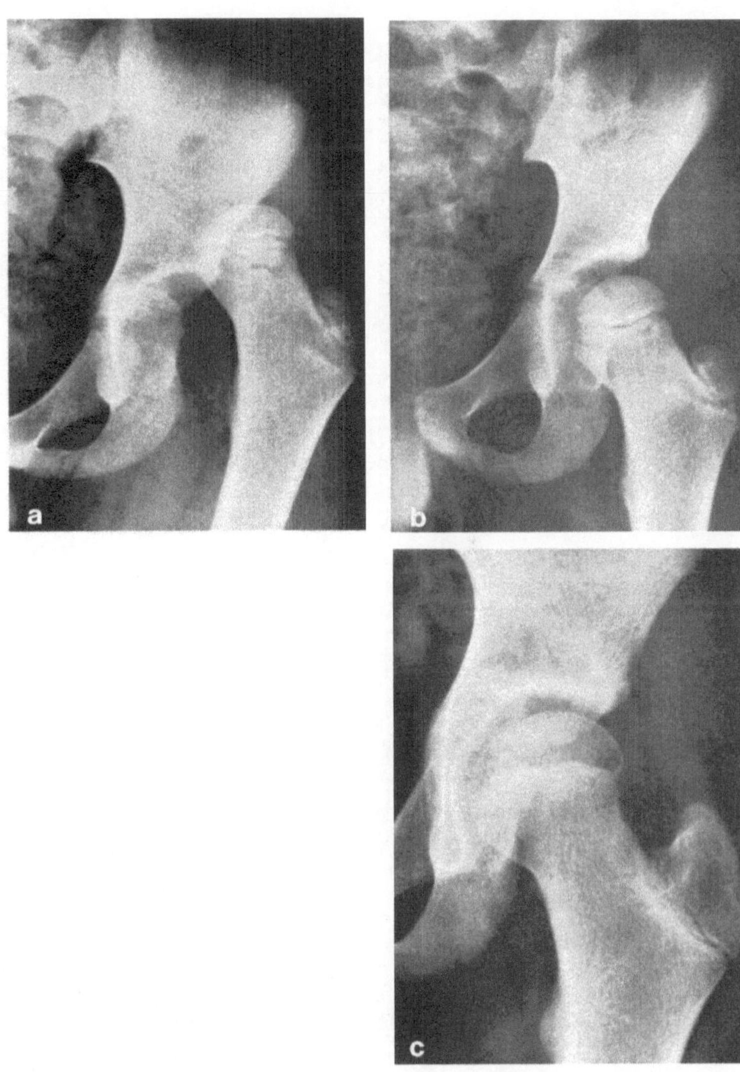

Abb. 2. a 6jähriger Junge mit einer hinteren Hüftluxation nach Rodelunfall, **b** Reposition des Hüftkopfes zwei Stunden nach dem Unfall, **c** Einwandfreies klinisch-röntgenologisches Spätergebnis nach sechs Jahren

Fall C., B. (Abb. 3): Der 9jährige Junge erlitte bei einem Autounfall eine hintere Hüftluxation. Die Erstversorgung mit sofortiger Reposition des Hüftkopfes und die Nachgehandlung erfolgten in einem auswärtigen Krankenhaus. Es wurde eine fünfwöchige Extensionsbehandlung durchgeführt. Nach vier Monaten durfte der Patient das Bein voll belasten, obwohl – wie in Abb. 3c erkennbar – die Röntgenkontrolle zu diesem Zeitpunkt bereits diskrete Entrundungszeichen an der Femurkopfepiphyse aufwies. Im weiteren Verlauf entwickelte sich rasch eine Nekrose der Femurepiphyse, die unter der Belastung zur Deformierung des Hüftkopfes führte. Die daraufhin eingeleitete Entlastung in der Thomas-Schiene über 1 1/2 Jahre brachte keine Rückbildung dieser schweren Verände-

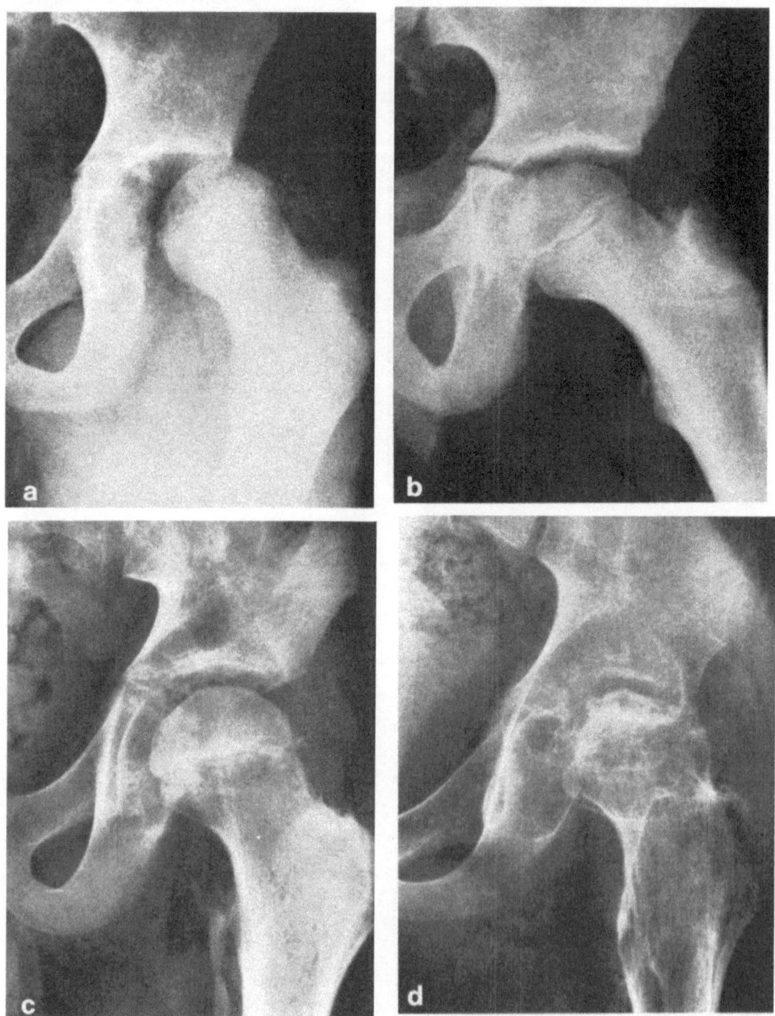

Abb. 3. **a** 9jähriger Junge mit einer hinteren Hüftluxation nach Autounfall, **b** Reposition des Hüftkopfes drei Stunden nach dem Unfall, **c** Diskrete Entrundungszeichen an der proximalen Femurepiphyse vier Monate nach dem Unfall, **d** Totale Nekrose der Femurepiphyse mit schwerer Deformierung des Hüftkopfes nach 1 1/2 Jahren

rungen. Schließlich war das Hüftgelenk in Abduktions- und Außenrotationsfehlstellung nahezu vollständig versteift.

Diskussion

Von allen Spätschäden nach reinen traumatischen Hüftluxationen kommt der Hüftkopfnekrose die größte Bedeutung zu. In Übereinstimmung mit den meisten Autoren [4, 8, 9] halten wir den bei der Luxation entstehenden Gefäßschaden infolge Zerrung, Überdehnung, Zerreißung und Thrombosierung der Gefäße, die den Hüftkopf ernähren, für den eigentlichen pathogenetischen Faktor. Der Grund hierfür ist in der besonderen anatomischen Situation am Hüftkopf zu sehen. Diese ist dadurch gekennzeichnet, daß Kopf und Hals mit ihrer intraarticulären Lage von den umgebenden Weichteilen keine Blutzufuhr erhalten. Die Blutversorgung erfolgt vielmehr durch Gefäße, die entlang des Schenkelhalses von distal nach proximal verlaufen. Der Hauptanteil wird von Gefäßen übernommen, die von Trueta [10] laterale Epiphysengefäße genannt wurden und aus dem Ramus profundus der Art. circumflexa femoris medialis hervorgehen. Diese durchbohren die Gelenkkapsel an ihrem Ansatz, ziehen unter der Membrana synovialis kopfwärts und treten dorsocranial beim Erwachsenen etwa 5 mm distal des Gelenkknorpelrandes, beim Kind proximal der Epiphysenfuge in den Knochen ein.

Verläßt der Hüftkopf bei der Luxation die Pfanne, so fallen die medialen Epiphysengefäße durch Abriß des Lig. capitis femoris immer aus. Gleichzeitig kommt es zur Überdehnung und Kompression der wichtigen lateralen Epiphysengefäße. Bei anhaltender Luxation tritt dann infolge sekundärer Stase und Thrombose eine allmählich zunehmende Hypoxie des Hüftkopfes ein. Wegen ihrer größeren Verletzbarkeit kommt dabei den Venen eine größere Bedeutung zu [5]. Dieser Vorgang einer langsam zunehmenden Ischämie ist in den ersten Stunden meist reversibel und führt zu einer wachsenden Bedrohung des Hüftkopfes mit Andauern des Luxationszustandes.

Diese Vorstellungen stimmen mit der von uns und einer Reihe anderer Autoren [1, 2, 6, 7, 8, 9] gemachten Beobachtungen überein, daß Hüftkopfnekrosen erheblich öfter nach verspätet vorgenommenen Repositionen auftreten. Alle 24 nachuntersuchten erwachsenen Patienten mit rechtzeitiger, d.h. innerhalb von sechs Stunden erfolgter Reposition zeigten ein gutes klinisches und röntgenologisches Spätergebnis (Tabelle 7). Die vier Fälle mit posttraumatischer Hüftkopfnekrose wurden alle anfangs übersehen und erst nach Tagen, in einem Fall sogar erst nach sechs Wochen reponiert.

Beim Kinde scheint eine noch größere Vulnerabilität des proximalen Femurendes als beim Erwachsenen zu bestehen. Die Tatsache, daß die Epiphysenfuge eine gefäßundurchlässige Barriere darstellt, läßt die Sonderstellung der proximalen Femurepiphyse hinsichtlich der Blutversorung beim Kinde noch deutlicher werden. Anastomosen zwischen Metaphyse und Epiphyse wie beim Erwachsenen gibt es beim Kinde also nicht. Wenn auch, wie eingangs schon erwähnt, die Anzahl der Fälle nicht ausreicht, um eine zuverlässige Aussage über Prognose und Komplikationsrate zu machen, so ist doch bemerkenswert, daß bei drei unserer sieben kindlichen Hüftluxationen eine Hüftkopfnekrose auftrat (Tabelle 11). Bei einem Kind entwickelte sich eine Hüftkopfnekrose, obwohl der Hüftkopf kurze Zeit nach dem Unfall reponiert wurde.

Aufgrund unserer Spätergebnisse und nach sorgfältigem Studium der einschlägigen Literatur kommen wir zu diesen Schlußfolgerungen:

- Die reine traumatische Hüftluxation ist ein chirurgischer Notfall.
- Die reine traumatische Hüftluxation verlangt die sofortige Reposition des Hüftkopfes.
- Nach rechtzeitiger Hüftkopfreposition ist die posttraumatische Hüftkopfnekrose eine Ausnahme, nach verspäteter Reposition beinahe die Regel.
- Die Gefahr einer posttraumatischen Hüftkopfnekrose nach reiner Hüftluxation scheint beim Kind größer zu sein als beim Erwachsenen.

Literatur

1. Brav, E.A.: Traumatic dislocation of the hip. Army experience and results over a twelve-year period. J. Bone Jt. Surg. *44-A*, 1115 (1962)
2. Decoulx, P.: Fractures-luxations de la hanche et leur traitement precoce. Rev. Orthop. *45*, 496 (1959)
3. Epstein, H.C.: Traumatic dislocations of the hip. Clin. Orthop. *92*, 116 (1973)
4. Hipp, E.: Spätfolgen nach Hüftverletzungen im Kindesalter. Z. Orthop. *106*, 609 (1969)
5. Hulth, A.: The vessel anatomy of the upper femur end with special regard to the mechanism of origin of different vascular disorders. Acta orthop. scand. *27*, 192 (1957/58)
6. Merle d'Aubigne, R., Mazas, F.: Luxations posterieures traumatique de la hanche. Maroc. med. *45*, 379 (1966)
7. Stewart, M.J., McCaroll, H.R., Mulhollan, J.S.: Fracture-dislocation of the hip. Acta orthop. scand. *46*, 507 (1975)
8. Thompson, V.P., Epstein, H.C.: Traumatic dislocation of the hip. A survey of two hundred and four cases covering a period of twenty-one years. J. Bone Jt. Surg. *33-A*, 746 (1951)
9. Trojan, E.: Luxations et fractures-luxations traumatiques de la hanche a l'Exception des fractures-luxations avec enfoncement du cotyle. Rev. Orthop. *45*, 469 (1959)
10. Trueta, J., Harrison, M.H.M.: The normal vascular anatomy of the femoral head in adult man. J. Bone Jt. Surg. *35-B*, 442 (1953)

Ergebnisse nach Symphysensprengungen und Iliosacralgelenksluxationen

J. Ahlers, C.-H. Schweikert und W. Schwarzkopf

Bedeutungsvoll für die Stabilität des Beckengefüges sind alle Formen der Beckenfrakturen, die kombiniert den vorderen und hinteren Beckenring unterbrechen. Diese Frakturen gehen mit einer mehr oder minder starken Dislokation einer Beckenhälfte einher. Andererseits führen auch alle Sprengungen des Ileosacralgelenkes ohne Verschiebung zu einer Veränderung in der Belastbarkeit dieses Gelenkes. In der Statik des Körpers sind die Iliosacralfugen besonders belastete Punkte (Kamieth [6], Vogt [11], Pauwels [8]). Das Gewicht des Rumpfes wird über die Lendenwirbelsäule und das Kreuzbein auf die Beckenschaufel und damit auf die untere Extremität verteilt. Wenn auch bei der Iliosacralfuge von einem Gelenk gesprochen wird, so sind echte aktive Bewegungen jedoch nicht möglich, lediglich passives Verkanten, Kippungen und Drehungen (Kamieth [7], Hoffmann-Daimler [5]). Die Innervation dieses Beckenabschnittes erfolgt durch sämtliche Lumbalsegmente ab L1 sowie sämtlichen Sacralsegmenten. Dadurch erklärt sich auch, warum Reizzustände dieses Gelenkes häufig mit pseudoradiculären Schmerzen einhergehen, die teilweise in die Leiste (L1), die Oberschenkel (L2, L3), die seitlichen Unterschenkelabschnitte (L5, S1) und machmal vorwiegend in die Gesäßmuskulatur ausstrahlen (Tönnis [10]).

Die Frage ist, ob die Iliosacralfuge ein stummes Gelenk darstellt oder ein charakteristisches Beschwerdebild aufweisen kann. Saxel und Bragard haben 1931 bzw. 1933 eine eingehende Beschreibung der Symptomatik iliosacraler Reizzustände gegeben (Saxel [9], Bragard [2]). Dies sind insbesondere Schmerzen im lumbosacralen Bereich, auch seitlich der Kreuzdarmbeinfugen, der Verlust, längere Zeit sitzen zu können sowie pseudoradiculäre Schmerzen mit den eben angesprochenen Ausstrahlungsregionen.
Klinisch dominiert der isolierte Druckschmerz über der Kreuzdarmbeinfuge sowie das sog. Mennelsche Zeichen, bei dem bei forcierten Bewegungen im Hüftgelenk Schmerzen in der Iliosacralfuge hervorgerufen werden.

Während hinsichtlich der Behandlung der Symphysensprengungen bzw. der Frakturen des vorderen Beckenringes in der Literatur ein weitgehend einheitliches therapeutisches Konzept besteht, weichen die Auffassungen über die konservative oder operative Behandlung der Iliosacralfugenverletzungen zum Teil erheblich voneinander ab (Ecke [3]). Überwiegend gilt die Stabilisierung der Iliosacralfuge durch eine Verriegelungsarthrodese nicht als eine Maßnahme bei frischen Verletzungen, sondern ist als eine sekundäre Wiederherstellungsoperation anzusehen, deren Indikation von Art und Schwere der späteren Beschwerden abhängt (Friedebold [4]). Hinsichtlich der operativen Behandlung des vorderen Beckenringes einschließlich der Symphysensprengungen werden folgende Indikationen angegeben:

1. Schwere lokale Begleitverletzungen (Harnröhrenverletzungen, Harnblasenverletzungen, Rectumverletzungen).
2. Zusätzliche Iliosacralfugensprengungen mit Dislokation.
3. Verbleibende erhebliche Diastasen der Symphyse bei konservativer Behandlung.

Wir haben eine Nachuntersuchungsreihe unseres Patientengutes mit Verletzungen der Iliosacralfugen durchgeführt. Verletzungen der Symphyse wurden nur dann berücksichtigt, wenn sie kombiniert mit einer gleichzeitigen Verletzung der Kreuzdarmbeinfuge auftraten. Wir waren uns dabei der Fehler und der Schwierigkeiten solcher retrospektiv angelegter Studien durchaus bewußt.

In der Unfallchirurgischen Universitätsklinik Mainz behandelten wir im Zeitraum vom 1.1.1970–30.06.1976 348 Patienten mit Beckenfrakturen stationär (Tabelle 1).

Beckenfrakturen sind in der Regel als Kombinationstraumen anzusehen. Sie entstehen durch Gewalteinwirkungen von hoher Impulsstärke. Dadurch ist zu erklären, daß bei den 348 beobachteten Patienten insgesamt 640 Verletzungen des Beckens nachweisbar waren. Davon waren in 61 Fällen die Symphyse, in 73 Fällen die Iliosacralfuge betroffen. Eine einseitige Beteiligung der Kreuzdarmbeinfuge wurde 62 mal, eine doppelseitige 11 mal beobachtet. Die einseitige vordere Beckenringfraktur trat 170 mal, die beiderseitige vordere Beckenringfraktur 22 mal auf. In 88 Fällen lag eine Fraktur des hinteren Beckenringes vor. Acetabulum-Frakturen waren 193 mal nachweisbar.

Werden die zusätzlichen Beckenfrakturen einmal nur mit dem Kollektiv der 73 Patienten mit Verletzung der Iliosacralfuge korreliert, so war der Anteil an Symphysensprengungen mit 43 Patienten erwartungsgemäß hoch. Auch die hohe Zahl an vorderen bzw. hinteren Beckenringfrakturen, die fast immer in Kombination auftreten, ist aufgrund des Pathomechanismus des Unfalltraumas zu erwarten.

Schlüsselt man bei den 61 Patienten mit einer Sprengung der Symphyse die zusätzlichen 78 Beckenringfrakturen auf, so war in 43 Fällen eine gleichzeitige Verletzung der Iliosacralfuge zu beobachten. 15 mal lag eine einseitige bzw. beidseitige vordere Beckenringfraktur, 17 mal eine gleichzeitige hintere Beckenringfraktur vor. Eine isolierte Symphysensprengung war 3 mal nachzuweisen.

Hinsichtlich der Unfallursachen überwogen Verkehrstraumen mit einem hohen Anteil der PKW-Insassen, gefolgt von einem etwa gleich großen Kollektiv an Fußgängern und Radfahrern. Die Relation Arbeits- und Verkehrsunfall betrug 1 : 5.

Die Art der Iliosacralfugenverletzungen zum Zeitpunkt des Unfalles verteilten sich wie folgt:

Die Iliosacralfuge war 13 mal einseitig gedehnt und 26 mal einseitig gesprengt. In 11 Fällen lag neben einer Dehnung bzw. Sprengung der Fuge gleichzeitig eine in die Kreuzdarmbeinfuge einstrahlende Darmbein-, 12 mal eine zusätzlich einstrahlende Kreuzbeinfraktur vor. Eine beiderseitige Dehnung bzw. Sprengung der Fuge mit zusätzlichen einstrahlenden Kreuzbein- bzw. Darmbeinfugen lag 11 mal vor.

Die Behandlung der Iliosacralfugenverletzungen erfolgt überwiegend konservativ; 34 mal durch Lagerung, 8 mal in der Rauchfußschen Schwebe, 18 mal wurde wegen einer Dislokation einer Beckenhälfte eine Extension der betroffenen Seite erforderlich, 5 mal eine

Tabelle 1. Anzahl der stationär behandelten Patienten mit Beckenfrakturen. Unfallchirurgische Universitätsklinik Mainz 1.1.1970–30.6.1976

Männer	225	(64,8%)
Frauen	123	(35,2%)
Gesamt	348	

Kombinationsbehandlung von Extension und Schwebe. Bei 8 Patienten wurde eine operative Stabilisierung erforderlich, davon in 6 Fällen eine Osteosynthese des vorderen Beckenringes und in 2 Fällen eine Osteosynthese der Kreuzdarmbeinfuge.

Die offene Stabilisierung des vorderen Beckenringes wurde in allen 6 Fällen wegen einer zusätzlichen Verletzung der Harnröhre bzw. der Harnblase erforderlich. In allen Fällen bestand eine erhebliche Diastase nach Symphysensprengung, sowie eine Sprengung der Iliosacralfuge. Die Operation erfolgte jeweils innerhalb der 12 Stunden-Grenze nach dem Unfall.

Im Folgenden sind zwei typische Krankheitsverläufe geschildert:

Ein 12jähriges Mädchen erlitt eine Symphysensprengung mit Sitzbeinfraktur links sowie eine Sprengung beider Iliosacralfugen mit deutlicher Dislokation links (Abb. 1a).

Nach konservativer Behandlung fand sich zum Zeitpunkt der Nachkontrolle eine beidseitige Arthrose der Iliosacralfuge sowie eine knöcherne Brücke im Bereich der Symphyse (Abb. 1b).

Bei einem 24 Jahre alten Mann bestand eine Symphysensprengung sowie eine Sprengung der Iliosacralfuge links sowie eine Urethraverletzung, die sich röntgenologisch durch diffusen Kontrastmittelaustritt beim retrograden Urethrogramm zu erkennen gab (Abb. 2a). Es wurde zunächst eine Cerclage angelegt, die aufgrund der auftretenden Kräfte jedoch zerreißen mußte. In einer zweiten Operation wurde eine entsprechend geformte AO-Platte eingebracht. Diese liegt nicht optimal zu weit ventral. Eine linksseitige Oberschenkelfraktur wurde mit einem Marknagel stabilisiert (Abb. 2b).

Die Abb. 2c zeigt den Zustand nach Entfernung der Platte. Die Iliosacralfuge links ist anatomiegerecht verheilt.

Bei den übrigen 5 Patienten wurde die Plattenosteosynthese als primäres Verfahren gewählt. Durch die Reposition und Fixierung des vorderen Beckenringes wurde in allen Fällen auch die gleichzeitig bestehende Dislokation der Iliosacralfugen behoben.

In einer früheren, gesonderten Untersuchung konnten wir nachweisen, daß unter 257 Frakturen des vorderen Beckenringes bei 21 Männern und 2 Frauen eine Harnröhrenverletzung vorlag (Ahlers [1]). Die Verletzungen der Harnröhre traten fast ausschließlich bei vorderen Beckenringfrakturen der Männer auf. Die Aufschlüsselung der Verletzungen des Beckenringes und ihre Relevanz zu den begleitenden Harnröhrenverletzungen zeigte, daß Symphysensprengungen alleine nur selten zu einer Harnröhrenverletzung geführt haben. Es war weiter zu erkennen, daß die Zahl der Urethraverletzungen zunahm, je häufiger der vordere Beckenring in sich verletzt war.

Die operative Stabilisierung der Iliosacralfugen wurde, wie bereits gesagt, in 2 Fällen erforderlich. In einem Falle handelte es sich um einen 35jährigen Patienten, der ein Verschüttungstrauma erlitten hatte (Abb. 3). Er zog sich dabei eine Schmetterlingsfraktur und eine Sprengung der linksseitigen Iliosacralfuge sowie eine Ausrißverletzung des N. Ischiadicus zu. 10 Tage nach dem Unfall wurde die operative Versorgung durchgeführt. Intraoperativ fand sich, daß die gesamte Muskulatur sowie der Bandapparat der Iliosacralfugen vollständig zerrissen waren. Der N. Ischiadicus war infolge des Traumas im Wurzelbereich geschädigt. Die Iliosacralfuge wurde mit 2 entsprechend geformten DC-Platten arthrodetisiert.

In dem anderen Fall handelte es sich um eine 20jährige junge Frau, die als Fahrerin eines PKWs einen Frontalzusammenstoß erlitten hatte (Abb. 4). Sie zog sich eine links-

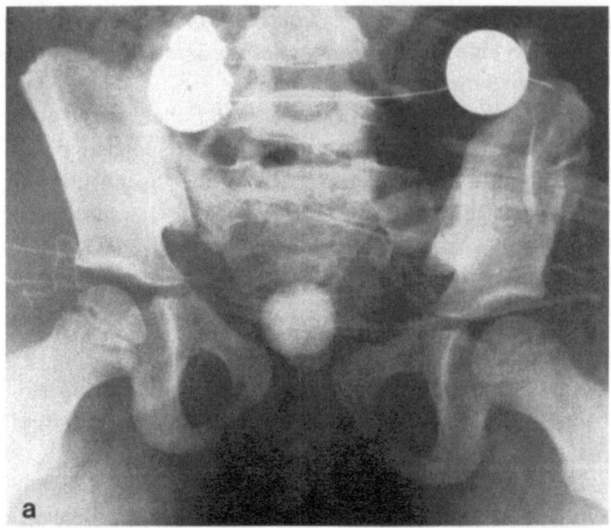

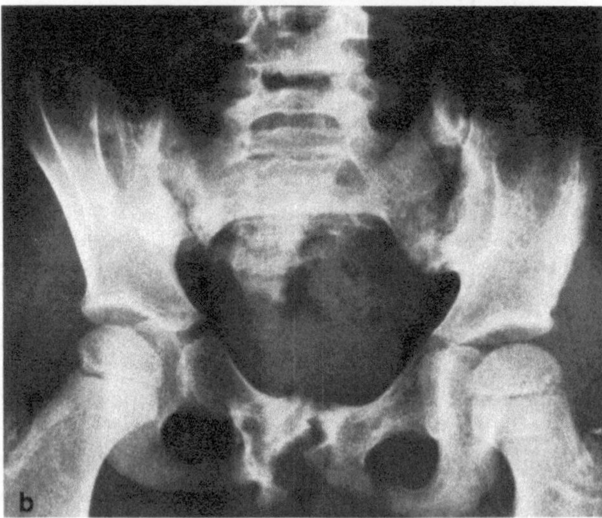

Abb. 1a, b. Verlaufskontrollen bei einem 12jährigen Mädchen mit Symphysensprengung, Sitzbeinfraktur und Sprengung beider Kreuz-Darmbeinfugen. **a** Unfallbild, **b** Ergebnis nach konservativer Behandlung

seitige Hüftgelenksfraktur, sowie eine Sprengung der linksseitigen Iliosacralfuge zu. Die Fragmente waren erheblich dislociert. Bei dieser schweren Frakturform, insbesondere wegen der Mitbeteiligung des linken Hüftgelenkes, war durch eine alleinige Extensionbehandlung kein befriedigendes Ergebnis zu erzielen. Die Operation wurde etwa 3 Wochen nach dem Unfall durchgeführt. Der N. Ischiadicus war infolge der starken Fragmentverschiebung sowie der Luxation des Hüftgelenkes nach cranial erheblich traumatisiert, jedoch in seiner Kontinuität erhalten. Die Fragmente konnten gut gestellt und mit 3 schmalen DC-Platten stabil fixiert werden.

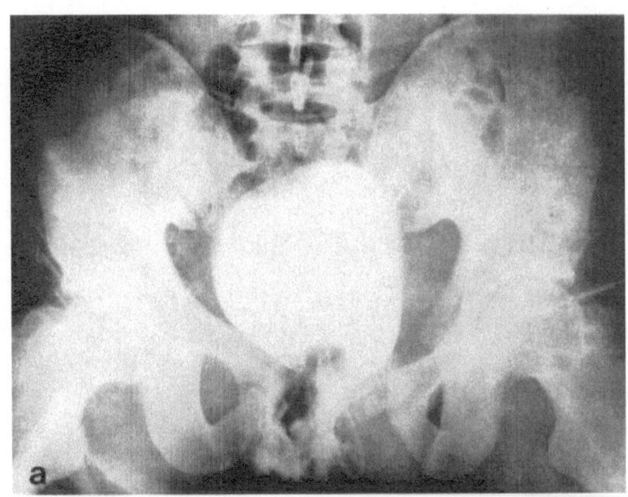

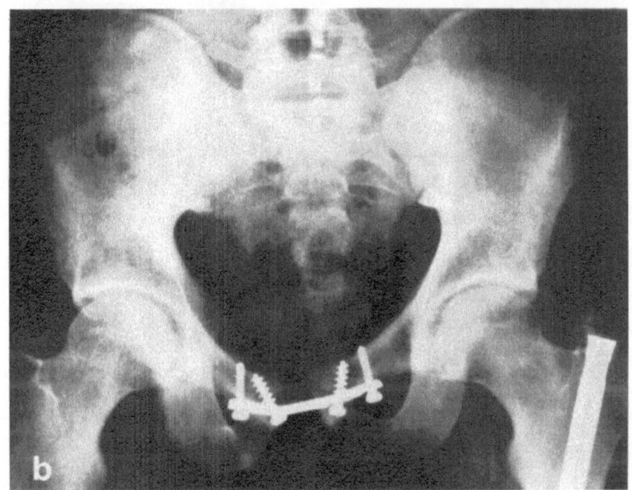

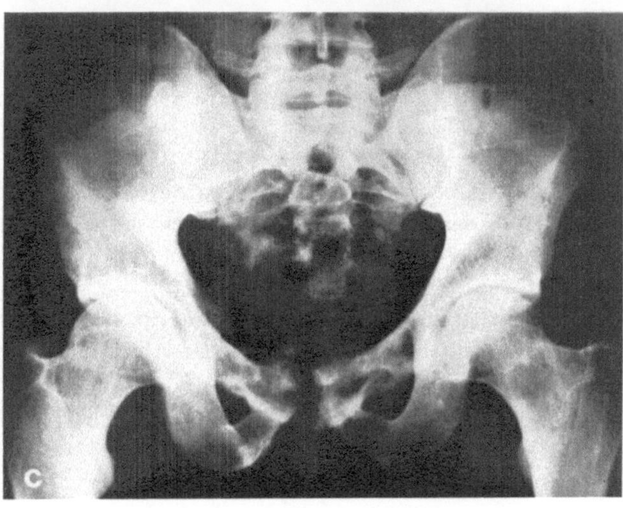

Abb. 2a–c. Verlaufskontrolle bei einem 24jährigen Mann mit Symphysensprengung und Verletzung der Urethra. **a** Retrogrades Urethro-Cystogramm, **b** Stabilisierung der Symphyse durch AO-Platte in einem zweiten Eingriff. Die Lage der Platte ist zu ventral und damit nicht optimal, **c** Kontrolle nach Entfernung der Platte

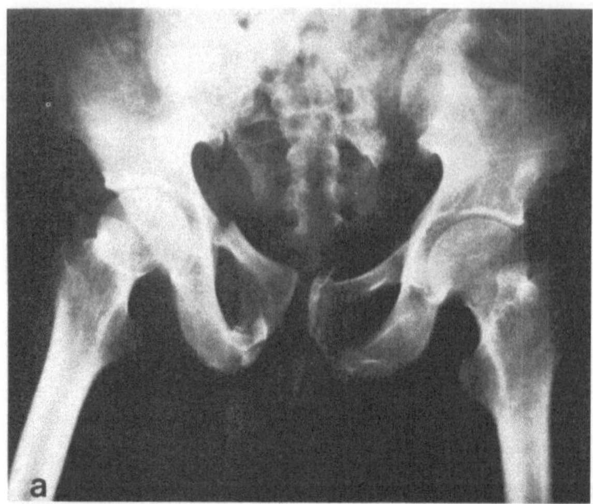

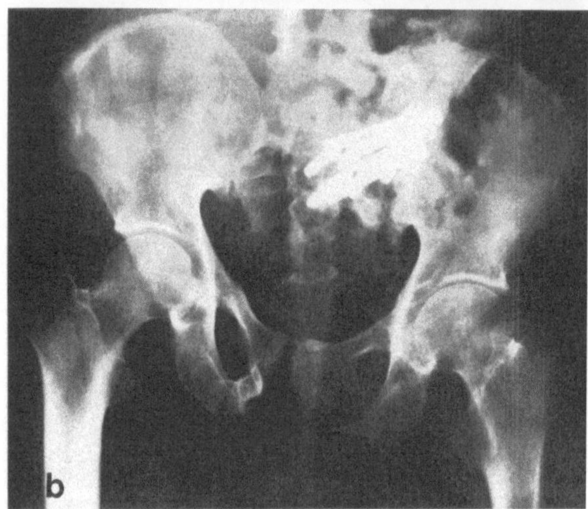

Abb. 3a, b. Verlaufskontrolle bei einem 35jährigen Mann mit beidseitiger vorderen Beckenringfraktur und Sprengung der Iliosacralfuge links mit Ausrißverletzung des N. ischiadicus. **a** Unfallbild, **b** Röntgenkontrolle nach der am 10. Tag durchgeführten offenen Stabilisierung mit 2 DC-Platten

Von den 73 beobachteten Patienten mit Verletzung der Iliosacralfuge, konnten 45 in die Studie eingebracht werden. 29 wurden speziell für diese Studie nachuntersucht, von 16 Patienten lagen ausführliche Gutachten vor. 13 Patienten waren verstorben, 15 unbekannt verzogen.

Der Nachuntersuchungszeitraum wurde in 4 Zeitabschnitten gegliedert, wobei bis auf 6 Patienten mehr als 1 Jahre zeitlicher Abstand zwischen dem Unfall und dem Nachuntersuchungszeitpunkt lag.

Im Rahmen der Nachuntersuchung gaben 5 der Patienten keine Beschwerden mehr an. Bei 32 Patienten war eine Besserung gegenüber dem Zeitpunkt des Behandlungsab-

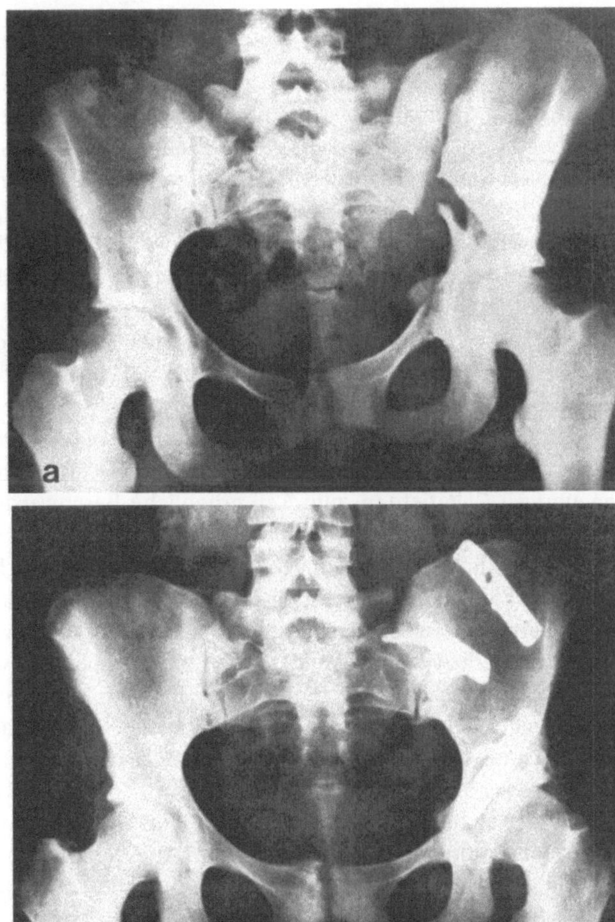

Abb. 4a, b. Verlaufskontrolle bei einer 25 Jahre alten Frau mit linkseitiger Hüftgelenksfraktur, Fraktur durch die gesamte linke Darmbeinschaufel sowie Sprengung der linken Iliosacralfuge. **a** Unfallbild, **b** Röntgenkontrolle nach operativer Stabilisierung am Ende der 3. Woche

schlusses eingetreten. 7 mal waren die Beschwerden unverändert, 1 mal wurde eine Verschlechterung geklagt.

29 Patienten waren auf keine orthopädische Hilfsmittel angewiesen. 10 Patienten mußten orthopädisches Schuhwerk, einschließlich Peronaeusschiene, auf Dauer tragen, 6 Patienten mußten zumindest zeitweise Unterarmgehstützen verwenden.

Das Gang- bzw. Standbild war bei 25 von 45 nachuntersuchten Patienten gestört.

Eine statisch relevante Beinverkürzung von mehr als 2 cm fand sich bei 5 Patienten. Neurologische Ausfälle betrafen in 9 Fällen den N. Ischiadicus bzw. N. Peronaeus. 11 mal fanden sich umschriebene sensible Ausfälle im Bereich des Gesäßes sowie des Oberschenkels.

Die Röntgenuntersuchungen der Patienten zeigten 28 mal eine exakte anatomische Stellung und 17 mal eine röntgenologisch nachweisbare Verschiebung der Iliosacralfuge. Korreliert man die röntgenologische Stellung der Gelenkfläche im Röntgenbild mit den subjektiven Beschwerden der Patienten zum Untersuchungszeitpunkt, so ließen sich keine wesentlichen Verteilungsunterschiede erkennen, gleichgültig ob die Iliosacralfuge verschoben war oder anatomisch exakt stand. Ein fast gleiches homogenes Verteilungsmuster der subjektiven Beschwerden war auch dann nachweisbar, wenn die röntgenologischen Veränderungen der Kreuzdarmbeinfuge zugrunde gelegt wurden. Es war auffallend, daß selbst bei einer röntgenologisch nicht veränderten Iliosacralfuge in etwa gleicher Häufigkeit Beschwerden geklagt wurden, wie es bei z.T. stark veränderten Iliosacralfugen der Fall war (Tabelle 2).

Werden die Ergebnisse nach operativer und konservativer Behandlung gegenüber gestellt, so wurden bis auf einen Patienten nach einer Osteosynthese am vorderen Beckenring von den übrigen 7 Patienten zum Teil erhebliche Beschwerden geklagt. Dies war für die 2 genannten Patienten mit einer operativen Stabilisierung der Iliosacralfuge wegen der erheblichen zusätzlichen Verletzungen durchaus zu erwarten. Eine statistisch relevante Aussage lassen die kleinen Zahlen jedoch nicht zu. Andererseit ist das Kollektiv der konservativen bzw. operativen versorgten Patienten wegen der unterschiedlichen Art und Schwere der Verletzungen bzw. Begleitverletzungen nicht unbedingt vergleichbar. Röntgenologisch unauffällige Verhältnisse im Bereich des übrigen knöchernen Beckens waren bei 11 Patienten nachweisbar, 19 mal waren zusätzliche Beckenfrakturen in Fehlstehllung verheilt. Eine Diastase der Symphyse mit mehr als 3 cm verblieb in 6 Fällen. Eine Synostose der Symphyse lag 6 mal vor. Eine Hüftgelenksarthrose war zwischenzeitlich 8 mal eingetreten.

Die vergleichenden Untersuchungen der Hüftgelenksbeweglichkeit ergab bei 27 Patienten einen normalen Gelenkstatus, bei 10 Patienten war mindestens in einer Bewegungsebene die Beweglichkeit um mehr als ein Drittel eingeschränkt, bei 8 Patienten bestanden erhebliche Bewegungseinschränkungen im Hüftgelenk. Röntgenologisch nachweisbare Veränderungen des Hüftgelenkes fand sich, wie bereits gesagt, jedoch nur bei 8 der untersuchten Patienten, so daß bei weiteren 10 Patienten eine Einschränkung der Hüftgelenksbeweglichkeit durch eine andere Ursache mitbedingt sein mußte. Entsprechend der hohen Spätmorbidität des von uns nachuntersuchten Patientengutes waren die sozialen Folgen erwartungsgemäß hoch. 21 Patienten wurde eine Minderung der Erwerbsfähigkeit bzw. der Arbeitsunfähigkeit auf Dauer zugebilligt. In 5 Fällen wurde ein Berufswechsel erforderlich, in der Regel mit finanziellen Nachteilen verbunden, 5 mal waren sonstige z.T. erhebliche Minderung der Lebensqualität, vor allem im privaten Bereich, eingetreten.

Die retrospektiven Untersuchungen unseres Mainzer Patientengutes hinsichtlich der Spätmorbidität ergaben folgende Ergebnisse:

Die Art und Schwere der Iliosacralfugenverletzungen zum Zeitpunkt des Unfalles läßt hinsichtlich der Spätfolgen keine Aussagen zu. Die Häufigkeitsverteilung der subjektiven Beschwerden bei einer Dehnung der Fuge entspricht etwa der bei einer Sprengung des Iliosacralgelenkes. Auch bei röntgenologisch nachweisbaren Spätveränderungen des Gelenkes, treten in gleicher Häufigkeit Beschwerden auf wie bei einem röntgenologischem unauffälligen Gelenkspalt. Die Ergebnisse nach operativer Stabilisierung des vorderen und hinteren Beckenringes sind, wie bei der Schwere der Verletzung zu erwarten, nicht gut.

Tabelle 2
a. Stellung der Gelenkfläche im Röntgenbild in Korrelation zu den subjektiven Beschwerden (n = 45)

Iliosacralfuge verschoben (n = 17)	
Wetterfühligkeit	1
Belastungschmerz	4
Ruheschmerz	1
keine Beschwerden	2
Beschwerden im übrigen Becken	9
Iliosacralfuge anatomisch exakt (n = 28)	
Wetterfühligkeit	1
Belastungsschmerz	5
Ruheschmerz	1
keine Beschwerden	8
Beschwerden im übrigen Becken	13

b. Korrelation zwischen Röntgenbefund der Iliosacralfuge und subjektiven Beschwerden (n = 45)

Keine Veränderungen (n = 11)	
Keine Beschwerden	2
Belastungsschmerz	2
Ruheschmerz	0
Wetterfühligkeit	1
Beschwerden im übrigen Becken	6
Arthrose (n = 20)	
Keine Beschwerden	5
Belastungsschmerz	3
Ruheschmerz	2
Wetterfühligkeit	0
Beschwerden im übrigen Becken	10
Ankylose (n = 14)	
Keine Beschwerden	3
Belastungsschmerz	3
Ruheschmerz	1
Wetterfühligkeit	0
Beschwerden im übrigen Becken	7

Dies gilt vor allem für die Spätergebnisse nach operativer Stabilsierung der Iliosacralfuge, wie auch denen des vorderen Beckenringes einschließlich der Sprengung der Symphyse.

Sowohl nach operativer wie nach konservativer Behandlung der Iliosacralfugenverletzung wurden neben den Spätbeschwerden im Bereich der Kreuz-Darmbein-Fuge selbst auch Schmerzen in den übrigen Beckenabschnitten geklagt. Dies ist zu erwarten, da Verletzungen der Iliosacralfugen immer mit anderen Beckenverletzungen, vor allem der Symphyse und des übrigen vorderen Beckenringes, kombiniert sind. Eine genauere Zuordnung bzw. der Ausgangspunkt der Spätbeschwerden ist daher oft nicht möglich. Die relativ homogene Verteilung der Beschwerden in allen Gruppierungen ist möglicherweise auch dadurch erklärbar, daß selbst die nicht traumatisch geschädigte Iliosacralfuge nach Beckenfrakturen infolge der möglichen Fehlbelastungen sehr häufig Ausgangspunkt zum Teil erheblicher Beschwerden sein kann. Andererseits kann man erwarten, daß die traumatisch geschädigte Kreuzdarmbeinfuge vor allem bei Verbleiben einer Dislokation mit großer Wahrscheinlichkeit starke Beschwerden verursachen wird.

Literatur

1. Ahlers, J.: Osteosynthese bei Mitverletzung des Urogenitaltraktes. Akt. Traumatologie *7*, 259 (1977)
2. Bragard, K.: Kreuzschmerzen durch Lockerung der Kreuzdarmbeingelenke; Alte und neue Verfahren der Untersuchung und Behandlung. Münch. Med. Wschr. *80*, 1240 (1933)
3. Ecke, H.: Die mehrfachen Verletzungen des Beckenringes. Unfallchirurgie *1*, 81 (1975)
4. Friedebold, G.: Schwere Frakturen des Beckens und der Zeitpunkt ihrer Versorgung. Mschr. Unfallheilk. *74*, 408 (1971)
5. Hoffmann-Daimler, S.: Bio- und pathomechanische Funktionen des Beckenringes. Orth. Praxis 7, 162 (1972)
6. Kamieth, H.: Die Mechanik der Beckenringlockerung und ihre statische Rückwirkung auf die Wirbelsäule. Ro. Fo. *87*, 499
7. Kamieth, H.: Beckenring und Wirbelsäule. Arch. orthop. Unfall-Chir. *50*, 124 (1958)
8. Pauwels, F.: Gesammelte Abhandlungen zur funktionellen Anatomie des Bewegungsapparates. Berlin-Heidelberg-New York: Springer 1965
9. Saxel, A.: Die Arthritis des Sacroilicalgelenkes. Arch. orthop. Unfall-Chir. *30*, 361 (1931)
10. Tönnis, D.: Reizzustände des Ileosacralgenkes, ihre Symptomatik und Behandlung. Arch. orthop. Unfall-Chir. *68*, 358 (1970)
11. Vogt, G.E.: Untersuchungen zur Mechanik der Beckenfrakturen und Luxationen. Hefte zur Unfallheilk. *85* (1965)

Luxationen im Bereich des Beckens

Diskussionsbemerkungen und Empfehlungen aller Teilnehmer (Leitung: K.H. Jungbluth)

Zusammengefaßt und redigiert: A. Rüter und C. Burri

Hüftgelenksluxationen

Die seltenen vorderen Luxationen gehen vermehrt mit Kopfimpressionen einher. Als Sonderform ist die Luxatio eversa zu beachten. Hierbei handelt es sich um eine Luxatio iliaca, bei der das Bein in Außenrotation liegt.

Habituelle Luxationen beim Erwachsenen sind unbekannt. Rezidivierende Luxationen bei Kindern sind in wenigen Einzelfällen beschrieben.

Therapie

Zeitpunkt: Der Zeitpunkt der Reposition ist von ausschlaggebender Bedeutung. Hierbei müssen 6 Stunden als oberste Grenze angesehen werden. Da das Schicksal des luxierten Gelenkes richtungsweisend vom Repositionszeitpunkt beeinflußt ist, handelt es sich bei der Hüftluxation um einen echten chirurgischen Notfall, der entsprechende Konsequenzen verlangt. Die statistisch gesicherte Korrelation zwischen Luxationsdauer und späterem Gelenkschicksal rechtfertigt hierbei auch gewisse anaesthesiologische Risiken in Kauf zu nehmen. Dies gilt speziell für die Vernachlässigung einer Wartezeit von 8 Stunden seit der letzten Nahrungsaufnahme.

Technik: Zur Reposition ist tiefe Muskelentspannung und Analgesie notwendig. Diese kann ausreichend mit einer Spinal- oder Periduralanaesthesie erzielt werden.

Die rein manuelle Reposition ist bei kräftigen Patienten gelegentlich kaum möglich. Bei Zuhilfenahme eines Flaschenzuges wird das Vorgehen vereinfacht. Es ist jedoch darauf zu achten, daß der Flaschenzug nur das manuell zu führende Manöver unterstützt. Voraussetzung hierfür ist, daß der Repositionstisch verschoben und in jeder Stellung fixiert werden kann. Bei unkontrollierter Kraftanwendung sind über den langen Hebelarm des Oberschenkels Kalottenabscherungen oder Schenkelhalsbrüche leicht möglich.

Röntgenkontrolle: Sowohl vor wie nach der Reposition müssen Röntgenaufnahmen angefertigt werden um das Vorliegen begleitender knöcherner Verletzungen, speziell des hinteren Pfannenrandes und der Kalotte, auszuschließen und die erfolgreiche Reposition zu dokumentieren.

Die Bewertung der Kontrollaufnahmen nach Reposition, auf der beide Hüftgelenke symmetrisch zur Abbildung kommen müssen, erfordert besondere Sorgfalt. Hierbei ist insbesondere die Beurteilung der Breite des Gelenkspaltes von Bedeutung, da nichtknöcherne Interponate, vor allem in Form eines eingeschlagenen Limbus, bestehen können. Bei geringstem Zweifel über die Unversehrtheit des dorsalen Pfannenrandes oder das Vorliegen knöcherner Interponate sind Schrägaufnahmen zur Hilfe heranzuziehen.

Abbrüche des hinteren Pfannenrandes sind auf den Unfallbildern nicht selten hinter dem luxierten Kopf verborgen und geben sich erst nach erfolgter Reposition zu erkennen.

Begleitende Ischiadicusläsionen gehören zu den Seltenheiten. Sie stellen keine Indikation zur primären Revision dar. Bei den wenigen beschriebenen Fällen wurden Spontanremissionen im Laufe der ersten 3 Monate beobachtet.

Nachbehandlung

Eine Ruhigstellung des Hüftgelenkes ist allenfalls aus analgetischen Gründen für wenige Tage notwendig. Das Problem dieser Verletzung liegt in der Kopfdurchblutung. Diese wird ausschlaggebend vom Repositionszeitpunkt beeinflußt. Das Anlegen einer Extension für einige Wochen hat keinen Einfluß auf diese mögliche Komplikation und entbehrt daher einer vertretbaren Begründung. Diese Überlegungen gelten auch bezüglich des Nutzens einer Entlastung.

Aus Gründen lokaler Beschwerden und allgemeiner Gangsicherheit erfolgt die erste Remobilisation an Gehstöcken. Diese müssen aber nur solange verwendet werden, wie die o.g. Umstände dies erfordern.

Sachverzeichnis

Die Frakturenbehandlung bei Kindern und Jugendlichen

Herausgeber: B. G. Weber, C. Brunner, F. Freuler

Unter Mitarbeit von P. Berruex, R. Blatter, A. Boitzy, C. Brunner, J. Cehner, F. Freuler, F. Kern, R. Liechti, F. Magerl, R. Marti, P. Mehmann, R. Morger, G. Müller, D. Pelet, U. Saxer, R. Schenk, F. Schönenberger, G. Segmüller, K. G. Stühmer, F. Süssenbach, E. Waidelich, B. G. Weber, H. Zimmermann, K. Zöch

Korrigierter Nachdruck. 1979. 462 Abbildungen. XII, 414 Seiten
Gebunden DM 278,–; approx. US $ 152.90
ISBN 3-540-08299-9

Inhaltsübersicht: Histomorphologische und physiologische Grundlagen des Skeletwachstums. – Frakturheilung am ausgereiften und am wachsenden Skelet. – Die Behandlung von Frakturen beim Kind und Jugendlichen. – Geburtstrauma, Thoraxtrauma, Abdominal- und Mehrfachverletzungen, Kindesmißhandlung. – Frakturen der Clavicula und der Scapula. – Frakturen am proximalen Humerus. – Humerusschaftfrakturen. – Fraktur des Epicondylus medialis. – Supracondyläre Humerusfrakturen. – Ellbogenbrüche. – Vorderarmschaftfrakturen. – Distale Vorderarmfrakturen. – Frakturen am Handskelet. – Frakturen und Luxationen der Wirbelsäule. – Frakturen des Beckens und des Acetabulums. – Frakturen am proximalen Femur. – Femurschaftfrakturen. – Frakturen im Kniegelenkbereich. – Die proximale metaphysäre Tibiafraktur. – Unterschenkelfrakturen. – Frakturen der Malleolengegend. – Talus- und Calcaneusfrakturen. – Mittelfuß-, Vorfuß- und Zehenfrakturen. – Amputationen bei Kindern. – Schlußbetrachtung und Zusammenfassung. – Sachverzeichnis.

Das Buch schließt eine Lücke in der deutschsprachigen Literatur über Knochenbrüche bei Kindern und Jugendlichen. Es beschreibt die Pathophysiologie der kindlichen Fraktur, die sich von der des Erwachsenen unterscheidet, und die daraus resultierenden Behandlungsmethoden. Es informiert über Teilfragen, über alle vorkommenden Knochenbrüche, gibt genaue Behandlungsanweisungen und legt Einzelergebnisse und Statistiken vor. Es repräsentiert die „St. Galler Schule“.

Die Erfahrungen der Klinik für Orthopädische Chirurgie des Kantonspitals St. Gallen werden durch die einschlägige Literatur ergänzt. Dadurch entsteht eine umfassende Abhandlung über die Kindertraumatologie. Dieses Gebiet steht bisher etwas im Schatten der Erwachsenen-Traumatologie, verdient jedoch bei der heutigen Gefährdung der Kinder beim Sport, Verkehr, etc. besondere Aufmerksamkeit.

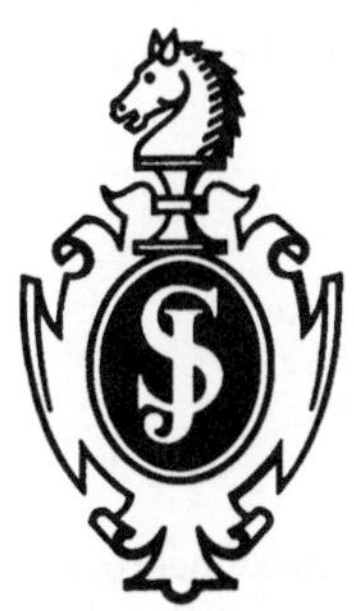

Springer-Verlag
Berlin
Heidelberg
New York

Hefte zur Unfallheilkunde

Beihefte zur Zeitschrift „Unfallheilkunde/Traumatology"

Herausgeber: J. Rehn, L. Schweiberer

120. Heft: **Knochenverletzungen im Kniebereich**
1975. DM 36,–, approx. US $ 19.80
ISBN 3-540-07200-4

121. Heft: **38. Jahrestagung der Deutschen Gesellschaft für Unfallheilkunde, Versicherungs-, Versorgungs- und Verkehrsmedizin e.V.** 1975
Vergriffen

122. Heft: B. FRIEDRICH, **Biomechanische Stabilität und posttraumatische Osteitis**
1975. DM 55,–; approx. US $ 30.30
ISBN 3-540-07468-6

123. Heft: T.P. RÜEDI, **Titan und Stahl in der Knochenchirurgie**
1975. DM 49,–; approx. US $ 27.00
ISBN 3-540-07469-4

124. Heft: **10. Tagung der Österreichischen Gesellschaft für Unfallchirurgie**
1975. DM 98,–; approx. US $ 53.90
ISBN 3-540-07495-3

125. Heft: **Bandverletzungen am Knie**
1975. DM 36,–; approx. US $ 19.80
ISBN 3-540-07374-4

126. Heft: **2. Deutsch-Österreichisch-Schweizerische Unfalltagung in Berlin**
1976. DM 120,–; approx. US $ 66.00
ISBN 3-540-07892-4

127. Heft: **Knorpelschaden am Knie**
1976. DM 48,–; approx. US $ 26.40
ISBN 3-540-07599-2

128. Heft: **Meniscusläsion und posttraumatische Arthrose am Kniegelenk**
1976. DM 62,–; approx. US $ 34.10
ISBN 3-540-07883-5

129. Heft: **40. Jahrestagung der Deutschen Gesellschaft für Unfallheilkunde e.V.**
1977. DM 120,–; approx. US $ 66.00
ISBN 3-540-08261-1

130. Heft: **12. Tagung der Österreichischen Gesellschaft für Unfallchirurgie**
1978. DM 98,–; approx. US $ 53.90
ISBN 3-540-08598-X

131. Heft: **Verletzungen des oberen Sprunggelenkes**
1978. DM 56,–; approx. US $ 30.80
ISBN 3-540-08599-8

132. Heft: **41. Jahrestagung der Deutschen Gesellschaft für Unfallheilkunde e.V.**
1978. DM 120,–; approx. US $ 66.00
ISBN 3-540-08832-6

133. Heft: **Arthrose und Instabilität am oberen Sprunggelenk**
1978. DM 58,–; approx. US $ 31.90
ISBN 3-540-08970-5

134. Heft: **13. Tagung der Österreichischen Gesellschaft für Unfallchirurgie**
1979. DM 98,–; approx. US $ 53.90
ISBN 3-540-09180-7

135. Heft: M. WEINREICH, **Der Verkehrsunfall des Fußgängers**
1979. DM 36,–; approx. US $ 19.80
ISBN 3-540-09217-X

136. Heft: F. E. MÜLLER, **Die Infektion der Brandwunde**
1979. DM 32,–; approx. US $ 17.60
ISBN 3-540-09354-0

137. Heft: H. JAHNA, H. HARTENSTEIN, H. WITTICH, **Der distale Stauchungsbruch der Tibia**
1979. DM 58,–; approx. US $ 31.90
ISBN 3-540-09435-0

138. Heft: **42. Jahrestagung der Deutschen Gesellschaft für Unfallheilkunde e.V.**
1979. DM 88,–; approx. US $ 48.40
ISBN 3-540-09494-6

139. Heft: U. LANZ, **Ischämische Muskelnekrosen**
1979. DM 38,–; approx. US $ 20.90
ISBN 3-540-09436-9

Springer-Verlag
Berlin Heidelberg New York